中国医学临床百家

王拥军 / 著

脑卒中诊疗

王拥军2025观点

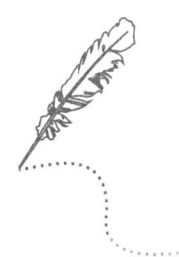

科学技术文献出版社
SCIENTIFIC AND TECHNICAL DOCUMENTATION PRESS
·北京·

图书在版编目（CIP）数据

脑卒中诊疗王拥军2025观点 / 王拥军著. -- 北京：科学技术文献出版社，2025.6. -- ISBN 978-7-5235-2541-8

Ⅰ．R743

中国国家版本馆 CIP 数据核字第 2025UM0689 号

脑卒中诊疗王拥军2025观点

策划编辑：帅莎莎　　责任编辑：帅莎莎　　责任校对：王瑞瑞　　责任出版：张志平

出 版 者	科学技术文献出版社	
地　　址	北京市复兴路15号　邮编　100038	
编 务 部	（010）58882938，58882087（传真）	
发 行 部	（010）58882868，58882870（传真）	
邮 购 部	（010）58882873	
官方网址	www.stdp.com.cn	
发 行 者	科学技术文献出版社发行　全国各地新华书店经销	
印 刷 者	北京虎彩文化传播有限公司	
版　　次	2025年6月第1版　2025年6月第1次印刷	
开　　本	710×1000　1/16	
字　　数	249千	
印　　张	18.5　彩插18面	
书　　号	ISBN 978-7-5235-2541-8	
定　　价	168.00元	

版权所有　违法必究

购买本社图书，凡字迹不清、缺页、倒页、脱页者，本社发行部负责调换

序
Preface

韩启德

欧洲文艺复兴后,以维萨利发表《人体构造》为标志,现代医学不断发展,特别是从19世纪末开始,随着科学技术成果大量应用于医学,现代医学发展日新月异,发生了根本性的变化。

在过去的一个世纪里,我国现代化进程加快,现代医学也急起直追。但由于启程晚,经济社会发展落后,在相当长的时期里,我国的现代医学远远落后于发达国家。记得20世纪50年代,我虽然生活在上海这个最发达的城市里,但是母亲做子宫切除术还要到全市最高级的医院才能完成;我患猩红热继发严重风湿性心包炎，只在最严重昏迷时用过一点青霉素。20世纪60—70年代，我从上海第一医学院毕业后到陕西农村基层工作，在很多时候还只能靠"一根针，一把草"治病。但是改革开放仅仅30多年，我国现代医学的发展水平已经接近发达国家。可以说，世界上所有先进的诊疗方法，中国的医生都能做，有的还做得更好。更为可喜的是，近年来我国医学界开始取得越来越多的原创性成果，在某些点上已经处于世界领先地位。中国医生已经不再盲从发达国家的疾病诊疗指南，而能根据我们自己的经验和发现，根据我国自己的实际情况制定临床标准和规范。我们越来越有自己的东西了。

要把我们"自己的东西"扩展开来，要获得越来越多"自己的东西"，就必须加强学术交流。我们一直非常重视与国外的学术交流，第一时间掌握国外学术动向，越来越多地参与国际学术会议，有了"自己的东西"也总是要在国外著名刊物去发表。但与此同时，我们更需要重视国内的学术交流，第一时间把自己的创新成果和可贵的经验传播给国内同行，不仅为加强学术互动，促进学术发展，更为学术成果的推广和应用，推动我国医学事业发展。

我国医学发展很不平衡，经济发达地区与落后地区之间差别巨大，先进医疗技术往往只有在大城市、大医院才能开展。在这种情况下，更需要采取有效方式，把现代医学的最新进展及我国自己的研究成果和先进经验广泛传播开去。

基于以上考虑，科学技术文献出版社精心策划出版"中国医学临床百家"丛书。每本书涵盖一种或一类疾病，由该疾病领域领军专家撰写，重点介绍学术发展历史和最新研究进展，并提供具体临床实践指导。临床疾病上千种，丛书拟以每年百种以上规模持续出版，高时效性地整体展示我国临床研究和实践的最高水平，不能不说是一个重大和艰难的任务。

我浏览了丛书中已经完稿的几本书，感觉都写得很好，既全面阐述了有关疾病的基本知识及其来龙去脉，又介绍了疾病的最新进展，包括笔者本人及其团队的创新性观点和临床经验，学风严谨，内容深入浅出。相信每一本都保持这样质量的书定会受到医学界的欢迎，成为我国又一项成功的优秀出版工程。

"中国医学临床百家"丛书出版工程的启动，是我国现代医学百年进步的标志，也必将对我国临床医学发展起到积极的推动作用。衷心希望"中国医学临床百家"丛书的出版取得圆满成功!

是为序。

2016年作于北京

作者简介
Author introduction

王拥军，首都医科大学附属北京天坛医院院长、神经内科教授，国家神经系统疾病医疗质量控制中心主任，国家神经系统疾病临床医学研究中心副主任，北京脑保护高精尖创新中心主任，中国卒中学会会长，中华医学会神经病学分会主任委员，*Stroke & Vascular Neurology* 杂志主编。国家"十二五"科技支撑计划脑血管病领域首席专家，国家"十三五"重点研发专项非传染性慢病领域首席专家，国家重大新药创制科技重大专项总体专家组成员。

主要研究方向是缺血性脑血管病复发机制和干预策略，发现了脑血管病复发的关键分子机制，开创了短程双通道双效应脑血管病联合治疗方法（简称CHANCE），改写了全球脑血管病指南，使患者复发风险下降32%；发现了影响CHANCE新方法的药物基因并在此基础上创建精准医学的个体化方案，使复发风险再下降20%；揭示了脑血管病残余复发风险机制，研发了针对新机制新靶点的治疗药物，并实现产业化。以第一或通信作者的身份在 *NEJM*、*LANCET*、*JAMA*、*BMJ* 等期刊发表论文200余篇。参与设计和作为主要完成人的大型临床研究成果在顶级医学杂志 *NEJM* 上发表数量占同期发表脑血管病研究论著总数的30%。以第一完成人获国家科技进步奖二等奖2项、省部级一等奖2项，获首批全国创新争先奖章、中源协和生命医学成就奖、谈家桢临床医学奖、全国杰出专业技术人才称号、世界卒中组织（WSO）最高成就奖——"主席奖"、2022年度"何梁何利基金科学与技术进步奖"。

前言
Foreword

在脑血管病研究这一广阔而复杂的领域中，我们始终站在探索与突破的前沿。随着医学科技的飞速发展，新的诊疗技术和研究成果层出不穷，为脑卒中的预防、诊断和治疗带来了前所未有的机遇与挑战。

近年来，全球脑血管病的流行病学趋势呈现出新的数据和特征。尽管全球脑血管病标化死亡率有所下降，但受老龄化等因素影响，死亡人数仍在持续上升。脑血管病作为导致疾病负担的第四位主要原因，其可防可控的特性日益凸显。通过深入研究，我们发现84.1%的脑卒中伤残调整生命年可归因于23种可改变的危险因素，这为脑血管病的防控工作指明了方向。

在单基因遗传性脑血管病领域，基因检测技术的发展为疾病的早期诊断和治疗提供了可能。同时，对于无症状性脑血管病的处理，我们也取得了新的认识。静息性脑梗死、磁共振白质高信号和微出血等无症状性脑血管病的发现，促使我们重新审视脑血管病的筛查和评估策略。

心源性脑卒中的诊疗同样取得了显著进展。随着对房颤等心律失常疾病认识的深入，抗凝治疗时机、左心耳封堵术以及长程心电监测等技术的应用，为心源性脑卒中的预防和治疗提供了更多选择。

在脑健康领域，我们致力于通过筛查、评估和促进等多维度手段，提升公众的脑健康意识。同时，再灌注治疗作为脑卒中急性期治疗的重要手段，其技术和药物的不断更新，为患者带来了更好的预后。

此外，随着医疗技术的不断进步，人工智能、移动医疗等新技术在脑卒中管理中的应用也日益广泛。这些新技术不仅提高了诊疗效率，还为患者提供了更为便捷、个性化的医疗服务。

撰写此书，旨在系统梳理和总结近年来脑卒中诊疗领域的最新进展和研究成果。我们希望通过本书，为广大医务工作者和医学生提供一个全面、权威的参考资料，推动脑卒中诊疗技术的不断进步和发展。

在此，我要感谢所有为脑卒中研究事业做出贡献的同行和专家们。正是有了你们的辛勤付出和无私奉献，才有了今天的成果和进步。同时，我也希望本书的出版能够进一步激发广大医务工作者对脑卒中研究的热情和动力，共同为人类的健康事业贡献智慧和力量。

王拥军

目 录
Contents

脑血管病的流行病学：新数据、新趋势 / 001

1. 脑血管病是当今人类的主要健康问题 / 001
2. 虽然全球脑血管病标化死亡率呈下降趋势，但由于老龄化等因素的影响，死亡人数仍呈上升趋势 / 001
3. 脑血管病是导致疾病负担的第 4 位主要原因 / 002
4. 脑血管病可防可控，84.1% 的脑卒中 DALY 可归因于 23 种可改变的危险因素 / 003
5. 脑血管病是我国居民的第 3 位死亡原因，城乡和性别间分布特征不同 / 003
6. 我国脑血管病的年龄标化发病率呈下降趋势，但年龄标化患病率仍明显上升 / 006
7. 脑血管病的防控工作任重而道远 / 007

单基因遗传性脑血管病诊疗策略 / 008

8. 单基因遗传性脑血管病概况 / 008
9. 单基因遗传性脑血管病基因检测策略 / 009
10. 单基因遗传性脑小血管病的诊断策略 / 009
11. 单基因遗传性脑小血管病的治疗策略 / 013

无症状性脑血管病的处理 / 014

12. 无症状性脑血管病包括静息性脑梗死，推测为血管源性的磁共振白质高信号和微出血 / 014
13. 随着影像技术的进步，将发现更多的无症状性脑血管病 / 015
14. 静息性脑梗死多是腔隙性脑梗死 / 016
15. 静息性脑梗死需要与血管周围间隙相鉴别 / 016
16. 静息性脑梗死患病率较症状性脑梗死高 / 017
17. 静息性脑梗死患者的发病机制可能与症状性脑梗死不同 / 018
18. 病因不明的静息性脑梗死需要寻找可能的心源性疾病 / 018
19. 静息性脑梗死伴颈动脉狭窄者，综合考虑围手术期风险进行决策 / 019
20. 不建议静息性脑梗死患者常规进行基因检测 / 019
21. 静息性脑梗死可能增加症状性脑卒中发生的风险 / 019
22. 静息性脑梗死增加认知障碍的发生 / 020
23. 降压治疗能够延缓静息性脑梗死的进展 / 021
24. 静息性脑梗死缺乏特异性治疗方法，按照脑血管病一级预防进行症状性脑卒中预防是合理的 / 021
25. 镰状细胞病与静息性脑梗死 / 022
26. 颈动脉内中膜厚度与静息性脑梗死发生相关 / 023
27. 在无症状性脑血管病中，白质高信号最常见 / 023
28. 多种因素可以引起白质高信号 / 024
29. 高血压与白质高信号进展关系密切 / 026
30. 白质高信号严重程度评估可以依据Fazekas量表和体积测量的自动化方法 / 026

31. 老年人轻微白质高信号并不需要额外的辅助检查，但与年龄不相称的严重的白质高信号需要进一步评估 / 026

32. 白质高信号可能增加症状性脑卒中的发生 / 027

33. 白质高信号与认知障碍有关 / 027

34. 脑卒中后不同时期、不同部位白质高信号与卒中后抑郁的相关性不同 / 028

35. 降压治疗可能是预防白质高信号最有前途的方法 / 028

36. 降脂和降糖治疗是否可以延缓白质高信号的发展还有待进一步研究 / 029

37. 没有其他危险因素的患者，仅有白质高信号不常规使用阿司匹林 / 030

38. 脑微出血 / 031

39. 磁共振扫描的参数不同，检测脑微出血的敏感性有较大差异 / 031

40. 微出血的发生也与年龄增长有关 / 031

41. 微出血患者需要注意筛查是否有高血压或淀粉样血管病等 / 032

42. 微出血增加缺血性脑卒中和出血性脑卒中的发生风险 / 033

43. 即使存在微出血，对急性缺血性脑卒中患者进行再灌注治疗也是合理的 / 034

44. 存在 1～4 个微出血灶并不会明显增加缺血性脑卒中机械取栓后的脑出血风险 / 034

45. 微出血的存在，并不是限制使用抗凝或抗血小板药物的理由 / 035

46. 人群中筛查无症状性脑血管病的价值目前尚不清楚 / 036

47. 建议使用统一术语以方便不同研究结果的比较，目前无症状性脑血管病的信息主要依赖于其他的随机对照试验或队列研究 / 036

心源性脑卒中的诊疗新观点 / 038

48. 缺血性脑卒中合并房颤的抗凝时机 / 038
49. 左心耳封堵术用于房颤患者脑卒中预防 / 041
50. 长程心电监测与缺血性脑卒中，亚临床房颤与抗凝治疗 / 044
51. 卵圆孔未闭与隐源性脑卒中 / 047
52. 原因不明的栓塞性脑卒中 / 049

脑健康进展 / 053

53. 脑健康概述 / 053
54. 脑健康筛查与评估 / 056
55. 脑健康促进 / 061

再灌注治疗 / 069

56. 汗牛充栋：阿替普酶研究成果坚实可靠 / 070
57. 推陈出新：新型溶栓药物不断涌现 / 076
58. 竿头日进：替奈普酶溶栓时间窗不断延长 / 079
59. 难分伯仲：直接取栓能否取代桥接取栓仍无定论 / 079
60. 另辟蹊径：半暗带和脑保护理论成为再灌注治疗的有效补充 / 083

急性缺血性脑卒中动脉取栓治疗新观点 / 089

61. 急性 LVO 的影像学评估 / 089
62. 前循环 LVO 的血管内介入治疗 / 094
63. 前循环 LVO 的桥接治疗与反桥接治疗 / 099
64. 后循环 LVO 的血管内介入治疗 / 104

65. 大梗死核心的血管内介入治疗 / 105

66. LVO 合并颅内动脉粥样硬化的血管内介入治疗 / 112

67. 特殊类型 LVO 的血管内介入治疗 / 113

68. 急性缺血性脑卒中血管内介入治疗的未来 / 117

69. 真实世界中 LVO 血管内介入治疗病例 / 117

颈动脉狭窄的非药物治疗：支架还是剥脱？/ 127

70. 颈动脉狭窄与脑卒中风险 / 127

71. 颈动脉狭窄的非药物治疗 / 127

72. 不同 CEA 与 CAS 对比研究的差异 / 128

73. 症状性颈动脉狭窄 CEA 和 CAS 的选择 / 135

74. 无症状性颈动脉狭窄 CEA 和 CAS 的选择 / 137

75. 高危颈动脉狭窄 CEA 和 CAS 的选择 / 141

76. 年龄对 CEA 和 CAS 的影响 / 142

77. 性别对 CEA 和 CAS 的影响 / 145

78. 颈动脉狭窄患者 CEA 或 CAS 手术时机的选择 / 148

79. CAS 技术与材料改进 / 150

80. CEA 和 CAS 复合手术 / 152

81. 药物治疗对颈动脉血运重建术的影响 / 154

脑血管病氯吡格雷药物基因组 / 158

82. 缺血性脑卒中抗血小板治疗目前存在的问题与机制分析 / 158

83. 药物基因影响氯吡格雷疗效 / 159

84. *CYP2C19* 基因是与氯吡格雷疗效密切相关的重要遗传因素 / 161

糖代谢异常的干预 / 186

85. 糖代谢异常与缺血性脑血管病相关 / 186

86. 糖代谢异常的定义 / 186

87. 糖代谢异常的诊断和筛查方法 / 187

88. "甜蜜"证据：吡格列酮既能降低缺血事件发生的风险，也能减少新发糖尿病 / 190

89. 吡格列酮的"前世今生"，老枝逢春吐新芽 / 192

90. "危险证据"？被 FDA 警告的吡格列酮 / 194

91. 缺血性脑血管病的血糖管理 / 197

92. 胰岛素抵抗与缺血性脑血管病预后的关系 / 199

93. 糖代谢异常治疗的未来 / 199

脑出血研究的主要进展 / 203

94. 超急性期脑卒中院前降压治疗研究——INTERACT4 试验 / 204

95. 深部脑出血治疗的新探索——SWITCH 试验 / 207

96. 早期微创颅内血肿清除术——ENRICH 试验 / 210

97. 脑膜中动脉栓塞治疗慢性硬脑膜下血肿的探索——MAGIC-MT 试验 / 212

98. Andexanet 治疗抗凝相关脑出血的临床突破——ANNEXA-I Ⅳ期试验 / 213

99. TICH-3 试验：氨甲环酸在脑出血治疗中的新探索 / 215

100. 强化血压控制预防脑出血复发的研究——TRIDENT 试验 / 216

101. 他汀类药物在脑出血患者中的应用研究——SATURN 试验 / 216

102. 脑出血患者房颤抗凝治疗的多国随机对照试验——ENRICH-AF 试验 / 217

103. 急性自发性脑出血的早期治疗研究——FASTEST 试验 / 218

104. Code ICH 平台核心理念 / 219

105. Code ICH 核心干预措施 / 220

106. Code ICH 实施框架 / 221

107. 展望与结论 / 222

人工智能 / 223

108. 脑卒中影像学人工智能的应用现状 / 223

109. 脑卒中影像学人工智能的发展趋势 / 230

脑卒中医疗质量改进临床研究进展 / 236

110. 理念领航：脑卒中医疗质量改进的实践与探索 / 236

111. 移动医疗：脑卒中管理的数字化转型之路 / 238

112. 远程医疗：拓展脑卒中救治的新维度 / 240

113. 静脉溶栓：国内外医疗质量改进的实践与探索 / 241

114. 血管内治疗：优化与创新的双重奏 / 244

115. 移动卒中单元：开启院前救治的新篇章 / 245

116. 智启未来：人工智能重构脑卒中医疗的全新格局 / 246

117. 总结 / 249

脑小血管病 / 250

118. 脑小血管病研究的神经影像学标准 STRIVE-2——自 2013 年以来的新进展 / 250

119. 脑小血管病相关认知障碍：多维度评价 / 250

120. 脑小血管病发病机制新进展：脑类淋巴系统 / 251

121. 脑小血管病临床试验框架 / 251

122. 脑小血管病临床试验举例 / 252

多组学技术助力脑卒中研究及新药研发 / 253

123. 多组学技术 / 254

124. 以基因组为核心的组学技术驱动脑卒中研究 / 254

125. 多组学助力脑卒中新药研发 / 258

126. 脑卒中多组学研究的挑战和机遇 / 261

炎症与脑卒中 / 263

127. 脑卒中复发存在残余风险 / 263

128. 炎症：脑卒中复发残余风险的重要组分 / 263

129. CANTOS 研究：打开二级预防抗炎新局面 / 264

130. 老药新用：秋水仙碱预防血管事件 / 265

131. 扑朔迷离：秋水仙碱的脑卒中二级预防 / 266

132. 道阻且长，未来可期：脑卒中抗炎二级预防 / 267

参考文献 / 276

出版者后记 / 277

脑血管病的流行病学：新数据、新趋势

1. 脑血管病是当今人类的主要健康问题

脑血管病一直以来都是人类的主要健康问题之一，是引起死亡和残疾的主要原因。根据2021年全球疾病负担研究（global burden of disease study 2021，GBD 2021）结果，2021年全球估计有1195万例脑卒中新发病例，9382万人患病，导致了1.6亿伤残调整生命年（disability-adjusted life-year，DALY）和725万人死亡。脑卒中成为全球第三大死亡原因，占总死亡人数的10.7%；是全球导致死亡及伤残的第四大原因，占全球总DALY的5.6%。所有脑卒中新发病例中的65.3%为缺血性脑卒中（780万例）。近几十年来，随着各国社会经济的发展和社会的进步，人们的生活水平和健康水平都不断提高。人均预期寿命从1990年的65.5岁增长到2019年的73.3岁。由于新型冠状病毒感染（COVID-19）和其他与大流行相关的死亡，2021年全球预期寿命下降到71.7岁。随着人类社会工业化程度的不断加深，人们的生活方式发生了巨大改变，这给人类健康带来了新的挑战：以心脑血管疾病、恶性肿瘤、糖尿病和慢性呼吸系统疾病等为代表的慢性非传染性疾病仍然是人类健康的主要威胁，全球大多数国家的疾病模式发生了根本性的变化。

2. 虽然全球脑血管病标化死亡率呈下降趋势，但由于老龄化等因素的影响，死亡人数仍呈上升趋势

GBD 2021研究结果显示，2021年全球脑血管病的标化死亡率为87.45/10万，较1990年下降了39.0%。其中缺血性脑卒中下降了40.0%，出血性脑卒中下

降了37.0%（表1）。脑血管病标化发病率的大幅度下降是全球死亡率下降的主要原因之一。但由于人口老龄化和发病原因推迟等因素的影响，1990—2021年脑血管病死亡的人数上升了44.0%。美国心脏协会（American Heart Association，AHA）/美国卒中协会（American Stroke Association，ASA）收集了临床和流行病学研究结果、死亡报告、临床和公共卫生指南及专家意见等，对脑卒中死亡率下降原因进行了分析，研究结果表明：除了脑卒中发病率和病死率的下降，心血管疾病危险因素的干预控制措施也对脑卒中死亡率的下降起到了很大作用。其中，控制高血压加速了脑卒中死亡率的下降，对糖尿病和血脂异常的控制及戒烟行动的实施等也都显现了效果。远程医疗及脑卒中看护系统则需要更长的观察时间，才能发挥强大的作用。

表1 1990—2021年全球不同亚型脑血管病死亡人数与标化死亡率变化情况

	死亡人数		标化死亡率	
	2021年（万）	1990—2021年变化（%）	2021年（/10万）	1990—2021年变化（%）
脑血管病	725	44.0	87.45	−39.0
缺血性脑卒中	359	55.0	44.18	−40.0
出血性脑卒中	331	41.0	39.09	−37.0
蛛网膜下腔出血	35	−6.0	4.18	−58.0

注：数据节选自GBD 2021。

3. 脑血管病是导致疾病负担的第4位主要原因

DALY是一个衡量疾病负担的主要指标，通过计算寿命损失年（years of life lost，YLL）和伤残所致寿命损失年（years lived with disability，YLD）而得到。通过伤残量表的评定，赋予不同伤残水平一定的权重，最终得到YLD。DALY综合考虑了残疾和死亡两种健康损失，并赋予社会价值取向的信息，使之合理地表达疾病对人群健康的影响。2021年全球5.6%的DALY损失归因于脑血管病，1990—2021年，年龄标化DALY率下降了39.0%（表2）。受到COVID-19大流行的影响，2021年脑血管病成为全球疾病负担DALY损失的第4位主要原因。

表2 1990—2021年不同亚型脑血管病DALY与年龄标化DALY率变化情况

	DALY		年龄标化DALY率	
	2021年（万）	1990—2021年变化（%）	2021年（/10万）	1990—2021年变化（%）
脑血管病	16 046	32.0	1886.2	-39.0
缺血性脑卒中	7036	52.0	837.4	-35.0
出血性脑卒中	7946	26.0	923.6	-39.0
蛛网膜下腔出血	1064	-12.0	125.2	-55.0

注：数据节选自GBD 2021。

4. 脑血管病可防可控，84.1%的脑卒中DALY可归因于23种可改变的危险因素

2021年，84.1%（95%UI 77.8～88.8）的脑卒中DALY可归因于23种危险因素，包括环境危险因素、行为危险因素、代谢危险因素及其组合。其中，14种危险因素与脑卒中风险显著相关，包括：高收缩压[56.8%（95%UI 42.5～68.0）]、环境特定物质[16.6%（95%UI 11.5～20.9）]、吸烟[13.8%（95%UI 2.5～26.0）]、高低密度脂蛋白胆固醇[13.1%（95%UI 4.6～21.3）]、家庭空气污染[11.2%（95%UI 6.4～19.3）]、高钠饮食[10.6%（95%UI 2.8～22.8）]、高空腹血糖[10.3%（95%UI 8.1～12.6）]、肾功能下降[9.3%（95%UI 6.8～11.8）]、低水果饮食[5.9%（95%UI 0.04～10.4）]、高酒精使用[5.2%（95%UI 1.3～9.8）]、高体重指数[4.7%（95%UI 0.4～9.8）]、二手烟[4.4%（95%UI 1.0～7.9）]、低身体活动[2.1%（95%UI 0.5～3.9）]和低蔬菜饮食[1.6%（95%UI 0.4～2.6）]。

5. 脑血管病是我国居民的第3位死亡原因，城乡和性别间分布特征不同

随着我国社会经济的发展，人们的生活水平和生活方式发生了显著改变，我国居民健康水平得到了较大的提高，疾病谱、死亡谱也发生了很大的变化。2021年我国居民脑血管病死亡率为163.40/10万，死亡人数占总死亡人数的23.0%，位列心脏病（180.63/10万）和恶性肿瘤（164.20/10万）之后，为死因

顺位的第三。城市地区脑血管病死亡率为140.02/10万，农村地区为175.58/10万，分别为城市死因顺位的第三和农村死因顺位的第二（表3）。

表3　2021年全国死因监测系统城乡主要疾病顺位和死亡率（/10万）

顺位	城乡合计		城市		农村	
	疾病	死亡率	疾病	死亡率	疾病	死亡率
	全死因	709.76	全死因	644.99	全死因	743.51
1	心脏病	180.63	恶性肿瘤	165.37	心脏病	188.58
2	恶性肿瘤	164.20	心脏病	158.70	脑血管疾病	175.58
3	脑血管疾病	163.40	脑血管疾病	140.02	恶性肿瘤	167.06
4	呼吸系统疾病	61.55	呼吸系统疾病	54.49	呼吸系统疾病	65.23
5	伤害	46.90	伤害	35.22	伤害	52.98

注：数据节选自《中国死因监测数据集2021》。

从年龄分布上看，40岁以前，脑血管病的死亡率非常低。40岁以后，特别是60岁后，随着年龄增长，脑血管病死亡率呈现加速上升的趋势，各年龄组均呈现男性高于女性的特征（图1、图2）。

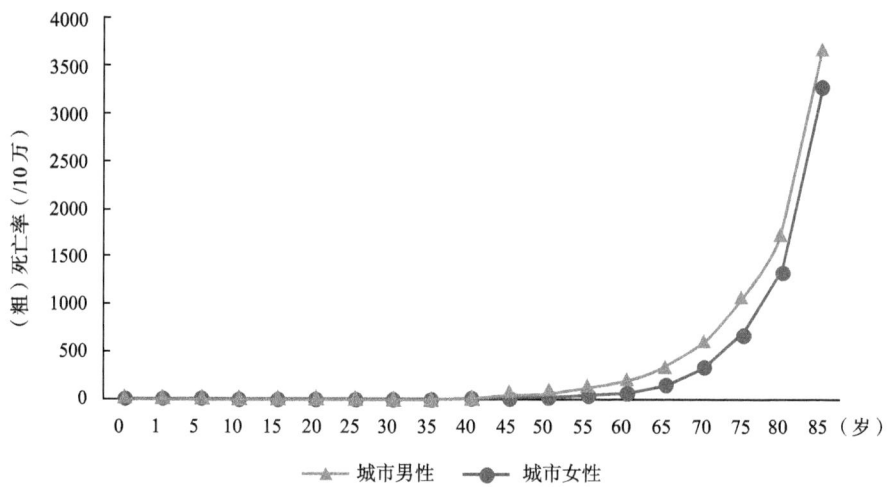

图1　2021年中国城市居民不同性别人群脑血管病年龄死亡率

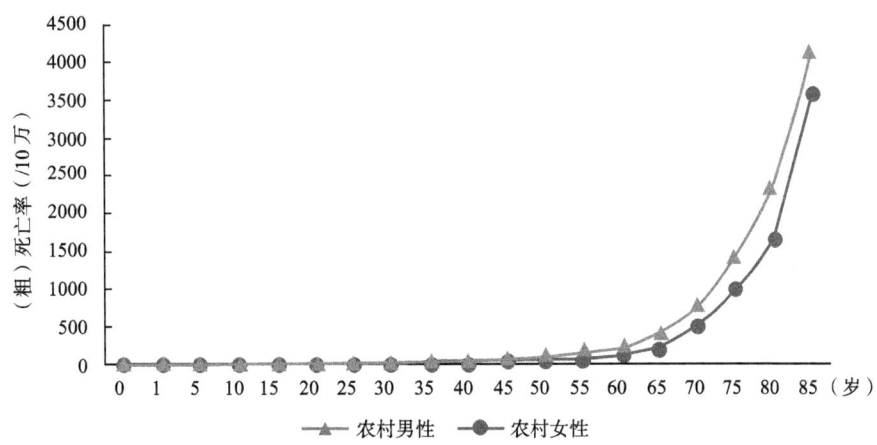

图 2 2021 年中国农村居民不同性别人群脑血管病年龄死亡专率

2003—2021 年的《中国卫生健康统计年鉴》显示，脑血管病（粗）死亡率整体呈增长趋势。与 2003 年相比，2021 年城市居民脑血管病（粗）死亡率上升 1.37 倍；农村居民上升 1.58 倍。并且，各年度农村居民脑血管病（粗）死亡率均高于城市居民（图 3）。

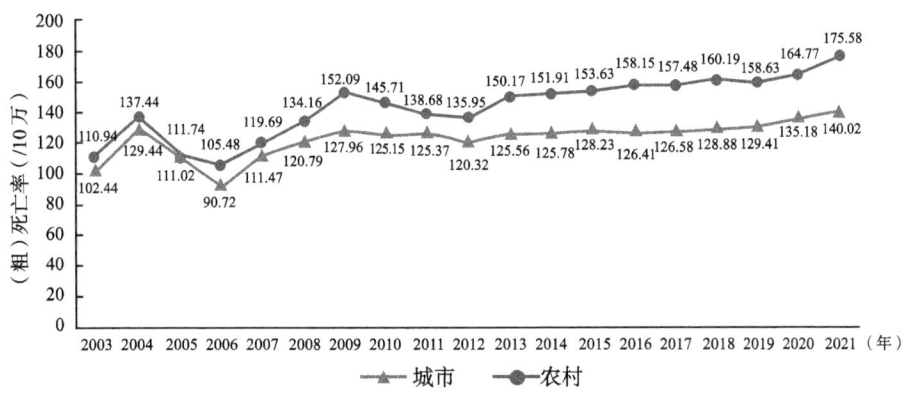

图 3 2003—2021 年中国城乡居民脑血管病（粗）死亡率变化趋势

6. 我国脑血管病的年龄标化发病率呈下降趋势，但年龄标化患病率仍明显上升

GBD 2021结果显示，我国每年新发脑卒中病例409.0万例，比1990年增加142.6%。针对不同亚型脑卒中，1990—2021年，发病数增加最多的是缺血性脑卒中（264.2%），其次是出血性脑卒中（51.6%），蛛网膜下腔出血则下降了3.6%。2021年脑卒中年龄标化发病率为204.8/10万，其中缺血性脑卒中为135.8/10万，出血性脑卒中为61.2/10万，蛛网膜下腔出血为7.8/10万。与1990年相比，脑卒中的年龄标化发病率下降了9.8%，其中出血性脑卒中和蛛网膜下腔出血的年龄标化发病率分别下降了43.9%和56.5%，而缺血性脑卒中的年龄标化发病率则增加了35.7%（表4）。

表4 1990年和2021年中国不同亚型脑卒中的发病数和年龄标化发病率及其变化情况

	发病数			年龄标化发病率		
	1990年（万）	2021年（万）	1990—2021年变化（%）	1990年（/10万）	2021年（/10万）	1990—2021年变化（%）
脑血管病	168.6	409.0	142.6	226.9	204.8	-9.8
缺血性脑卒中	76.1	277.2	264.2	100.0	135.8	35.7
出血性脑卒中	77.4	117.3	51.6	108.9	61.2	-43.9
蛛网膜下腔出血	15.1	14.5	-3.6	18.0	7.8	-56.5

注：数据节选自GBD 2021。

GBD 2021结果显示，2021年我国共有2633.5万例脑卒中患者，比1990年增加145.4%。针对不同亚型脑卒中，1990—2021年，患病数增加最多的是缺血性脑卒中（216.3%），其次是出血性脑卒中（40.8%），然后是蛛网膜下腔出血（19.8%）。2021年脑卒中年龄标化患病率为1301.4/10万，其中缺血性脑卒中为1018.8/10万，出血性脑卒中为222.1/10万，蛛网膜下腔出血为68.9/10万。与1990年相比，脑卒中年龄标化患病率上升了11.5%，其中缺血性脑卒中增加了34.2%，出血性脑卒中和蛛网膜下腔出血分别降低了28.0%和36.2%（表5）。

表 5　1990 年和 2021 年中国不同亚型脑卒中的患病数和年龄标化患病率及其变化情况

	患病数			年龄标化患病率		
	1990 年（万）	2021 年（万）	1990—2021 年变化（%）	1990 年（/10 万）	2021 年（/10 万）	1990—2021 年变化（%）
脑血管病	1073.1	2633.5	145.4	1167.4	1301.4	11.5
缺血性脑卒中	657.7	2080.4	216.3	759.2	1018.8	34.2
出血性脑卒中	311.5	438.5	40.8	308.4	222.1	-28.0
蛛网膜下腔出血	110.5	132.3	19.8	107.9	68.9	-36.2

注：数据节选自 GBD 2021。

7. 脑血管病的防控工作任重而道远

通过对以上研究的综合分析可以看出，近年来随着人们生活水平的不断提高，以及脑血管病防治技术水平和医疗服务水平的不断提高，脑血管病的死亡率出现了下降趋势，但随着老龄化程度的不断加深，脑血管病给全球各国带来的疾病负担也必然会越来越重。脑血管病的防控工作任重而道远。

（翟屹　姜勇　整理）

单基因遗传性脑血管病诊疗策略

8. 单基因遗传性脑血管病概况

单基因遗传性脑血管病是由相关基因致病性突变，导致一组以脑血管病为主要临床表现，或其他主要临床表现合并脑血管病的遗传性单基因疾病。按照遗传模式，可分为常染色体显性遗传性脑血管病、常染色体隐性遗传性脑血管病、伴性遗传性脑血管病和线粒体遗传性脑血管病。按照缺血和出血情况，又可以分为遗传性缺血性脑血管病和遗传性出血性脑血管病（表6）。

表6 遗传性缺血性脑血管病和遗传性出血性脑血管病

脑血管病	缺血性	出血性
小血管病	伴皮质下梗死和白质脑病的常染色体显性遗传性脑动脉病、伴皮质下梗死和白质脑病的常染色体隐性遗传性脑动脉病、*HTRA1* 常染色体显性遗传病、伴卒中和白质脑病的组织蛋白酶 A 相关性脑动脉病、*COL4A1/COL4A2* 相关性血管病、脑桥常染色体显性遗传性微血管病和白质脑病、视网膜血管病伴大白质脑病及系统性表现、弹性纤维假黄瘤、腺苷脱氨酶2缺乏症、*FOXC1* 缺失相关血管病、伴钙化和囊肿的脑微血管病及白质脑病、伴钙化和囊肿的脑视网膜微血管病、常染色体显性遗传性脑小血管病伴骨质疏松性骨折	*COL4A1/COL4A2* 相关性血管病、脑淀粉样血管病
小和大血管病	Fabry病、高胱氨酸尿症/高同型半胱氨酸血症	
大血管病	动脉夹层：Ehlers-Danlos 综合征Ⅳ型、肌纤维发育不良、马方综合征；动脉迂曲综合征；大动脉狭窄：烟雾病、家族性高胆固醇血症	
易栓状态	镰状细胞贫血（同时可以导致颅内大血管病）、凝血因子 V Leiden 缺乏、凝血酶原 2 异常、蛋白 S 缺乏症、蛋白 C 缺乏症、遗传性抗凝血酶Ⅲ缺乏症	
栓塞性脑卒中	马方综合征（亦可有动脉夹层）、心房黏液瘤1型、遗传性毛细血管扩张症（肺动静脉畸形）、遗传性心肌病、遗传性心律失常	遗传性毛细血管扩张症、Fabry病

续表

脑血管病	缺血性	出血性
脑血管畸形		动脉瘤：家族性颅内动脉瘤、常染色体显性遗传性多囊肾病；血管瘤：脑海绵状血管瘤

9. 单基因遗传性脑血管病基因检测策略

基因诊断通常分为间接诊断和直接诊断。单基因病诊断主要为直接诊断，包括：①核酸的分子杂交技术；②聚合酶链反应（polymerase chain reaction，PCR）及其衍生技术；③基于PCR的基因突变检测技术，如多重连接探针扩增技术（multiplex ligation-dependent probe amplification，MLPA）；④DNA chip技术；⑤DNA序列分析技术。DNA序列分析技术是基因诊断的金标准，包括第一代Sanger测序法、第二代高通量测序技术、第三代单细胞测序技术。随着基因检测技术的发展，检测费用明显降低，临床更多应用二代基因测序技术（next generation sequencing，NGS），即全基因组测序（whole genome sequencing，WGS）、全外显子组测序（whole exome sequencing，WES）和目标区域测序（targeted regions sequencing，TRS）。其中TRS策略仅富集特定疾病或诊断类别感兴趣的基因编码区，较WGS或WES，具有质量高、深度深的特点，分析数据集和解释变量更容易，可显著缩短检测报告周期。但由于其关注的是已知致病基因，更新周期滞后，容易出现漏诊情况。近年来随着WES和WGS的直接成本大幅下降，其中WES以相对较低的成本，可以达到相当高的读取深度和广度，从而逐渐成为临床基因检测中常用的方法。

10. 单基因遗传性脑小血管病的诊断策略

单基因遗传性脑小血管病是最重要的遗传性脑血管病类型，其遗传模式以常染色体显性遗传为主，但也包括常染色体隐性遗传、伴性遗传及母系遗传模式。疾病种类多，汇总见表7。

表 7　单基因遗传性脑小血管病

疾病名称	遗传模式	致病基因	主要表型
伴皮质下梗死和白质脑病的常染色体显性遗传性脑动脉病	常染色体显性遗传	Notch3 基因	最常见的遗传性脑小血管病，发病年龄为 30～70 岁，伴典型/非典型性偏头痛，反复缺血性脑卒中或短暂性脑缺血发作、情绪障碍、运动障碍、步态改变，认知能力下降至痴呆，脑出血罕见；颞极及外囊白质高信号是相对特异性的头颅磁共振影像学表现
伴皮质下梗死和白质脑病的常染色体隐性遗传性脑动脉病	常染色体隐性遗传	HTRA1 基因	发病年龄为 30～40 岁，常合并脱发、早发腰椎或颈椎椎间盘突出症，反复缺血性脑卒中或短暂性脑缺血发作、情绪障碍、运动障碍、步态改变，认知能力下降至痴呆；头颅磁共振可显示累及前颞叶和外囊的白质高信号，后期可见从脑桥到小脑脚的拱形白质高信号
HTRA1 常染色体显性遗传病	常染色体显性遗传	HTRA1 基因	发病年龄 > 50 岁，除脑小血管病临床表现外，仅有轻度或无神经系统以外表现；头颅磁共振可显示累及前颞叶和外囊的白质高信号
伴卒中和白质脑病的组织蛋白酶 A 相关性脑动脉病	常染色体显性遗传	CTSA 基因	成人起病，高血压药物抵抗，缺血和出血性脑小血管病表现，可有运动障碍、颅神经受累及眼口干燥症；头颅磁共振显示脑干和皮质下白质广泛受累，少见腔隙灶，可见微出血和深部脑出血，丘脑、基底节和齿状核亦可受累
COL4A1/COL4A2 相关性血管病	常染色体显性遗传	COL4A1 基因或 COL4A2 基因	发病年龄跨越大。成人：反复缺血性脑卒中或短暂性脑缺血发作、情绪障碍、运动障碍、步态改变，认知能力下降至痴呆，自发性或头部外伤、体育锻炼或抗凝剂治疗后易出现脑出血。胎儿和儿童：自发性或产前脑出血，精神运动发育迟缓、先天性脑积水。常合并神经系统以外表现。头颅磁共振显示脑室周围白质高信号，深部微出血或出血，腔隙、微钙化、脑穿通畸形、颅内动脉瘤
脑桥常染色体显性遗传性微血管病和白质脑病	常染色体显性遗传	COL4A1 基因 3' UTR 区 micro-RNA-29 结合位点	发病年龄为 30～45 岁，以早发脑干缺血性病变为特征的脑小血管病；头颅磁共振显示脑桥多发性腔隙灶，前颞叶和外囊白质高信号
视网膜血管病伴大脑白质脑病及系统性表现	常染色体显性遗传	TREX1 基因	视网膜血管病，多器官小血管病，常伴有肾脏、肝脏受累；头颅磁共振显示边缘强化肿块样病变
弹性纤维假黄瘤	常染色体隐性遗传	ABCC6 基因	皮肤和视网膜病变，弹性纤维钙化，可表现为大动脉疾病和脑小血管病；影像学可显示脑小血管病和（或）大血管狭窄闭塞
血管炎、自身炎症、免疫缺陷和血液缺陷综合征/腺苷脱氨酶 2 缺乏症	常染色体隐性遗传	ADA2（CECR1）基因	儿童早期（6 岁之前）表现为发热、皮肤改变、关节炎、雷诺综合征、周围神经病、结节性多动脉炎、缺血性或出血性脑卒中；头颅磁共振显示脑小血管病影像、动脉狭窄、动脉瘤及血管炎

续表

疾病名称	遗传模式	致病基因	主要表型
Fabry病	X连锁遗传	GLA基因	脑小血管病、大动脉疾病、心脏栓塞合并多器官疾病（尤其是心肾疾病，如心室肥厚和肾功能不全）、皮肤血管角质瘤及神经痛；头颅磁共振显示脑小血管病影像，基底动脉扩张，对称性丘脑枕部在T_1加权像高信号；在CT影像上可见灰白质交界、基底节和小脑钙化；男性外周血白细胞或血浆中的α-半乳糖苷酶A活性显著降低，女性血浆α-半乳糖苷酶A水平不可靠，需要进行α-半乳糖苷酶A基因（GLA基因）测序
FOXC1缺失相关血管病	常染色体显性遗传	FOXC1基因	反复缺血性脑卒中或短暂性脑缺血发作、情绪障碍、运动障碍、步态改变，认知能力下降至痴呆，常合并Axenfeld-Rieger综合征，牙齿、心脏、脐带异常，小脑畸形，听力损害。头颅磁共振显示弥漫性白质改变、多发性腔隙性梗死灶、微出血及血管周围间隙扩大等脑小血管影像表现
伴钙化和囊肿的脑微血管病及白质脑病	常染色体隐性遗传	SNORD118基因	发育迟缓、癫痫、步态改变、痉挛、肌张力障碍、共济失调、构音障碍、偏瘫、震颤、认知障碍、锥体束及锥体外体征；头颅磁共振显示弥漫白质高信号、脑内钙化和囊肿形成
伴钙化和囊肿的脑视网膜微血管病	常染色体隐性遗传	CTC1基因	视网膜病变（如视网膜血管瘤、视神经萎缩）、发育迟缓、癫痫、步态改变、痉挛、肌张力障碍、共济失调、构音障碍、偏瘫、震颤、认知障碍、锥体束及锥体外体征；头颅影像学显示弥漫白质高信号、脑内钙化和囊肿形成。
遗传性脑淀粉样血管病	常染色体显性遗传	APP/CTS3基因	反复性脑叶出血或非创伤性蛛网膜下腔出血，皮质梗死和痴呆；头颅影像学显示皮质/皮质下区域的微出血/出血，脑浅表含铁血黄素沉着，脑室后角及周围白质高信号，皮质枕部钙化，脑萎缩或皮质萎缩
脑海绵状血管瘤	常染色体显性遗传	KRIT1基因（CCM1）/MGC4607基因（CCM2）/PDCD10基因（CCM3）	反复颅内出血；头颅影像学显示颅内钙化，多个进展性颅内薄壁窦样（海绵状）血管畸形
线粒体脑肌病伴高乳酸血症和卒中样发作	母系遗传	MTTL1（c.3243A-G）基因 MTTQ、MTTH、MTTK、MTTC、MTTS1、MTND1、MTND5、MTND6、MTTS2基因	40岁前卒中样发作，癫痫和脑病；头颅影像学显示双基底节及小脑齿状核钙化，颞叶外侧、颞枕叶皮质、顶枕叶皮质病变
常染色体显性遗传性脑小血管病伴骨质疏松性骨折	常染色体显性遗传	ARHGEF15基因	30～40岁出现骨质疏松性骨折，反复缺血性脑卒中或短暂性脑缺血发作、脑出血、情绪障碍、运动障碍、步态改变，认知能力下降至痴呆；影像学表现为脑小血管病及髋关节等骨质疏松性或反复骨折

对于单基因遗传性脑小血管病的诊断：第一，诊断脑小血管病，主要是与白质脑病的鉴别，因此在影像学上尽量找到微出血、出血和腔隙性脑梗死灶的血管病证据。第二，诊断遗传性脑小血管病类型。因此需要注重遗传性脑小血管病相对特征性表现，如伴皮质下梗死和白质脑病的常染色体显性遗传性脑动脉病（cerebral autosomal dominant arteriopathy with subcortical infarcts and leukoencephalopathy，CADASIL）相对特征性影像中的颞极（O'Sullivan sign）及外囊白质高信号；伴皮质下梗死和白质脑病的常染色体隐性遗传性脑动脉病（cerebral autosomal recessive arteriopathy with subcortical infarcts and leukoencephalopathy，CARASIL）的脊柱骨骼畸形及早秃的脑小血管病；脑桥常染色体显性遗传性微血管病和白质脑病影像学中脑桥多发腔隙灶；视网膜血管病伴大脑白质脑病及系统性表现临床表现为视网膜病、肾病和影像学的皮质下白质边缘强化的肿块样病变；Fabry病的神经痛、皮肤血管角质瘤、肾病、心肌病及扩张的基底动脉和丘脑枕对称性病灶；伴钙化和囊肿的脑微血管病及白质脑病与伴钙化和囊肿的脑视网膜微血管病的脑内钙化和脑内囊肿、弥漫白质高信号影像学特征。第三，虽然基因检测是诊断金标准，但病理特征性改变仍是重要的补充诊断，对突变致病性为意义未明（ACMG分级）的患者更重要。如CADASIL的电镜下嗜锇酸颗粒沉积，免疫组化Notch3蛋白在小血管壁沉积；*COL4A1*和*COL4A2*相关性血管病/脑桥常染色体显性遗传性微血管病和白质脑病的血管内皮细胞基底膜增厚，结构异常胶原蛋白堆积；Fabry病的血管壁细胞内次级溶酶体大量贮积，嗜锇性髓样小体聚集；线粒体脑肌病伴高乳酸血症和卒中样发作（mitochondrial encephalomyopathy with lactic acidosis and stroke-like episode，MELAS）肌肉活检可见破碎红边纤维，线粒体结构、功能及数量异常；淀粉样血管病可见血管壁淀粉样物质沉积的病理学表现。

2020年欧洲神经病学会发布的《单基因脑小血管病的诊断与治疗共识》中指出：①推荐遗传性脑小血管病患者转诊到具有多学科专业团队（包括神经科医师、临床医学专家、遗传学家、心理学家和神经放射学家等）的中心诊治，对遥远偏僻地区的患者进行远程会诊和随访；②专门诊治遗传性脑小血管病的中心需要对患者进行更加详细的评估，尤其是脑小血管病以外的临床表型；③根据遗传性脑小血管病分型和不同疾病阶段，采取减少疾病风险的预防性措施。

11. 单基因遗传性脑小血管病的治疗策略

目前遗传性脑小血管病的治疗，缺乏随机对照试验（randomized controlled trial，RCT）数据，尚无特异性治疗方法。但监测血压，治疗高血压，同时避免低血压（导致白质脑病变加重），戒烟、适度运动和均衡饮食十分重要。有脑出血病史的遗传性脑淀粉样血管病（cerebral amyloid angiopathy，CAA）或脑海绵状血管瘤（cerebral cavernous malformation，CCM）患者，血压应控制在 130 mmHg 以下。没有证据支持抗血小板药物、他汀类药物可以阻止遗传性脑小血管病的临床脑卒中发生。不推荐溶栓治疗急性缺血性小血管脑卒中。对于存在大动脉闭塞或血栓/栓塞高风险（如心房颤动、机械瓣膜）的患者，根据评估的风险/获益具体情况，权衡应用血栓清除术或抗凝治疗。对于 COL4A1/COL4A2 相关性血管病患者，避免容易导致脑外伤的运动及过度或过长时间的运动；胎儿携带 COL4A1/COL4A2 突变的孕妇应考虑剖宫产。Fabry 病可应用酶替代疗法，需要早期诊断，但没有证据表明酶替代疗法可预防脑卒中复发。MELAS 患者可频繁发生心律失常，卒中样发作期间需进行心电图监测；MELAS 患者禁用丙戊酸等抗癫痫药物。

（李伟　整理）

无症状性脑血管病的处理

12. 无症状性脑血管病包括静息性脑梗死，推测为血管源性的磁共振白质高信号和微出血

虽然很早以前从病理研究中已经发现，很多脑血管病是无症状性的，但是随着影像学检查技术计算机断层扫描（computed tomography，CT）、磁共振成像（magnetic resonance imaging，MRI）等的发展和临床推广应用，越来越多的无症状性脑血管病被发现。目前无症状性脑血管病主要包括3类：静息性脑梗死、推测为血管源性的MRI白质高信号（white matter hyperintensity，WMH）和微出血。不同类型的无症状性脑血管病常发生于同一患者，尤其是静息性脑梗死和白质高信号。

静息性脑梗死是局部脑组织区域血液供应障碍，导致脑组织缺血缺氧性病变坏死，但是没有明显的临床症状。推测为血管源性的MRI白质高信号是血管性病因所致白质脱髓鞘病变的影像学描述，其病理机制涉及血脑屏障损伤、慢性低灌注、淀粉样蛋白清除障碍等。脑微出血是一种亚临床的微小血管病变导致的含铁血黄素沉积，反映了内皮细胞破坏和血脑屏障损伤。

无症状性脑血管病不会使人的运动功能发生明显变化，也就是不引起对侧瘫痪、言语不清、疼痛或触觉改变等，但无症状性脑血管病会对大脑造成损害，影响思维、情绪和认知功能，是导致血管性认知障碍的重要原因。另外，无症状性脑血管病也可以引起小便失禁。

通常情况下，无症状性脑血管病并不包括血管周围间隙扩张。虽然有学者研究发现，血管周围间隙扩张与认知功能下降、症状性脑卒中和血管性死

亡发生风险有关，也可能是无症状性脑血管病的组成部分，但还需要在更大规模的人群中进一步证实。

13. 随着影像技术的进步，将发现更多的无症状性脑血管病

在三大类无症状性脑血管病中，静息性脑梗死和白质高信号均可以靠CT和MRI诊断，临床上MRI检查的敏感性较CT高。近年来，超高场MRI（7 T）和人工智能辅助诊断技术在微小病灶识别和体积测算中的应用日益广泛，为精准诊断提供了更多依据。有研究表明，在7 T和3 T MRI上可以检测到一部分微梗死，可区分不同组织病理学类型的皮质脑微梗死，这些微梗死具有独特的MRI特征。另外，有研究表明超高场MRI应用于深部小血管成像似乎很有前景。脑微出血只能依赖MRI检查。为了发现无症状性脑血管病，通常采用脑小血管病神经影像图像采集标准（表8）。

表8 脑小血管病神经影像图像采集标准

序列	用途	方向	层厚及分辨率（mm）	评论
T_1WI	鉴别腔隙性脑梗死与血管周围间隙；辨别灰质与白质；观察脑萎缩程度	2D轴位、矢状位或冠状位	3～5/1×1	至少采集矢状位或冠状位中的一个序列，有助于从各个方向充分识别结构
DWI	对急性缺血性脑损伤最敏感的序列，事件发生后数周内可持续呈阳性	2D轴位	3～5/2×2	ADC图的信号减少有助于区分近期病灶和陈旧性病灶
T_2WI	观察脑结构；识别陈旧梗死灶；鉴别腔隙性脑梗死与血管周围间隙	2D轴位	3～5/1×1	
FLAIR	识别脑白质，确定皮质或大的皮质下梗死；区分白质脑病灶和腔隙性脑梗死、血管周围间隙	2D轴位	3～5/1×1	
T_2WI、SWI或GRE	检测出血、微出血和铁沉积	2D轴位	3～5/1×1	是检测出血唯一可靠的常规序列；SWI比GRE敏感性更高

注：2D，二维空间；DWI，弥散加权成像；FLAIR，液体衰减反转恢复；SWI，磁敏感加权成像；GRE，梯度回波。

14. 静息性脑梗死多是腔隙性脑梗死

据估计，临床上每检查出 1 个症状性脑卒中患者，就会发现 10 个静息性脑梗死患者。推测为血管源性的 MRI 白质高信号的患者数量更多。超过 90% 的静息性脑梗死为皮质下腔隙性脑梗死，直径为 3～15 mm，其余为直径超过 15 mm 的皮质下或皮质梗死。静息性脑梗死患病率随着年龄的增加而上升，尤其在伴有冠心病、症状性脑卒中和痴呆的老年患者中多见，提示这些疾病的危险因素有共同之处。

在弗明汉心脏研究中，年龄为（62±9）岁的人群静息性脑梗死的患病率为 10.7%，其中 84% 为单一病灶。男性和青年黑种人静息性脑梗死的患病率较高。

15. 静息性脑梗死需要与血管周围间隙相鉴别

静息性脑梗死在 CT 上表现为与脑脊液信号类似的低密度影。MRI 检查的敏感性较 CT 高，表现为 T_1 低信号、T_2 高信号的局灶性、形态不规则的病灶，液体衰减反转恢复（fluid attenuated inversion recovery，FLAIR）像上通常出现中心低密度，与空洞内的液体被抑制有关（图 4），但有时 FLAIR 像中心低密度影不明显。静息性脑梗死需要与血管周围间隙相鉴别，病灶大小、部位、形态等有助于鉴别（表 9）。需要注意的是，通常病灶 ≥ 3 mm 被认为是静息性脑梗死，而不是血管周围间隙（图 5），但神经病理学研究发现有许多 < 3 mm 的病灶，称之为微梗死，因此 MRI 检查事实上低估了腔隙性脑梗死的数量。另外，在痴呆患者的皮质表面可以发现 < 3 mm 的微梗死病灶。静息性脑梗死还需要与脑白质变性相鉴别，静息性脑梗死可形成空洞，表现为脑脊液样的信号，可与脑白质变性相鉴别，但不是所有静息性脑梗死都发展为空洞，尤其是病灶小的静息性梗死病灶不易形成空洞，易被误认为是脑白质变性。

无症状性脑血管病的处理 017

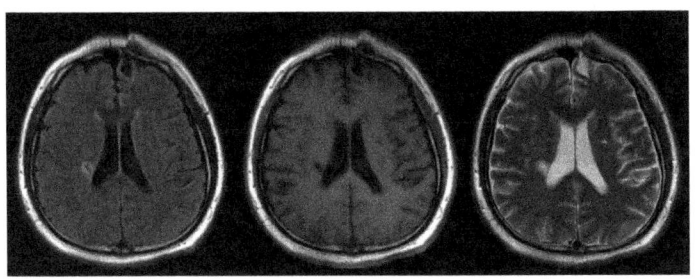

在FLAIR像上病灶中心呈低信号,周围呈高信号;在T_1像上病灶呈低信号;在T_2像上病灶呈高信号。

图4 腔隙性脑梗死在FLAIR(左)、T_1(中)、T_2(右)像上的表现

图片来源:首都医科大学附属北京天坛医院

表9 静息性脑梗死和血管周围间隙在MRI上的区别

	静息性脑梗死	血管周围间隙
大小	多数≥3 mm	＜3 mm
部位	多数在皮质下,少部分在皮质内	通常在基底节和放射冠,很少在脑桥、延髓和小脑
形态	椭圆形或不规则形	线形或香肠形

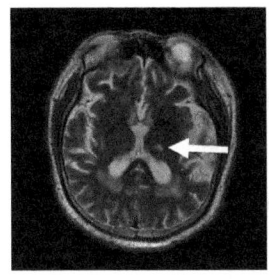 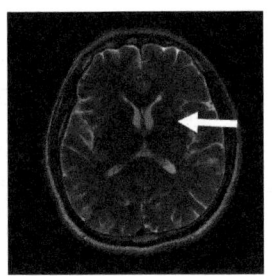

通常皮质下≥3 mm的病灶考虑为静息性脑梗死(左图白箭),＜3 mm的病灶考虑为血管周围间隙(右图白箭)。

图5 在T_2像上,静息性脑梗死和血管周围间隙

图片来源:首都医科大学附属北京天坛医院

16. 静息性脑梗死患病率较症状性脑梗死高

在鹿特丹扫描研究中,静息性脑梗死的发生率是症状性脑梗死的5倍。在此研究中,年龄为60～90岁的患者中,静息性脑梗死的总体发生率为20%。一些研究报告的发病率高达49%,但大多数研究认为无症状人群的发

病率约为20%。年龄与静息性脑梗死的相关性最强，60～64岁患者，8%患有静息性脑梗死；而＞80岁的患者，静息性脑梗死患病率超过35%。

17. 静息性脑梗死患者的发病机制可能与症状性脑梗死不同

临床上，症状性脑梗死的诊断策略通常包括两方面：评估危险因素和脑梗死的病因与发病机制。脑梗死的病因通常分为下列5类：心源性、大动脉粥样硬化性、小血管闭塞性、隐源性或其他原因。理论上，这些病因同样适用于静息性脑梗死。

有研究发现，静息性和症状性腔隙性脑梗死发病机制并不完全相同。例如，与症状性腔隙性脑梗死相比，静息性腔隙性脑梗死与高血压和白质高信号的相关性更密切。在一项前瞻性横断面研究中，与症状性腔隙性脑梗死相比，静息性腔隙性脑梗死患者脑卒中复发率、死亡率和残疾率更高。静息性腔隙性脑梗死也更常见于患有血管病的患者，如镰状细胞性贫血、伴皮质下梗死和白质脑病的常染色体显性遗传性脑动脉病。皮质静息性脑梗死与心房颤动（简称房颤，atrial fibrillation，AF）有关。大动脉粥样硬化经常在皮质静息性脑梗死患者中存在，包括颅内和颅外狭窄。在单侧颈动脉狭窄和静息性脑梗死患者中，皮质静息性脑梗死更常见，通常与他们的颈动脉疾病同侧。

18. 病因不明的静息性脑梗死需要寻找可能的心源性疾病

临床上对于病因不明的症状性脑梗死，通常需要进行心脏学检查。如AHA/ASA的二级预防指南（2021版）指出，对于隐源性脑卒中患者，有理由进行有或无对比剂的超声心动图检查，以评价可能引起脑栓塞的心脏原因或跨心脏通路的疾病。为了评估是否适合进行抗凝治疗，有理由进行长程心电监测，包括移动远程监测、植入式心电监测或其他相应方式，以测定有无阵发性房颤。

对于静息性脑梗死患者来说，由于没有确切的疾病发生时间，延长心脏节律监测的必要性还未确定。对于栓塞机制引发的梗死，也就是皮质梗死或者大的、非腔隙性皮质下梗死，可以考虑延长心电节律监测以寻找是否有房颤。然而，静息性脑梗死合并房颤者，是否适合进行抗凝治疗还缺乏证据。当静息性脑梗死提示栓塞机制时，利用超声心动图检测是否有心源性栓子不是强制要求，但可以考虑。

19. 静息性脑梗死伴颈动脉狭窄者，综合考虑围手术期风险进行决策

颈动脉狭窄是脑梗死的病因之一。在近期有短暂性脑缺血发作（transient ischemic attack，TIA）或脑梗死的颈动脉狭窄患者中，每年发生脑卒中的风险为10%～15%；在无症状性颈动脉狭窄患者中，每年发生脑卒中的风险为2%。AHA/ASA卒中二级预防指南（2021版）建议，对于症状性颈动脉狭窄50%～99%的患者，在TIA或脑梗死发生6个月内，建议行血管重建术。然而，静息性脑梗死的发病时间并不清楚。因为这部分患者发生症状性脑梗死的风险介于症状性和非症状性颈动脉狭窄之间，应当综合考虑围手术期并发症及患者意向进行决策。

20. 不建议静息性脑梗死患者常规进行基因检测

参照脑小血管病，由于静息性脑梗死发生概率很低，不建议对静息性脑梗死患者常规进行基因检测。个别情况下，如果在年轻患者中发现有多发性腔隙性脑梗死和广泛的白质高信号，且没有传统的血管危险因素，应当考虑患者是否有单基因病，如不典型的CADASIL或CARASIL，可以进行基因检测。

21. 静息性脑梗死可能增加症状性脑卒中发生的风险

来自社区的调查研究显示，静息性脑梗死可能增加症状性脑卒中的发

生风险。2项平均年龄为62岁的人群调查显示，静息性脑梗死增加症状性脑卒中风险的概率为（0.3%～1.2%）/年。另外，根据4个在社区基础上的研究发现，随访3～15年，在控制了年龄、性别、血管危险因素后，MRI检查发现静息性脑梗死是未来发生脑卒中的独立危险因素（HR 1.5～2.2）。之前有静息性脑梗死的症状性脑卒中患者中，缺血性脑卒中最常见，占81%～89%，出血性脑卒中较少，占11%～19%，与所有人群中症状性脑卒中的分布类似。观察性研究发现，CT上单侧大的静息性脑梗死可能由动脉-动脉栓塞机制引起，当合并无症状性颈动脉狭窄时，其未来发生症状性脑卒中的风险增高（OR 4.6，95%CI 3.0～7.2，$P<0.001$）。几个有关预防脑卒中复发的随机对照试验观察了静息性脑梗死和随后发生的症状性脑卒中的关系。欧洲心房颤动试验（European Atrial Fibrillation Trial，EAFT）显示静息性脑梗死增加血管事件的发生风险（HR 1.5，95%CI 1.2～1.9，$P=0.01$）和脑卒中复发风险（HR 1.7，95%CI 1.2～2.3，$P=0.0002$）。在培哚普利预防脑卒中复发研究（perindopril protection against recurrent stroke study，PROGRESS）的亚组分析中，培哚普利引起的血压下降并没有使新发静息性脑梗死和脑萎缩的风险降低，治疗组新发生静息性脑梗死的比例为12.5%，对照组为15.0%，统计学无明显差异（$P=0.34$）。在脑卒中二级预防有效性研究（prevention regimen for effectively avoiding second strokes，PRoFESS）的影像学亚组分析中，平均随访2.5年后，发现静息性脑梗死并不是脑卒中、其他血管事件和死亡率升高的独立危险因素。

22. 静息性脑梗死增加认知障碍的发生

长期以来，血管性疾病被认为是引起认知障碍类疾病[包括阿尔茨海默病（Alzheimer's disease，AD）]的重要原因，但静息性脑梗死与认知障碍的关系有待证明。基于社区人群的4项研究汇总分析，包括了62～72岁的8296例随访4～12年的静息性脑梗死患者，结果表明，静息性脑梗死虽然有增加认知障碍发生的倾向，但统计学上无明显差异（HR 1.47，95%CI 0.97～2.22）。

23. 降压治疗能够延缓静息性脑梗死的进展

对收缩压干预试验（systolic blood pressure intervention trial，SPRINT）的后续分析发现，在基线的 667 例参与者中，有 75 例（11%）有静息性脑梗死。在中位 3.9 年的随访中，457 例中有 12 例在 MRI 检查中发现新的静息性脑梗死（5 例通过强化检查发现，7 例通过标准检查发现），8 例出现临床脑卒中症状（每组 4 例）。基线静息性脑梗死与新的静息性脑梗死或脑卒中相关（sHR 3.90，95%CI 1.49～10.24，P=0.006）。基线静息性脑梗死也增加了随访期间轻度认知障碍（mild cognitive impairment，MCI）或帕金森病的发生风险（sHR 2.38，95%CI 1.23～4.61，P=0.010）。对于基线静息性脑梗死患者，强化治疗可降低其复发或脑卒中的风险（sHR 0.050，95%CI 0.0031～0.79，P=0.033）。

24. 静息性脑梗死缺乏特异性治疗方法，按照脑血管病一级预防进行症状性脑卒中预防是合理的

对于静息性脑梗死患者，尚无特异性治疗方法，不能按照缺血性脑卒中二级预防使用抗栓药物等，按照脑血管病一级预防进行症状性脑卒中的预防是合理的。2019 年的一项 Meta 分析纳入了 13 项有关阿司匹林有效性的随机对照临床试验，共包含 164 225 例受试者（对照组设置：9 项研究为安慰剂组，4 项研究为无阿司匹林组），结果发现阿司匹林虽能够降低缺血性脑卒中发生的风险（HR 0.81，95%CI 0.76～0.87），但相较于无阿司匹林组，应用阿司匹林对全部脑卒中事件发生率没有显著影响（HR 0.93，95%CI 0.86～1.02）；同时阿司匹林增加了主要出血风险（HR 1.43，95%CI 1.30～1.56），颅内出血（HR 1.34，95%CI 1.14～1.57）及主要胃肠道出血（HR 1.56，95%CI 1.38～1.78）相较于对照组也更为常见。研究显示，10 年动脉粥样硬化性心血管疾病风险＞10% 时预防性使用阿司匹林的风险/获益比相对更有利。目前仍无证据表明一般人群在低风险的情况下应用抗血小板药物可降低脑卒中的发生风险。2022 年一项基于 13 项一级预防随机临床试验的 Meta 分析显示，出血风险随着年龄的增加而增加，尤其是 60 岁以

后。根据 ASA 的建议，对于心脑血管事件风险较高且不具有出血高危因素的 40～70 岁患者，可以考虑应用小剂量阿司匹林（75～100 mg/d）；年龄 > 70 岁的个体，不建议将阿司匹林用于心脑血管事件的一级预防；伴有任何出血高危因素的个体均不宜将阿司匹林用于心脑血管事件的一级预防。

25. 镰状细胞病与静息性脑梗死

镰状细胞病患者发生静息性脑梗死的比例明显增高，最早在出生 6 个月时即可以发生静息性脑梗死。来自美国和欧洲的证据表明，到 6 岁时静息性脑梗死患病率达到 25%，到 18 岁时达到 39%，到青年期时达到 53%，没有报告出现平台期，且 37% 镰状细胞病患者有 2 个或 2 个以上病灶。值得注意的是，患病率估计值可能不仅随年龄而变化，还与磁共振场强强度和像素的分辨率有关。

在坦桑尼亚儿童研究中，用经颅多普勒超声（transcranial doppler，TCD）检查脑血流速度，发现脑最大血流速度正常的儿童，静息性脑梗死患病率为 27%，而在最大血流速度常增加的儿童中，患病率为 43%。

镰状细胞病患者发生静息性脑梗死的比例，一定程度上反映了该人群血管损害的长期性。静息性脑梗死可能与颅内脑血管疾病有关，如狭窄或烟雾病。除了血管损害之外，引起静息性脑梗死的机制还包括右向左分流相关的栓子等。

在坦桑尼亚儿童研究中，静息性脑梗死儿童认知能力下降，类似结果在其他研究中也得到了证实。有研究发现，在 5 岁之前发生静息性脑梗死，与进行性脑缺血、脑血管病变、学习困难和脑卒中发生风险有关。但也有研究发现，除非并发烟雾病，否则并未发现明显的认知功能下降。

目前，尚未制定针对镰状细胞病患者预防无症状性脑梗死的策略。目前研究主要集中在防止静息性脑梗死反复发作或进展为症状性脑梗死。由于静息性脑梗死发生脑卒中风险高，且可能引起认知功能评分下降 5 分，所以检测静息性脑梗死是必要的，但由于 MRI 检查费用较高，迄今为止所有研究都来自高收入国家。静息性脑梗死输血（silent cerebral infarct transfusion，SIT）试验观察了输血疗法是否可以预防镰状细胞病合并静息性脑梗死儿童的脑梗死复发（包括脑卒中和静息性脑梗死）。受试者包括患有镰状细胞病合并静息性脑梗死的 5 ～ 15 岁儿童。在随机临床试验中，196 例患者被随机分配到观察组（标准治疗）或定期输血组，与观察组中的儿童相比接受定期输血的儿童脑梗死复发相对风险降低。每治疗 13.7 个儿童，可以预防 1 例脑梗死复发。然而，输血治疗并不能完全预防脑梗死复发，而且定期输血的高负担也降低了患者治疗的积极性。

26. 颈动脉内中膜厚度与静息性脑梗死发生相关

在对 280 例患者的观察中发现，随着颈动脉内膜分叉处内中膜厚度的增加，静息性脑梗死的患病比例增加。当分叉处内中膜厚度按三组（＜1.0 mm、1.0 mm ～ ＜ 2.0 mm 和 ≥ 2.0 mm）分类时，随着分叉处内中膜厚度的增加，静息性脑梗死的发生风险增加（调整的 *OR* 3.96，95%*CI* 1.63 ～ 9.52，*P*=0.002）。与分叉处内中膜厚度最低的人相比，分叉处内中膜厚度最高的人发生静息性脑梗死的风险显著增加（调整的 *OR* 22.98，95%*CI* 2.37 ～ 221.78，*P*=0.007）。

27. 在无症状性脑血管病中，白质高信号最常见

白质高信号最常见于深部和脑室周围白质、脑桥和小脑。白质高信号的患病率和体积随着年龄的增长呈指数级增长，但在健康的年轻人群中也存在。白质高信号患病率也因研究设计和患者人群的不同而有显著差异。例如，在一个平均年龄为 34 岁的队列中，白质高信号的患病率为 6%，而流行病学风险分析研究偏头痛的脑异常发现，在 30 ～ 40 岁的非偏头痛对照人群中白质高信号患病率为 42%。在对 1077 例年龄为 60 ～ 90 岁的参与者进行头颅 MRI 检查的鹿特丹扫描研究中，研究人员发现 92% 的人患有脑室周围或皮质下白质高信号。在基于社区的样本中，白质高信号患病率在 55 岁之前较低，为 11%，但此后随着年龄的增长而急剧增加，平均 64 岁的受试者增加到 21%，平均 82 岁的个体为 94%。在不同种族的人群中，均可以发现白质高信号的患病率与年龄增长密切相关。

28. 多种因素可以引起白质高信号

MRI 所发现的白质高信号在病理学上是局部组织脱髓鞘、胶质细胞增生和微梗死。大家对白质高信号发病原因知之甚少，可能并非由单一原因引起，而是与一系列病理生理过程紊乱有关，包括缺血、梗死、炎症、血管通透性增加、静脉回流不畅等。白质高信号的患病率及严重程度与下列因素有关。①基因：白质高信号与遗传有关，虽然相关的基因基础目前尚未确定；②年龄：随着年龄的增长，白质高信号患病率明显增加，白质高信号在 55 岁以下的人群中患病率较低，但之后患病率明显上升，在 64 岁的人群中患病率达 21%，在 82 岁时平均患病率达 94%；③血管危险因素：白质高信号与高血压、糖尿病的病程长短和严重程度有关；④与颅内动脉粥样硬化相关，无论是症状性还是非症状性；⑤与某些其他疾病有关：白质高信号在脑卒中、痴呆、偏头痛和晚发性抑郁患者中发病率更高，例如，脑卒中患者白质高信号的发病率较正常人群高（19.5% *vs.* 7.5%），病变的体积也更大。但白质高信号在患双相情感障碍和精神分裂的青年人中发病率并不会增高。白质高信号是指在 MRI 的 T_2 序列或 FLAIR 序列上脑白质部位信号增强，或在 CT 上的脑白质部位呈低密度影。由于扫描的参数不同，在 MRI 的 T_1 序列表现为等信号或低信号，但与脑脊液的低信号不同（图 6）。根据病灶部位不同，白质高信号可分为脑室周围的白质高信号（与脑室系统紧密相连）和深部白质高信号（位于皮质下，与脑室系统不相连）。有些人认为，皮质下白质高信号是整个白质信号增强超过了一定阈值的表现。白质高信号的报告描述有许多种，包括脑白质疏松症、白质改变和小血管缺血性疾病。随着年龄增长，白质高信号普遍存在。因此，当考虑白质高信号与年龄相关时，影像学报告有时并不会对其进行描述。目前并不存在一个阈值，此阈值以下的脑白质变性为良性，而阈值以上的脑白质变性发生症状性脑卒中的风险高。描述白质脑病变的严重程度通常使用 Fazekas 量表（图 7），分别对脑室旁和深部白质高信号的严重程度进行评分（表 10）。

无症状性脑血管病的处理　025

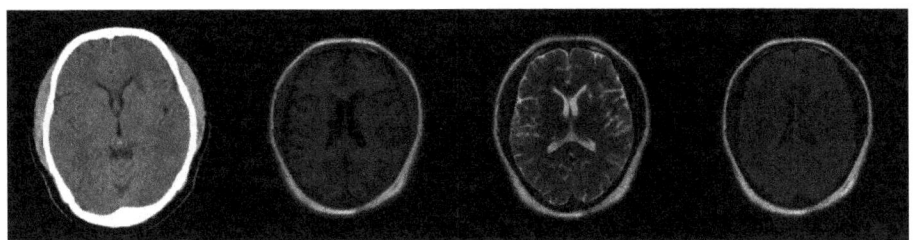

图6　白质高信号在 CT 及 MRI T_1、T_2、FLAIR 上的表现（从左向右）
图片来源：首都医科大学附属北京天坛医院

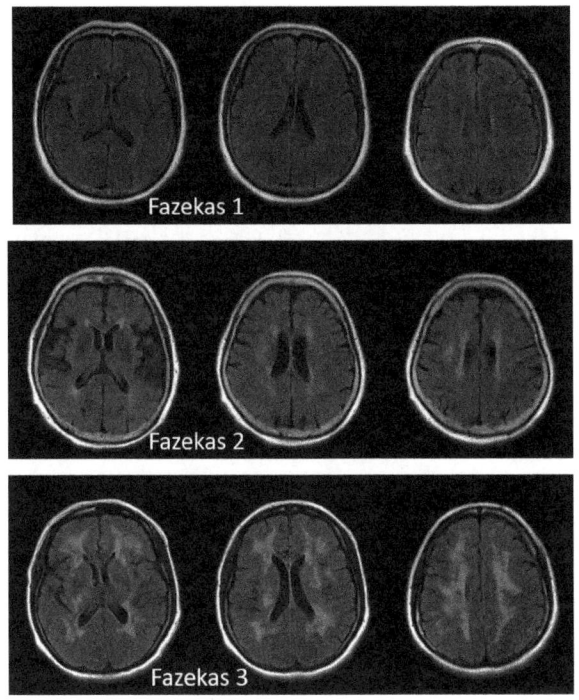

图7　MRI FLAIR 像上白质信号增加 Fazekas 量表不同评分的表现
图片来源：首都医科大学附属北京天坛医院

表10　Fazekas 量表

评分	脑室旁	深部白质
0分	无病变	无病变
1分	帽状或者铅笔样薄层病变	点状病变
2分	病变呈光滑的晕圈	病变开始融合
3分	不规则的脑室旁高信号，延伸到深部白质	病变大面积融合

29. 高血压与白质高信号进展关系密切

多项横向和纵向研究确定了高血压与白质高信号的关系。其中比较重要的研究是社区动脉粥样硬化风险（atherosclerosis risk in communities，ARIC）研究，它研究了近 20 年来的血压值与白质高信号进展的关系。在这个队列中，平均每日收缩压高 20 mmHg 的人群是白质高信号进展最快的前 1/5 人群，调整多种混杂因素后比值比为 2.0。

30. 白质高信号严重程度评估可以依据 Fazekas 量表和体积测量的自动化方法

白质高信号的测量可以使用序数量表进行定性测量，最常见的是 Fazekas 量表，其范围为 0～3 分，该量表已在许多出版物中得到验证。白质高信号体积也可以使用经过验证的算法以立方厘米（cm^3）为单位测量，该方法依赖于计算机从脑实质中的正常 T_2 信号中分割出异常的 T_2 高信号。在特定的情况下，如患有急性脑卒中，利用半自动方法去除急性梗死区域后，发现非梗死区域，19.5% 的患者有大面积的白质高信号，而没有脑卒中的人群为 7.5%。

31. 老年人轻微白质高信号并不需要额外的辅助检查，但与年龄不相称的严重的白质高信号需要进一步评估

白质高信号在高龄人群中非常常见，超过 90 岁的个体均可出现不同程度的白质高信号。因此，在中老年人群中发现散在的白质高信号很常见，并不需要进行额外的辅助检查。然而，与年龄不相称的严重的白质高信号，应考虑进行以下评估：①白质高信号增加了脑卒中的发生风险，因此存在与年龄不相符的过量白质高信号的患者，建议进行常规血管危险因素的评估，包括高血压、糖尿病、高血脂、吸烟和缺乏体力活动等。②流行病学发现房颤是危险因素，建议通过脉搏和心电图筛查房颤。③白质高信号与无症状性颈动脉粥样硬化仅呈弱相关性，在症状性颈动脉狭窄侧发生的概率并不增加。

因此，近端栓子来源的寻找，可能并不需要进行颈动脉影像学和超声心动图等检查。④广泛、融合的白质高信号也是 CADASIL 的一个特征。CADASIL 患者白质高信号位于前颞叶白质和外囊区域，但是尚未对这些部位白质高信号的阳性预测价值进行相关试验，预计是比较低的。因此，并不需要进行常规的基因检测，只是对于相对年轻且有其他 CADASIL 的特征或其他单基因遗传病的患者，可以考虑进行基因检测。目前，识别白质高信号的严重程度还依赖于医师的临床经验，尚缺乏统一的对照标准。在试验中有时将白质高信号汇合成片或开始汇合时所对应的 Fazekas 量表评分为 2 级或 3 级作为广泛白质变性的定义，对这部分患者，尤其是年龄较小的患者可参考上述内容进行评估。

32. 白质高信号可能增加症状性脑卒中的发生

一项包含 6 项社区研究的 Meta 分析发现，白质高信号增多与未来脑卒中发生风险增高相关（HR 3.1，95%CI 2.3～4.1，$P < 0.001$）。值得注意的是，这项 Meta 分析中包含的各项研究白质高信号的评分系统和临界点选择均不同。由于没有统一的白质高信号增多的阈值，无法利用上述 Meta 分析结果建立预测个体发生脑卒中风险的模型。同样，目前汇总所得的结果，也无法预测不同程度白质高信号的患者每年发生脑卒中的绝对风险。目前缺乏足够的资料说明白质高信号与脑卒中风险之间的具体关系，也不知道是否存在一个阈值，在这个阈值下，白质高信号的存在与大小不用于预测脑卒中风险的高低。

33. 白质高信号与认知障碍有关

白质高信号的负担与认知障碍有关。4 项基于人群的研究调查了白质高信号与痴呆的关系。参与者总数为 3913 人，入组时年龄为 69～80 岁。汇总结果显示，白质高信号与所有痴呆风险之间存在临界统计学的相关性（OR 1.39，95%CI 1.00～1.94）。但是 4 项研究之前的异质性明显。认知障碍主要涉及执行功能、视觉空间记忆和组织能力、视觉扫描、运动速度及学习能力，但似乎保留了语言记忆功能。

34. 脑卒中后不同时期、不同部位白质高信号与卒中后抑郁的相关性不同

有学者认为，白质高信号也与老年患者的抑郁症相关，导致血管性抑郁假说的提出。这些病变通常在背外侧前额叶皮质中发现，然而相关的研究结果并不相同。近期有研究对15项研究、4133例不同脑卒中期患者的白质高信号与抑郁症的关系进行了Meta分析。

在急性期（<1个月），白质高信号、深度白质高信号、重度白质高信号和重度深部白质高信号不是发生抑郁症的重要危险因素，但脑室周围白质高信号（OR 1.21，95%CI 1.01～1.44）和重度脑室周围白质高信号（OR 1.72，95%CI 1.12～2.65）与卒中后抑郁显著相关。在亚急性期（1～6个月），深度白质高信号和重度白质高信号与卒中后抑郁无显著相关性，但脑室周围白质高信号（OR 2.44，95%CI 1.25～4.76）与卒中后抑郁显著相关。在慢性期（>6个月），重度白质高信号与卒中后抑郁无显著关联，而白质高信号（OR 1.063，95%CI 1.03～1.09）、深部白质高信号（OR 1.40，95%CI 1.11～1.76）、脑室白质高信号（OR 1.28，95%CI 1.11～1.48）和重度深部白质高信号（汇总OR 1.52，95%CI 1.12～2.05）与卒中后抑郁显著相关。研究结果提示，白质高信号、深部白质高信号、脑室周围白质高信号与慢性脑卒中后阶段的卒中后抑郁之间存在显著关联，与白质高信号和深部白质高信号相比，脑室周围白质高信号与脑卒中后每个时期的卒中后抑郁具有更强的相关性，但仍需要高质量的前瞻性研究来证实。

35. 降压治疗可能是预防白质高信号最有前途的方法

目前尚缺乏资料支持把白质高信号当成症状性脑卒中的等位症。因此，对于白质高信号增加但是没有血管事件病史的患者，脑卒中的二级预防指南

并不一定适用,首先应使用脑卒中一级预防指南。

高血压与白质高信号的关系是研究较多的领域。在培哚普利预防脑卒中复发研究的子研究中,192 例症状性脑卒中患者与对照组相比,积极的降压治疗(培哚普利 + 吲达帕胺)导致收缩压下降 11.2 mmHg,在进行平均 3 年的随访后,治疗组发生新的白质高信号较少。但是,在脑卒中二级预防有效性试验中,替米沙坦虽然使收缩压降低了 3 mmHg,但并没有减缓白质高信号的进展。另外,积极行降压治疗可能增加跌倒风险,因为白质高信号与步态不稳和平衡失调相关。在控制糖尿病心血管风险的行动 – 糖尿病记忆研究(action to control cardiovascular risk in diabetes memory in diabetes study,ACCORD-MIND)的二次分析中,与标准降压控制(< 140 mmHg)组相比,强化降压(< 120 mmHg)组白质高信号进展更慢 [Δ 白质高信号 =(0.67 ± 0.95)cm^3 vs.(1.16 ± 1.13)cm^3,P < 0.001]。SPRINT-MIND 中有类似的发现,SPRINT-MIND 还报告了强化血压控制组的轻度认知障碍发生率较低。四项试验 [ACCORD-MIND、PRoFESS、PROGRESS 和老年人认知与预后研究(study on cognition and prognosis in the elderly,SCOPE)] 的 Meta 分析表明,在 28 ~ 47 个月的随访期内,与常规降压相比,强化降压可显著减少白质高信号进展。但是在 ACCORD-MIND 中,血压降至 < 120/80 mmHg 与更多的脑卒中损失总脑容量相关。在 SPRINT 和 SPRINT-MIND 中观察到将收缩压降至 < 120 mmHg 后,心血管和认知益处的增加伴随着其他不良事件的增多,如晕厥和肾损伤。因此降压治疗的目标值有待进一步研究。

36. 降脂和降糖治疗是否可以延缓白质高信号的发展还有待进一步研究

关于无症状性脑血管病积极进行医疗管理是否安全的数据很少且相互矛盾。新近的研究表明,对于高脂血症患者进行降脂治疗,可以延缓脑白质变性的发展。对 732 例患者进行研究发现,安慰剂组新发 Fazekas 量表 ≥ 2 级的风险高于瑞舒伐他汀组（HR 2.150，95%CI 1.443～3.203，P＜0.001）。脑动脉狭窄消退（regression of cerebral artery stenosis，ROCAS）研究也指出，他汀类药物可以减缓白质高信号的进展。FINGER研究还表明，包括饮食、运动和血管风险监测在内的多领域干预可以减少认知能力的下降。这些结果支持这样一种可能性，即减少长期暴露于高血压、高脂血症和心血管健康状况不佳的情况，可能会减少症状性脑血管病的发生。但是也有研究证明，他汀类药物治疗可能会增加出血性脑卒中的发生风险，这对于基线时患有严重白质高信号或脑微出血的患者来说尤其应该注意。

积极的降糖治疗并不能延缓白质高信号的进展，事实上还可能加速白质高信号的进展。但是，上述所有数据均来自大的随机对照试验的子研究，随访期限较短，可能不足以观察到白质高信号减少引起的临床变化。

37. 没有其他危险因素的患者，仅有白质高信号不常规使用阿司匹林

在脑卒中二级预防的后期分析中发现，白质高信号患者使用抗栓药物可能增加出血的风险。可逆性缺血性脑卒中预防试验（stroke prevention in reversible ischemia trial，SPIRIT）评估了动脉源性脑卒中患者二级预防的效果，严重的白质高信号是抗凝治疗引起脑出血的独立危险因素（HR 2.7，95%CI 1.4～5.3）。在AD的血管治疗评估（evaluation of vascular care in Alzheimer's disease，EVA）试验中，伴≥1个脑小血管病表现（白质高信号或梗死）的AD患者被随机分配到多模式的血管治疗（包括阿司匹林）组和对照组。在65例服用阿司匹林的患者中，有3例发生致死性脑出血，但没有统计学意义。这些研究，虽然没有提供直接证据证明使用抗栓药物的风险/获益比，但是提醒医师在使用时应当注意。根据目前指南，当有明确的使用指征时，临床医师不应该因为白质高信号而不给患者使用抗栓药物。

38. 脑微出血

脑微出血被认为是既往由无症状性小量出血引起的含铁血黄素的沉积，使用磁共振梯度回波序列可以发现，在正常人群中脑微出血的患病率为5%～21%，在缺血性脑卒中患者中为30%～40%，在脑出血患者中为60%～68%。不同种族人群之间脑微出血的患病率类似。

39. 磁共振扫描的参数不同，检测脑微出血的敏感性有较大差异

脑微出血在MRI磁敏感加权成像序列上表现为小的、圆形的、直径为5～10 mm的信号缺失（图8）。影像学表现有扩大效应，也就是说在MRI磁敏感加权成像序列上信号丢失的直径大于实际的病灶大小。MRI扫描的参数不同，检测的敏感性有较大差异，使用更长的回波时间、更短的层间间距、3D影像检查、更高的场强和新的序列或磁敏感加权成像序列，可以将微出血检出率提高2～3倍。另外需要注意的是，脑微出血有可能被误诊，因为血液流空、海绵状血管畸形、小的梗死的出血转化、铁沉积、散在的钙化等均可能被误认为是微出血。

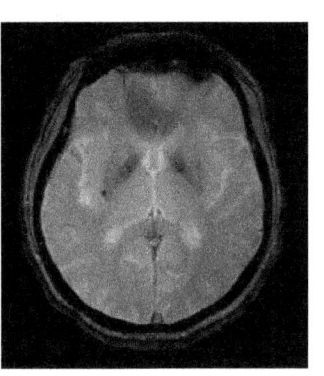

图8 微出血在梯度自旋回波上信号缺失
图片来源：首都医科大学附属北京天坛医院。

40. 微出血的发生也与年龄增长有关

与其他无症状性脑血管病类似，脑微出血的发生也与年龄增长密切相关。在高敏感性磁共振序列中，60～69岁人群微出血患病率为18%，>80岁的人群患病率为38%。在使用敏感性较低的梯度自旋回波序列的研究中，平均年龄为67岁和76岁的人群患病率分别为9%和13%。另有研究发现，脑

微出血的患病率在 45 ～ 50 岁的人群中为 6%，但在 80 岁之后增加到 36%。

41. 微出血患者需要注意筛查是否有高血压或淀粉样血管病等

脑微出血通常在 MRI 上偶然看到，没有明显的相关症状。与高血压相关的脑微出血最常与白质高信号和腔隙性静息性脑梗死发生在同一部位，特别是基底神经节、脑桥和小脑。高血压也被证明会增加脑微出血负荷纵向进展的风险。脑叶微出血与 CAA 的关系更为密切（与高血压相比）。中度至重度 CAA 的患病率在 65 ～ 74 岁的人群中为 2.3%，但在 85 岁以上的人群中上升至 12.1%。脑叶微出血还与高密度脂蛋白胆固醇升高和甘油三酯降低有关，并且与 *ApoE ε4* 等位基因有关。

微出血最常与高血压动脉病和 CAA 相关。少见的病因包括感染性心内膜炎、多发海绵状血管畸形、凝血障碍、头部外伤，这些可以通过病史询问和相关检查帮助诊断。范围较大的无症状性脑出血（＞ 1.0 cm）较微出血少见，可能与症状性脑出血的病因类似。微出血发生的部位通常分为深部位置（基底节或脑干）和脑叶部位（大脑皮质或皮质下白质）。脑微出血根据发生部位不同，危险因素也不相同，在临床上应根据不同情况进行相应的检查。脑叶微出血与 *ApoE ε4* 等位基因有关，而深部的微出血与高血压、吸烟和脑梗死相关。CAA 与高血压不同，常发生于含有 *ApoE ε4* 等位基因的个体，是脑叶微出血的常见原因，CAA 诊断标准包括脑叶出血的病史。依据波士顿诊断标准，局限于脑叶出血的患者中，根据多发或单一出血，可以诊断为很可能或可能的 CAA。修改的诊断标准（表 11）包括了表面的铁沉积，认为其与出血等同。然而，波士顿诊断标准和修改的波士顿诊断标准均缺乏在人群中的验证。当深部位置和脑叶部位均发现有微出血时，病因可能既有 CAA，又有动脉粥样硬化（与年龄、高血压和其他血管危险因素有关）。对静息性微出血患者，应进行针对脑出血的危险评估，尤其应对高血压进行评估。对临床或影像学诊断有疑问时，进行 CT 动脉造影（CT angiography，CTA）、CT 静脉造影（CT venography，CTV）、增强 CT、增强磁共振、磁共振动脉成像（magnetic resonance angiography，MRA）、磁共振静脉成像（magnetic resonance venography，MRV）检查有助于评估大的（直径＞1 cm）静息性出血的潜在病因，如血管畸形和肿瘤等。对于静息性出血或微出血，在排除血管畸形等疾病后，可以使用改良的波士顿标准对CAA的可能性进行评估。因为ApoE检查并不能识别CAA，故不推荐用于脑出血患者的检查，同样也不推荐用于微出血患者的检查。

表11 改良的CAA波士顿诊断标准

分类	诊断标准
明确的CAA	完整的尸体解剖检查发现： 脑叶、皮质或皮质-皮质下出血； 严重CAA的证据； 没有其他疾病的病理表现
有病理学证据的高度可能的CAA	临床资料和病理组织学（通过对血肿或皮质活检标本）证实： 脑叶、皮质或皮质-皮质下出血； 某些程度的CAA的证据； 没有其他疾病的病理表现
很可能的CAA	临床资料和MRI或CT结果证实： 年龄≥55岁； (a)多发出血局限为脑叶、皮质或皮质-皮质下出血（包括小脑出血）或(b)单个脑叶、皮质或皮质-皮质下出血和局部或散在的表面铁沉积； 没有其他导致出血或铁沉积的原因
可能的CAA	临床资料和MRI或CT结果证实： 年龄≥55岁； (a)单个脑叶、皮质或皮质-皮质下出血或(b)局部或散在的表面铁沉积； 没有其他导致出血或铁沉积的原因

42. 微出血增加缺血性脑卒中和出血性脑卒中的发生风险

最近的研究也显示，微出血不仅会增加出血性脑卒中的发生风险，也会增加缺血性脑卒中的发生风险。总体而言，缺血性脑卒中较出血性脑卒中更多见。微出血引起的脑卒中类型可能与部位有关，局限于脑叶的微出血提示患者可能有CAA，发生脑出血的风险较高；而其他部位的脑微出血，则使患者发生脑出血和脑梗死的风险均增加。目前尚未见微出血患者缺血性脑卒中预防的研究。

43. 即使存在微出血，对急性缺血性脑卒中患者进行再灌注治疗也是合理的

对于急性缺血性脑卒中患者，静脉溶栓和血管内治疗可以带来获益，但同时增加出血风险。预测哪些患者会发生脑出血可用于指导临床。通过 T_2 或磁敏感加权成像序列发现的脑微出血与症状性脑出血有关，有可能成为预测应用组织型纤溶酶原激活物（tissue-type plasminogen activator，t-PA）后脑出血的指标。

关于脑微出血的存在是否为急性缺血性脑卒中阿替普酶静脉溶栓后出现症状性颅内出血的危险因素，存在相互矛盾的数据。然而，脑微出血灶的数量介导了这种风险。与只有少量脑微出血灶的患者相比，脑微出血灶＞10个的患者在3个月时发生症状性脑出血和临床结果不佳的风险要高得多。AHA/ASA《急性缺血性卒中早期管理指南（2019年版）》指出，不建议在静脉应用阿替普酶前常规做MRI以排除脑微出血。对既往MRI发现有少量（1～10个）微出血灶的患者进行静脉溶栓是合理的。既往MRI发现大量（＞10个）微出血灶的患者，阿替普酶静脉溶栓与症状性脑出血风险增加相关，且临床获益不明确，如果有显著潜在获益，静脉溶栓可能是合理的。

有证据表明微出血会使静脉溶栓后脑出血的风险增加1倍。然而，目前没有充分的证据说明，这种风险超过了溶栓治疗的巨大获益。即使存在≥1个微出血灶，依据指南对适合的患者进行溶栓治疗也是合理的。同样，如果患者其他条件适合，即使存在微出血，也建议进行血管内治疗。

44. 存在1～4个微出血灶并不会明显增加缺血性脑卒中机械取栓后的脑出血风险

5项研究（包含2051例患者）的Meta分析表明，微出血位置（大叶、深部、幕下或混合）与缺血性脑卒中机械取栓后脑出血风险之间无明显关联。存在1～4个微出血灶不会显著增加缺血性脑卒中机械取栓后任何脑出

血、症状性或无症状性脑出血、梗死灶外出血、蛛网膜下腔出血、出血性梗死或脑实质出血的风险。微出血灶≥5个增加任何脑出血（*OR* 2.58，95%*CI* 1.16～5.72）、脑实质出血（*OR* 3.38，95%*CI* 1.43～7.97）和脑实质出血2型（*OR* 5.33，2.05～13.86）的风险，但不会增加出血性梗死或脑实质出血1型的风险。调整可能的混杂因素后，微出血与出血性并发症有关，但与无症状性脑出血无关。因此，从目前的研究结果来看，在接受机械取栓的缺血性脑卒中患者中，微出血位置与脑出血风险之间没有关联。存在1～4个微出血灶并不会明显增加脑出血风险。微出血灶≥5个的患者的脑出血风险需要进一步研究。

45. 微出血的存在，并不是限制使用抗凝或抗血小板药物的理由

房颤患者，当脑卒中发生风险较高或者既往发生过TIA或脑卒中后，应当使用抗凝剂来预防血栓栓塞事件，包括维生素K拮抗剂（华法林）或者非维生素K新型口服抗凝药（new oral anticoagulants，NOAC）（如达比加群酯、阿哌沙班、利伐沙班、艾多沙班）。Meta分析发现，基线时有微出血的患者发生缺血性脑卒中和脑梗死的比例均较高。

目前尚缺乏随机对照研究观察微出血患者抗凝治疗的风险/获益比。非瓣膜性房颤患者发生抗凝治疗相关的脑出血风险较低，提示即使存在微出血可能提高脑出血风险，使用抗凝治疗也能使患者获益。微出血（既往没有症状性脑出血史）的存在并不足以改变临床决策以规避脑出血，且微出血的患者发生脑梗死的概率也增加，这更支持上述观点。因此，不需要对非瓣膜性房颤的患者进行微出血检查。当微出血的数量较多和（或）位于皮质，发生脑出血的风险较高时，可以选择新型口服抗凝药物，如达比加群酯、利伐沙班、阿哌沙班、艾多沙班，而不是华法林，其他可替代华法林的方法还有经皮左心耳封堵术。

46. 人群中筛查无症状性脑血管病的价值目前尚不清楚

尽管从观察性研究中发现，无症状性脑血管病与认知功能下降有关，但是阻止其进展是否有助于改善认知功能目前还未知。在人群中或者在某些特定人群中进行MRI筛查是否有意义还不清楚。筛查无症状性脑血管病需要解决几个问题：①目前缺少有效的药物阻止无症状性脑血管病的进展，即使筛查出来，有效的治疗方法也较少，筛查的必要性本身存在疑问。②虽然无症状性脑血管病增加脑卒中或痴呆的发生风险，筛查有助于危险因素的查找和控制，但它的绝对获益很小，在人群中筛查的成本效益比是否合适也存在疑问。无意中筛查到的脑血管病是否有助于健康管理也存在疑问。如果筛查发现有无症状性脑血管病，从而进行危险因素的控制，可能会带来获益，但在人群中筛查脑血管病也有过度检查和过度治疗的风险，增加医疗支出，甚至对患者带来伤害。其他特殊人群的筛查，如针对患有镰状细胞性贫血的儿童，是否应该应用MRI筛查无症状性脑血管病？患有镰状细胞性贫血者发生无症状性脑血管病的比例较高，而无症状性脑血管病与认知功能下降、脑卒中发生有关，输血能够减少静息性脑梗死的复发，对这类人群进行筛查可能获益。但时至今日，尚未建立有证据支持的筛查和处理流程，根据目前现有的资料，不支持对患有无症状性镰状细胞病的儿童、青少年或成人进行影像学检查。总体而言，不建议对无症状的个体筛查静息性脑梗死或其他脑血管病。对于临床上不易识别的脑血管病，如有局灶性神经系统症状或认知功能下降的患者，可以考虑进行影像学检查。

47. 建议使用统一术语以方便不同研究结果的比较，目前无症状性脑血管病的信息主要依赖于其他的随机对照试验或队列研究

在今后研究无症状性脑血管病时，建议使用准确和可靠的统一名称进行描述（表12），这有助于不同研究之间的比较。同时，应该对临床实践报

告的准确性和可靠性进行研究,以及对技术性因素,如场强和序列参数是否影响敏感性和特异性进行研究。目前缺乏无症状性脑血管病的随机对照研究来指导临床,但实施这样的试验面临巨大挑战:①在人群中筛查出来的无症状性脑血管病的风险相对较低,因此为了设计预防症状性脑血管病发生的临床试验,需要很大的样本量;②在筛选无症状性脑血管病患者时,必须要用CT/MRI的方法筛选,其中包括了大量没有无症状性脑血管病个体的检查,所需要的费用过于昂贵;③在临床实践中,不同的检查中心、不同的影像科医师报告描述差异较大,也增加了分析的难度。目前实施无症状性脑血管病治疗的随机对照试验可行性低,可以通过一些其他的随机对照试验或队列研究得到重要的信息。例如,在相关研究中设计MRI子课题,在基线或随访时获取无症状性脑血管病的信息,有助于观察无症状性脑血管病的自然史、在某种药物干预之后的演变过程及其影像学演变与临床的关系。

表12 无症状性脑血管病的神经影像学特征的建议术语与词汇

建议术语	定义
近期小皮质下梗死	神经影像学证据显示穿支小动脉供血区的近期梗死灶,其影像学特征或临床症状符合数周内的病变
推测血管起源的腔隙灶	圆形或卵圆形皮质下病变,有液体充填空洞(信号与脑脊液相似),直径为3~15 mm,与既往穿支小动脉供血区的急性小皮质下梗死或出血一致
推测为血管起源的白质高信号(MRI)或低密度灶(CT)	多种大小不等的白质内信号异常,常显示出下列特征:T_2加权像(如FLAIR)上的高信号或CT上的低密度灶,内无空洞(信号与脑脊液不同)。除非明确说明,否则皮质下灰质或脑干的病灶不包括在此类,如果包括皮质下灰质和脑干的MRI高信号或CT低密度灶,则术语应该使用MRI皮质下高信号(或CT皮质下低密度)
血管周围间隙	充满液体的空间,管状结构,穿过皮质和白质,血管周围间隙在所有序列上具有与脑脊液类似的信号强度。由于该间隙的结构特点,当从平行于血管的方向进行成像时,该间隙表现为线性结构,当垂直于血管方向成像时,则表现为圆形或卵圆形结构,直径通常小于3 mm
微出血	在MRI的SWI、T_2加权或其他敏感序列上,观察到的小型空信号灶,直径通常为2~5 mm,但有时达10 mm,并可见晕染效应
萎缩	与创伤或梗死等局部损伤无关的肉眼可见的脑体积减小。除非特别说明,否则脑梗死病灶不包括在内

(马可欣 秦海强 整理)

心源性脑卒中的诊疗新观点

48. 缺血性脑卒中合并房颤的抗凝时机

口服抗凝剂可降低房颤患者缺血性脑卒中和系统性栓塞的风险。然而口服抗凝剂启动的时机是否会影响急性缺血性脑卒中后脑卒中复发和出血的风险尚不清楚。早期启动抗凝可能增加颅内出血的风险,而延迟启动可能增加早期脑卒中复发的风险。近几年开展的一系列相关研究可能会给我们一些启发。

急性缺血性脑卒中合并房颤患者口服抗凝治疗的时机(timing of oral anticoagulant therapy in acute ischemic stroke with atrial fibrillation,TIMING)研究是一项基于登记的、随机的、非劣效性的、开放标签的、盲法终点研究,在 34 个脑卒中单位中基于瑞典脑卒中登记进行登记和随访。在脑卒中发生后 72 小时内,患者被随机分为早期(≤4天)或延迟(5~10 天)启动 NOAC 治疗组,NOAC 治疗组的选择由研究者自行决定。主要结局是 90 天内复发性缺血性脑卒中、症状性脑出血或全因死亡的复合终点。预先规定的非劣效性边界为 3%。888 例患者被随机分为早期(n=450)或延迟(n=438)启动 NOAC 治疗组。31 例(6.89%)被分配到早期启动 NOAC 治疗组的患者和 38 例(8.68%)被分配到延迟启动 NOAC 治疗组的患者发生主要结局(绝对 *RD* –1.79%,95%*CI* –5.31%~1.74%)。早期和延迟组缺血性脑卒中发生率分别为 3.11% 和 4.57%(*RD* –1.46%,95%*CI* –3.98%~1.07%),全因死亡率分别为 4.67% 和 5.71%(*RD* –1.04%,95%*CI* –3.96%~1.88%)。两组患者均未出现症状性脑出血。研究认为房颤患者急性缺血性脑卒中后早期启动 NOAC 治疗的结果并不亚于延迟启动。较低的缺血性脑卒中和死亡率及无症状性脑出血发生率意味着早期启动 NOAC 治疗是安全的，对于适宜的患者可以考虑早期启动抗凝预防继发性脑卒中。

急性缺血性脑卒中合并房颤患者早期与延迟启动 DOAC 治疗（early versus late initiation of direct oral anticoagulants in post-ischemic stroke patients with atrial fibrillation，ELAN）试验由来自欧洲、中东、亚洲的 103 家卒中中心参与。主要纳入标准为规定时间窗内的缺血性脑卒中患者，并且患者住院期间诊断为永久性、持续性或阵发性非瓣膜性房颤。参与者按 1∶1 的比例随机分配到早期抗凝（轻或中度脑卒中后 48 小时内或重度脑卒中后第 6 或第 7 天）或延迟抗凝（轻度脑卒中后第 3 或第 4 天，中度脑卒中后第 6 或第 7 天，或重度脑卒中后第 12、第 13 或第 14 天）组。评估员不知道试验组的分配情况。主要结局是随机分组后 30 天内复发性缺血性脑卒中、全身性栓塞、颅内大出血、症状性颅内出血或血管性死亡的复合终点。在 2013 例参与者中（37% 为轻度脑卒中，40% 为中度脑卒中，23% 为重度脑卒中），1006 例被分配到早期启动抗凝组，1007 例被分配到延迟启动抗凝组。在 30 天内，早期启动抗凝组的 29 例参与者（2.9%）和延迟启动抗凝组的 41 例参与者（4.1%）发生了主要结局事件（*RD* –1.18%，95%*CI* –2.84～0.47）。30 天内早期启动抗凝组的 14 例参与者（1.4%）和延迟启动抗凝组的 25 例参与者（2.5%）发生复发性缺血性脑卒中（*OR* 0.57，95%*CI* 0.29～1.07）；90 天内早期启动抗凝组的 18 例参与者（1.9%）和延迟启动抗凝组的 30 例参与者（3.1%）发生复发性缺血性脑卒中（*OR* 0.60，95%*CI* 0.33～1.06）。30 天时两组中各有 2 例参与者（0.2%）发生了症状性颅内出血。研究者认为早期启动 DOAC 比延迟启动 DOAC 的主要结局事件发生率为降低 2.8% 到升高 0.5%（基于 95%*CI*）。

2024 年 7 月公布了 ELAN 试验的事后分析结果，目的在于评价梗死的大小是否会影响早期或延迟 DOAC 启动的安全性和疗效。事后分析纳入了 1962 例患者，在轻度脑卒中患者中，早期启动 DOAC 组 10 例（2.7%，10/371），延迟启动 DOAC 组 11 例（3.0%，11/364）患者发生了主要结局事件（*OR* 0.89，95%*CI* 0.38～2.10）；在中度脑卒中患者中，早期启动 DOAC

组 11 例（2.8%，11/388），延迟启动 DOAC 组 14 例（3.6%，14/392）患者发生了主要结局事件（*OR* 0.80，95%*CI* 0.35～1.74）；在重度脑卒中的患者中，早期启动 DOAC 组 8 例（3.7%，8/219），延迟启动 DOAC 组 16 例（7.0%，16/228）患者发生了主要结局事件（*OR* 0.52，95%*CI* 0.21～1.18）。

对于早期抗凝治疗的患者，主要结局估计风险差异的 95%*CI* 分别为：轻度脑卒中 –2.78%～2.12%，中度脑卒中 –3.23%～1.76%，重度脑卒中 –7.49%～0.81%。主要结局没有明显的治疗相互作用。研究者认为早期启动 DOAC 的治疗效果在轻度、中度或重度（通过影像学评估）脑卒中患者中没有差异。无论梗死面积如何，包括重度脑卒中，早期治疗与较高的不良事件发生率无关，特别是症状性颅内出血。

急性缺血性脑卒中合并房颤后抗凝治疗的最佳时机（optimal timing of anticoagulation after acute ischaemic stroke with atrial fibrillation，OPTIMAS）研究是一项多中心、开放标签、盲法终点、平行组、Ⅳ期随机对照试验。研究纳入了合并房颤的急性缺血性脑卒中患者，其医师不确定启动 DOAC 的最佳时机。将参与者（1∶1）随机分配到早期（即脑卒中症状发作≤4 天）或延迟（即 7～14 天）抗凝组，随机化时根据脑卒中严重程度分层。主要结局是 90 天复发性缺血性脑卒中、症状性颅内出血、无法分类的脑卒中或系统性栓塞的复合终点。最终 3621 例患者（早期组 1814 例，延迟组 1807 例）纳入修订的意向治疗分析中。早期启动组中有 3.3%（59/1814）出现主要结局，延迟启动组中也有 3.3%（59/1807）出现主要结局（校正 *RD* 0.000，95%*CI* –0.011～0.012）。校正后 RD 的 95%*CI* 上限小于非劣效性边界的 2 个百分点（$P_{非劣效}$=0.0003）。未发现优效性（$P_{优效}$=0.96）。早期启动组 0.6%（11/1814）受试者出现症状性颅内出血，而延迟启动组 0.7%（12/1807）受试者出现症状性颅内出血（调整 *RD* 0.001，95%*CI* –0.004～0.006）。研究显示针对缺血性脑卒中合并房颤，早期启动 DOAC，对于 90 天缺血性脑卒中、颅内出血、无法分类的脑卒中或系统性栓塞的复合终点而言，并不亚于延迟启动。

目前几项试验的结果，为早期使用 DOAC 抗凝的安全性提供了保证并且不支持目前常见的指南支持的在急性缺血性脑卒中合并房颤后延迟口服抗凝的做法（在中至重度急性脑卒中后延迟口服抗凝长达14天），同时早期启动DOAC可能提高出院前开始二级预防治疗的患者比例。但纳入研究的患者平均疾病严重程度相对较低，尤其是未纳入严重出血转化的患者，因此在临床工作中，针对重度脑卒中（大面积梗死）或合并出血转化的患者，仍需综合考虑脑卒中复发及出血风险以确定启动DOAC的时机。

49. 左心耳封堵术用于房颤患者脑卒中预防

众所周知，目前口服抗凝药物已被广泛推荐用于降低房颤患者的脑卒中风险，但口服抗凝药物仍存在出血风险，尤其是一些存在抗凝治疗相对或绝对禁忌证的患者。近些年左心耳封堵术逐渐用于降低房颤患者血栓栓塞风险，目前推出的设备包括经皮左心耳导管封堵器（percutaneous left atrial appendage transcatheter occlusion，PLAATO）装置（Appriva Medical，Plymouth，MN）、Amplatzer心脏塞（AGA Medical Corporation/St.Jude Medical，Golden Valley，MN）、Watchman装置（Boston Scientific，Natick，MA）和LARIAT缝线传送装置（SentreHeart，Redwood City，CA）。对于左心耳封堵术与抗凝治疗的疗效对比研究一直在进行中，针对广泛使用的Watchman装置有以下两项随机对照试验。

房颤患者保护（protection in patients with atrial fibrillation，PROTECT-AF）试验是一项多中心随机对照非劣效性试验，共纳入707例至少有脑卒中或TIA史、充血性心力衰竭、高血压或年龄≥75岁其中1项的非瓣膜性房颤患者，按2∶1的比例随机分为Watchman封堵组（术后给予华法林治疗至少45天，然后从超声心动图证实左心耳封堵成功起联合应用阿司匹林+氯吡格雷直至术后6个月，然后单独服用阿司匹林；$n=463$）和华法林治疗组（目标INR 2～3；$n=244$）。主要联合疗效终点事件为脑卒中、心血管性死亡和全身性栓塞，主要安全终点事件为严重出血、心包积液和装置栓塞。随访显示，Watchman封堵组和华法林治疗组的主要疗效终点事件发生率（每年每100例患者）分别为3.0%（95%*CI* 1.9～4.5）和4.9%（95%*CI* 2.8～7.1），非劣效性概率＞99.9%；主要安全事件发生率分别为7.4%（95%*CI* 5.5～9.7）和4.4%（95%*CI* 2.5～6.7），Watchman封堵组主要安全事件风险显著更高（*RR* 1.69），其中封堵组需治疗的心包积液发生率为4.8%。该研究确实证明了封堵器效果并不劣于华法林。然而，在围手术期安全问题（心脏压塞）及患者选择上，美国食品药品监督管理局（Food and Drug Administration，FDA）需要对Watchman封堵器进行更严格的调查。

Watchman LAA封堵器与长期华法林治疗房颤的前瞻性随机评价试验（prospective randomized evaluation of the Watchman LAA closure device in patients with atrial fibrillation vs long—term warfarin therapy，PREVAIL）是一项比较Watchman封堵术与长期华法林治疗预防房颤患者脑卒中安全性和有效性的随机对照试验。该试验纳入CHADS2评分≥2分或1分且伴有任何1种高危因素（年龄≥75岁的女性、基线射血分数≥30%但＜35%、年龄在65～74岁且伴有糖尿病或冠状动脉疾病及年龄≥65岁且伴有充血性心力衰竭）的非瓣膜性房颤（包括阵发性、持续性和永久性房颤）患者，按2∶1的比例随机分入Watchman封堵组（*n*=269）和长期华法林治疗组（*n*=138）。在18个月时，Watchman封堵组和长期华法林治疗组主要复合疗效终点（脑卒中、全身性栓塞和心血管性/不明原因死亡）发生率分别为6.4%和6.3%（*RR* 1.07，95%*CI* 0.57～1.89），并未达到预先设定的非劣效性标准；次要复合疗效终点（随机分组7天后脑卒中或全身性栓塞）发生率分别为2.53%和2.0%（*RD* 0.0053，95%*CI* 0.0190～0.0273），达到非劣效性标准。Watchman封堵组的早期安全性事件发生率为2.2%，显著低于PROTECT AF试验。AHA/ASA二级预防指南（2021版）推荐，合并非瓣膜性房颤的缺血性脑卒中或TIA患者，如果存在终身抗凝治疗禁忌证，但能耐受抗凝45天，可以考虑应用Watchman封堵术进行左心耳封堵，减少脑卒中复发和出血的风险（Ⅱ级推荐，B级证据）。

随着新型口服抗凝药物的推广，左心耳封堵术的综合性价比如何，是决定左心耳封堵术走向的重要问题。2021年1月，一项关于经皮左心耳封堵术与直接口服抗凝药物对比的观察性注册研究通过倾向评分匹配的策略对比了1071例接受Amplatzer Amulet封堵器治疗和1184例接受新型口服抗凝药物治疗的高危房颤患者的结局。研究发现，左心耳封堵组的患者主要复合终点（包括缺血性脑卒中、大出血、全因死亡）发生率更低（HR 0.57，95%CI 0.49～0.67），缺血性脑卒中发生率两组相似（HR 1.11，95%CI 0.71～1.75），但左心耳封堵组患者大出血（HR 0.62，95%CI 0.49～0.79）及全因死亡风险（HR 0.53，95%CI 0.43～0.64）更低。研究认为，对于高危的房颤患者，左心耳封堵术与新型口服抗凝药物预防脑卒中的疗效相当，但左心耳封堵组患者大出血及死亡风险更低。

2021年5月，LAAOS Ⅲ研究结果发表，该研究旨在明确对于CHA2DS2-VASc评分≥2分的房颤患者，在因为其他适应证进行心外科手术的同时干预左心耳（包括切除和缝合，吻合器缝合、双层直线缝合等）能否减少缺血性脑卒中或系统性栓塞的发生。研究结果显示：干预组的2379例参与者和非干预组的2391例参与者，平均CHA2DS2-VASc评分为4.2分，平均随访3.8年，76.8%的参与者继续接受口服抗凝药物治疗。干预组114例（4.8%）和非干预组168例（7.0%）患者发生了脑卒中或系统性栓塞事件（HR 0.67，95%CI 0.53～0.85），围手术期出血、心力衰竭或死亡的发生率在两组之间没有显著差异。需要指出的是，由于多数患者在随访期间仍在服用抗凝药物，缺乏手术干预与抗凝药物治疗的直接对比，因而无法得出外科手术可替代口服抗凝药物的结论，仅在因其他原因接受外科手术治疗的患者中可考虑同时干预左心耳。

对于出血高危、口服抗凝药禁忌、脑卒中高危的房颤患者，左心耳封堵术或外科手术仍然有其应用价值。因此临床工作中需要依据患者自身情况选择适合的治疗策略，也期待未来新的随机对照临床试验提供更多的证据。

50. 长程心电监测与缺血性脑卒中，亚临床房颤与抗凝治疗

近年来，研究已证实了长程心电监测（包括体外监测及植入式设备监测）可显著提高隐源性脑卒中患者房颤检出率，同时亚临床房性快节律可增加患者缺血性脑卒中及系统性栓塞风险。针对整个缺血性脑卒中人群开展了数项随机对照试验以明确长程心电监测是否可提高房颤检出率，以及房颤检出率提高是否会影响临床抗凝药物的使用，进而减少患者脑卒中复发，改善患者结局，但目前尚缺乏充分的证据支持。

已知原因脑卒中及潜在房颤（the stroke of known cause and underlying atrial fibrillation，STROKE-AF）研究纳入了 496 例 10 天内发病的大动脉粥样硬化性脑卒中或小血管病脑卒中患者，按 1：1 的比例随机分入植入式心电监测组及常规监测组（包括 12 导联心电图/动态心电图/传感器/事件记录仪），主要结局为随访 1 年持续＞ 30 秒的房颤。研究发现干预组房颤检出率显著高于对照组（12.1% vs. 1.8%，HR 7.4，95%CI 2.6 ~ 21.3，$P < 0.001$），然而这些检出的房颤的临床意义及对患者预后结局的影响尚不可知。

对比植入式心电监测仪与体外记录仪对于栓塞后节律检测（post-embolic rhythm detection with implantable vs. external monitoring，PERDIEM）研究纳入了 300 例发病 6 个月以内且无明确房颤病史的缺血性脑卒中患者，按 1：1 的比例随机分入植入式心电监测组（12 个月）及体外事件记录仪组（30 天），主要结局为随访 1 年持续≥ 2 分钟的新发房颤。研究发现植入式心电监测组房颤检出率显著提高（15.3% vs. 4.7%，RR 3.29，95%CI 1.45 ~ 7.42，$P=0.003$），但对于提高的房颤检出率是否与脑卒中复发率降低有关，该研究未能得出结论。

应用监测检出缺血性脑卒中后房颤（monitoring for detection of atrial fibrillation in ischemic stroke，MonDAFIS）研究试图回答提高房颤检出率与临床抗凝决策的相关性问题，研究纳入了 3465 例急性缺血性脑卒中及 TIA

的患者，按 1∶1 的比例随机分配至对照组（常规监测组）及干预组（住院期间给予额外的 7 天动态心电图监测），主要结局为脑卒中 1 年后使用口服抗凝药物的患者比例。研究发现 1 年时 13.7% 的干预组患者及 11.8% 的对照组患者使用口服抗凝药物（OR 1.2，95%CI 0.9～1.5，P=0.13），干预组新发房颤的检出率显著提高（5.8% $vs.$ 4.0%，HR 1.4，95%CI 1.0～2.0，P=0.024）。研究认为尽管系统性中心化判读的长程心电监测可行且提高了房颤检出率，然而对于口服抗凝药的使用率并未产生显著影响，因此对于缺血性脑卒中及 TIA 患者，仍需探索其他有效的策略来改善抗凝治疗的比例及结局。

房颤的系统性筛查（systematic screening for atrial fibrillation，STROKESTOP）研究纳入了 28 768 例 75～76 岁的社区人群，按 1∶1 的比例随机分配至应邀筛查组（无房颤的患者要求参加 14 天间断的心电图筛查）和对照组，筛查出房颤后会给予抗凝治疗，主要结局为随访 5 年联合终点事件（缺血性或出血性脑卒中、系统性栓塞、导致住院的出血及全因死亡）。研究发现平均随访 6.9 年后，应邀筛查组主要终点事件发生率显著低于对照组（31.9% $vs.$ 33.0%，HR 0.96，95%CI 0.92～1.00，P=0.045）。研究认为对于老年人群，系统性房颤筛查是安全的，且与普通手段相比，显示了微小净获益。

在高危人群中应用植入式循环记录仪检测房颤以预防脑卒中（atrial fibrillation detected by continuous ECG monitoring using implantable loop recorder to prevent stroke in high-risk individuals，LOOP）研究纳入了 6004 例合并至少一项脑卒中危险因素的非房颤患者，按 1∶3 的比例随机分配至干预组（植入式心电监测）及对照组（常规检测），干预组患者一旦发现持续≥6 分钟的房颤即推荐给予抗凝治疗，主要结局为发现首次脑卒中或系统性动脉栓塞的时间。研究平均随访 64.5 个月，干预组房颤检出率为 31.8%，对照组为 12.2%（HR 3.17，95%CI 2.81～3.59，P<0.0001）；干预组口服抗凝药物率为 29.7%，对照组为 13.1%（HR 2.72，95%CI 2.41～3.08，P<0.0001）；干预组主要结局发生率为 4.5%，对照组为 5.6%（HR 0.80，95%CI 0.61～1.05，P=0.11）。研究认为，对于存在脑卒中危险因素的患者，

植入式心电监测可提高其房颤检出率及抗凝药物使用率，然而并未降低脑卒中及系统性动脉栓塞的比例。

尽管目前研究已证实了长程心电监测可显著提高不同类型缺血性脑卒中及 TIA 患者房颤检出率。然而哪些房颤（持续时间 / 合并危险因素）值得筛查；筛查出的哪些房颤患者值得进行抗凝治疗，进而改善患者结局仍是未来研究的方向。

非维生素 K 拮抗剂口服抗凝药用于心房事件高频发作患者（non-vitamin K antagonist oral anticoagulants in patients with atrial high rate episodes，NOAH-AFNET 6）试验纳入了 2356 例合并至少持续 6 分钟房性快节律及至少一项脑卒中危险因素的患者，比较了每天服用 60 mg 艾多沙班、安慰剂或阿司匹林在预防脑卒中、全身性栓塞或心血管死亡方面的作用。根据欧洲药物说明书（体重 ≤ 60 kg，肌酐清除率为 15 ～ 50 mL/min，或同时使用强 P- 糖蛋白抑制剂），治疗组 28.7% 的患者使用了低剂量艾多沙班。安慰剂组采用双模拟安慰剂设计，并根据阿司匹林的指南适应证接受不含活性药物（46.1%）或含 100 mg 阿司匹林（53.9%）的片剂。与对照组相比，艾多沙班组的主要安全结局事件（任何原因死亡或大出血）过多（5.9%/ 患者年 vs. 4.5%/ 患者年，HR 1.31，95%CI 1.02 ～ 1.67）。主要有效性结局（心血管死亡、脑卒中或系统性栓塞）两组间无显著差异（艾多沙班组 3.2%/ 患者年 vs. 安慰剂组 4.0%/ 患者年，HR 0.81，95%CI 0.60 ～ 1.08），NOAH-AFNET 6 试验在中位随访 21 个月时提前终止。

阿哌沙班用于减少设备检测到的亚临床房颤患者的血栓栓塞（apixaban for the reduction of thrombo-embolism in patients with device-detected subclinical atrial fibrillation，ARTESIA）试验将 4012 例检测到持续 6 分钟至 24 小时的亚临床房颤（subclinical atrial fibrillation，SCAF）患者随机分配到阿哌沙班组（5 mg，每天 2 次）或阿司匹林组（81 mg，每天 1 次）。一旦房颤事件持续 > 24 小时或出现症状性房颤，试验药物将终止应用且启动抗凝药物治疗。平均随访 3.5 年后，阿哌沙班组 55 例参与者发生了主要疗效结局事件（脑卒中或系统性栓塞），而阿司匹林组则有 86 例患者（阿哌沙班组 0.78%/ 患者年 vs. 阿司匹林组 1.24%/ 患者年，HR 0.63，95%CI 0.45～0.88）。接受阿哌沙班治疗的患者大出血率高于接受低剂量阿司匹林治疗的患者（阿哌沙班组 1.71% vs. 阿司匹林组 0.94%，HR 1.80，95%CI 1.26～2.57）。研究认为对于亚临床房颤患者，与应用阿司匹林相比，应用阿哌沙班的脑卒中及系统性栓塞的发生风险更低，但大出血风险增加。

在包括了 NOAH-AFNET 6 和 ARTESIA 试验数据的 Meta 分析中，两项研究的结果是一致的，估计绝对风险每 1000 患者年降低 3 次缺血性脑卒中，每 1000 患者年增加 7 次大出血。在设备检测到房性快节律或亚临床房颤的患者中，缺血性脑卒中的风险较低，这可能部分解释了抗凝治疗在预防脑卒中或全身性栓塞方面没有显示出明显的优势，此外抗凝药物更高的出血风险可能部分抵消了预防脑卒中的益处。另外 ARTESIA 试验的患者有潜在的心脏病，需要植入心脏起搏器，这与一般脑卒中人群有很大不同。综上，对于合并亚临床房颤的人群仍需综合患者年龄、合并疾病和出血风险等因素制定二级预防抗栓策略。

51. 卵圆孔未闭与隐源性脑卒中

约 1/4 的成年人存在卵圆孔未闭（patent foramen ovale，PFO），与中青年人的隐源性脑卒中密切相关。2013 年发表 3 项随机对照试验用于比较 PFO 封堵与抗血小板或抗凝药物治疗预防缺血性脑卒中复发的疗效：封堵术或药物治疗用于合并 PFO 的隐源性脑卒中患者（closure or medical therapy for cryptogenic stroke with patent foramen ovale，CLOSURE I）试验、PFO 与隐源性栓塞（patent foramen ovale and cryptogenic embolism，PC）试验和 PFO 封堵或药物治疗预防脑卒中复发（patent foramen ovale closure or medical therapy after stroke，RESPECT）试验。其中 CLOSURE I 与 PC 试验结果并未显示 PFO 封堵获益优于药物治疗，RESPCECT 试验的亚组分析显示，PFO 伴有房间隔瘤（HR 0.19，95%CI 0.04～0.87，P=0.02）或大量右向左分流者（HR 0.18，95%CI 0.04～0.81，P=0.01），PFO 封堵的获益明显。

2017 年发表的 PFO 封堵或抗凝治疗与抗血小板治疗预防脑卒中复发

（patent foramen ovale closure or anticoagulants versus antiplatelet therapy to prevent stroke recurrence，CLOSE）试验（HR 0.03，95%CI 0～0.26，P＜0.001）、脑卒中患者PFO封堵与抗血小板治疗对于预防隐源性脑卒中患者脑卒中复发（patent foramen ovale closure or antiplatelet therapy for cryptogenic stroke，Gore REDUCE）试验（HR 0.23，95%CI 0.09～0.62，P=0.002）和RESPECT试验的长期随访（中位数5.9年）结果（HR 0.55，95%CI 0.31～0.99，P=0.046），均显示了在预防脑卒中复发方面，PFO封堵的临床获益优于药物治疗。2018年伴高危PFO的隐源性脑卒中患者封堵治疗对比药物治疗（device closure versus medical therapy for cryptogenic stroke patients with high-risk patent foramen ovale，DEFENSE-PFO）试验也进一步证实，对于具有高危解剖特征的PFO（房间隔瘤或大量右向左分流），PFO封堵优于单纯抗血小板药物治疗（0 vs. 12.9%，P=0.013）。

2021年有学者进一步提出了PFO相关脑卒中（PFO-associated stroke，PFO-AS）的概念，研究汇总了多项随机对照试验的结果，发现PFO相关脑卒中占18～60岁缺血性脑卒中患者的10%，亚组分析通过联合反常性栓塞风险（the risk of paradoxical embolism，RoPE）评分及高危PFO特征（房间隔瘤或大量右向左分流），将PFO与脑卒中的因果关系分为不可能、可能和很可能（unlikely，possible，probable），3组PFO封堵治疗的HR分别为1.14（95%CI 0.53～2.46）、0.38（95%CI 0.22～0.65）和0.10（95%CI 0.03～0.35）（交互P=0.003）。2021年3月，Gore REDUCE试验公布了5年随访结果，封堵组8例患者（1.8%）、单独抗血小板治疗组12例患者（5.4%）发生了缺血性脑卒中（HR 0.31，95%CI 0.13～0.76）。两组患者严重不良事件及死亡、大出血、深静脉血栓或肺栓塞的发生率相似。在延长的随访期间，无封堵器相关的血栓发生，也没有发现封堵器断裂或对周边组织侵蚀的情况。

基于以上结果，对于18～60岁伴有PFO且经全面评估仍病因不明的缺血性脑卒中患者，如PFO具有高危解剖特征（房间隔瘤或大量右向左分流），选择经导管封堵PFO以预防脑卒中复发是合理的。对于年龄＞60岁的患者，PFO 封堵是否获益的随机对照试验数据极为有限，并且随着年龄的增长，PFO 封堵的围手术期并发症发生率也升高。此外，对于 PFO 合并不明原因脑卒中的患者，抗凝与抗血小板治疗的优劣尚无定论，期待未来高质量的研究来回答。

52. 原因不明的栓塞性脑卒中

隐源性脑卒中患者中约 80% 既非腔隙性（由小动脉疾病所致），又与严重的动脉粥样硬化性狭窄无关，且无主要的心源性栓塞来源（如房颤），最近的监测及影像学研究显示在这群患者中大多数存在潜在的栓子来源，提示过去很大一部分隐源性脑卒中依据特征可被描述为原因不明的栓塞性脑卒中（embolic stroke of undetermined source，ESUS）。ESUS 患者被诊断为栓塞性脑卒中且通过足够的诊断性评估排除了主要的心源性栓塞、闭塞性动脉粥样硬化性脑卒中及腔隙性脑卒中。ESUS 潜在的病因包括低风险的潜在心源性栓塞［黏液瘤性瓣膜脱垂、二尖瓣钙化、主动脉瓣狭窄、主动脉瓣钙化、心房停搏及病态窦房结综合征、房性快节律、左心耳停滞伴血流速度降低及自发性低回声、房间隔动脉瘤、Chiari 网、左心室中度收缩或舒张功能异常（弥漫性 / 局灶性）、心室不收缩、心内膜心肌纤维化］、隐匿性阵发性房颤、动脉源性栓塞（主动脉弓动脉粥样硬化斑块、脑动脉非狭窄性溃疡斑）、反常栓塞（卵圆孔未闭、房间隔缺损、肺动静脉瘘）、肿瘤相关及不明原因。

ESUS 这一概念提出后得到了广泛的关注，回顾性研究结果显示 ESUS 最常见的潜在病因为阵发性房颤，提示 ESUS 患者可能从抗凝治疗中获益，基于此，国际上开展了数个针对 ESUS 患者二级预防的临床试验。新方法 Xa 因子抑制剂利伐沙班在全球试验中与阿司匹林相比预防原因不明栓塞性卒中的栓塞事件（new approach rivaroxaban inhibition of factor Xa in a global trial versus ASA to prevent embolism in embolic stroke of undetermined source，NAVIGATE ESUS）研究结果显示，利伐沙班组和阿司匹林组主要结局（缺血性或出血性脑卒中首次复发或系统性栓塞）年发生率分别为 5.1% 和 4.8%

（HR 1.07，95%CI 0.87～1.33，P=0.52），两组人群脑卒中复发风险每年均为4.7%。而在安全性方面，利伐沙班引起的主要出血风险每年高达1.8%，对照组仅为0.7%（HR 2.72，95%CI 1.68～4.39，P＜0.001）。与阿司匹林相比，利伐沙班在隐源性脑卒中二级预防中并不能带来额外获益，安全性方面也更令人担忧。随即双盲评价直接凝血酶抑制剂达比加群酯与阿司匹林相比对于原因不明的栓塞性卒中二级预防的有效性及安全性（randomized, double-blind, evaluation in secondary stroke prevention comparing the efficacy and safety of the oral thrombin inhibitor dabigatran etexilate versus acetylsalicylic acid in patients with embolic stroke of undetermined source，RE-SPECT ESUS）研究发现，达比加群酯组和阿司匹林组脑卒中复发率分别为6.6%和7.7%（HR 0.85，95%CI 0.69～1.03，P=0.10），达比加群酯组和阿司匹林组大出血年发生率分别为1.7%和1.4%（HR 1.19，95%CI 0.85～1.66）。研究认为对于ESUS患者，与阿司匹林相比，达比加群酯在预防脑卒中复发方面未显示出优势。

此后，NAVIGATE ESUS亚组分析探索了对于伴有房颤预测因素的患者，应用利伐沙班与阿司匹林的疗效对比，研究发现对于伴有左心房中至重度增大的人群（左心房直径＞4.6 cm），利伐沙班组缺血性脑卒中复发风险（1.7%/年）低于阿司匹林组（6.5%/年）（HR 0.26，95%CI 0.07～0.94，交互作用P=0.10）。Jalin等研究将心电图V1导联P波终末电势（P-wave terminal force in lead V1，PTFV1）＞5000 μV·ms及左心房重度扩大作为心房心肌病的标志物，发现与非栓塞性脑卒中患者（大动脉粥样硬化性及小血管病）相比，ESUS患者心房心肌病标志物的发生率显著增高。Karman等通过钆增强心脏磁共振对比了ESUS患者、房颤患者及健康对照者心肌纤维化的情况，研究显示ESUS患者与房颤患者有着类似程度的心肌纤维化，显著高于健康对照组，在校正了其他脑卒中危险因素后，心肌纤维化仍与ESUS显著相关。以上研究结果提示左心房结构及功能异常在ESUS的发生、发展及预后中发挥了重要的作用，需要在临床工作中予以关注。

抗栓药物用于合并心房心肌病的隐源性脑卒中二级预防随机试验（atrial

cardiopathy and antithrombotic drugs in prevention after cryptogenic stroke randomized trial，ARCADIA）比较阿哌沙班与阿司匹林对于合并心房心肌病的 ESUS 患者预防脑卒中复发的疗效，研究纳入了年龄≥ 45 岁的 ESUS 患者并且有房性心脏病证据的患者，定义为≥ 1 个以下标志物：心电图 V1 导联 P 波终末电势 > 5000 μV·ms，血清 NT-proBNP > 250 pg/mL，超声心动图左心房内径指数≥ 3 cm/m^2。在脑卒中后 180 天内，患者被随机分配到阿哌沙班组 [5 mg，每日 2 次（满足 2 个或更多剂量调整标准的参与者：年龄≥ 80 岁，体重≤ 60 kg，或肌酐≥ 1.5 mg/dL 为 2.5 mg，每日 2 次）] 或阿司匹林组（81 mg，每日 1 次）。主要疗效结局指标为任何类型的复发性脑卒中，主要安全性结局指标为症状性颅内出血和除颅内出血外的大出血。阿哌沙班组和阿司匹林组的脑卒中复发率相同（两组均为 4.4%，HR 1.0，95%CI 0.64 ~ 1.55）。阿司匹林组症状性脑出血的发生率更高（阿哌沙班 0 vs. 阿司匹林 1.1%，HR 1.1，95%CI 0.5 ~ 2.2），研究认为对于伴有心房心肌病而无房颤的隐源性脑卒中患者，阿哌沙班相较阿司匹林，未能显著降低脑卒中复发风险。

阿哌沙班治疗来源不明的栓塞性脑卒中（apixaban for the treatment of embolic stroke of undetermined source，ATTICUS）研究是一项随机、开放标签的研究，纳入了发病在 28 天内且至少合并一项房颤或 PFO 的指标的 ESUS 患者，旨在确定在 12 个月随访时预防新的缺血性病变方面阿哌沙班（5 mg，每日 2 次；2.5 mg，每日 2 次适用于肌酐清除率为 15 ~ 29 mL/min 或至少有以下 3 个因素中的 2 个：年龄≥ 80 岁或体重≤ 60 kg 或血清肌酐≥ 1.5 mg/dL 的患者）是否优于阿司匹林（100 mg，每日 1 次）。患者必须进行心电监测，阿司匹林组患者诊断为房颤后转至阿哌沙班组。主要疗效结局指标是随访 12 个月时，DWI 或 FLAIR 上新发缺血性病变（相对于基线）。根据 2020 年数据安全监测委员会的建议，停止招募。由于没有安全问题，已登记患者的随访按计划继续进行。总体而言，共纳入 352 例患者，其中阿哌沙班组 178 例，阿司匹林组 174 例。在预防主要疗效结局指标方面，ATTICUS 未发现阿哌沙班优于阿司匹林；在纳入了主要终点分析的患者中，阿哌沙班组169例中有23例（13.6%），阿司匹林组156例中有25例（16.0%）达到了主要结局指标（调整后的 OR 0.79，95%CI 0.42～1.48）。大出血及临床相关非严重出血事件两组间无明显差异（阿哌沙班组 2.8% vs. 阿司匹林组 4.0%，HR 0.68，95%CI 0.22～2.16），两组均未出现颅内出血。阿哌沙班组40例参与者（22.5%）和阿司匹林组49例参与者（28.2%）新检测到房颤。研究认为对于预防 ESUS 人群的新发缺血病灶，阿哌沙班并不优于心电监测指导下的阿司匹林策略。

综上可知，ESUS 患者出现房颤的比例是有限的，而且目前生物标志物的预测效能也有限。如何筛选出抗凝获益的人群，如何通过多参数植入式或外部设备，在监测心律的同时还能够监测影响长期和即时脑卒中风险的其他因素（如血浆生物标志物、儿茶酚胺水平等），从而提高脑卒中复发预测模型的效能，这些问题仍需要进一步探索。

（杨晓萌　整理）

脑健康进展

53. 脑健康概述

（1）脑健康定义和内涵

脑健康是近年来备受关注的概念，逐渐成为学界和社会关注的焦点。脑健康的概念有多种角度的阐述，不同平台、不同国际组织及专家给出了不同的定义。世界卫生组织（World Health Organization，WHO）、欧洲神经病学学会（European Academy of Neurology，EAN）和世界神经病学联合会（World Federation of Neurology，WFN）采取了一系列脑健康联合行动，他们关于脑健康概念的观点的侧重点有较多不同，可以供不同领域工作者参考借鉴。

2022年，WHO将脑健康定义为大脑功能在认知、感觉、社会情感、行为和运动方面的状态，使一个人能够在整个生命过程中发挥其全部潜力，而不管是否存在疾病。

2022年，EAN在脑健康的定义中指出，脑健康对整个人生的健康、幸福、生产力和创造力至关重要。它的定义超越了没有疾病的范畴，包括应对生活状况所必需的所有认知、情感、行为和社会功能。

2017年，AHA/ASA表示，在生命的任何阶段，最佳的大脑健康都可以定义为在该年龄的所有人中没有已知的大脑或其他器官系统疾病的平均表现水平，即没有比先前记录的功能水平下降或足以完成个人希望进行的所有活动。

2020年，*The BMJ*发表述评，定义脑健康为在没有明显影响正常脑功能的脑疾病的情况下，在特定年龄保持最佳的脑完整性及精神和认知功能。

2021年，全球脑健康研究所（Global Brain Health Institute，GBHI）将

脑健康定义为一种多维的、动态的状态，它伴随生命历程，包括以生理过程为基础的认知、情感和运动领域。

2021年，*The Lancet Neurology* 发表述评建议将成人的脑健康定义为通过大脑的持续发展和锻炼而获得的完整的身体、心理和社会健康状态。

2023年，美国神经病学学会（American Academy of Neurology，AAN）将脑健康定义更新为大脑健康是一种持续的状态，即达到并保持最佳的神经功能，在生命的每个阶段都能最好地支持一个人的身体、精神和社会健康。

2024年，《脑健康中心建设指南》将脑健康定义为保持最佳的大脑完整性和良好的心理状态、认知功能并且没有明显的神经精神疾病。

脑健康定义的多样性可以反映脑健康涵盖着繁杂的内容并涉及很多未知领域。

（2）脑健康相关主要疾病的流行病学

GBD 2021数据表明，到2021年，40%以上世界人口患有神经系统疾病；在所有年龄段中，至少有1/3的人一生中患过神经系统疾病。2021年，全球神经系统疾病负担调查中，DALY最高的10种疾病依次为脑卒中、新生儿脑病、偏头痛、AD相关痴呆、糖尿病神经病变、脑膜炎、癫痫、早产儿神经并发症、孤独症谱系障碍及神经系统癌症（图9）。就成人中枢神经系统疾病来讲的脑健康，重要预防的疾病还是脑卒中、偏头痛、AD。GBD研究数据显示，1990—2019年，脑卒中事件绝对数量增加了70.0%，流行性脑卒中增加了85.0%，脑卒中死亡人数增加了43.0%，脑卒中导致的DALY率增加了32.0%，脑卒中发病率的年龄标化DALY率下降了17.0%；至2019年，全球范围内脑卒中是第二大死亡原因和第三大死亡和致残原因。至2021年，脑卒中是继缺血性心脏病和COVID-19之后第三大常见死亡原因；在全球范围内，缺血性脑卒中占脑卒中事件的65.3%，脑出血占28.8%，蛛网膜下腔出血占5.8%。随着全球老龄化程度日益加剧，AD作为老年人痴呆最主要的病因，其发病率和疾病负担不断升高。GBD显示，2019年全球罹患痴呆的人数约为5740万，预计2050年这一人数将增至1.528亿。我国最新流行病学调查显示，60岁以上的1507万痴呆人群中，AD患者高达

983万（65.23%），居世界首位。研究表明，2019年AD相关痴呆的经济负担约为2.8万亿美元，预计至2030年增加至4.7万亿美元，而2050年增至16.9万亿美元。最新研究证据表明，2020—2050年，全球范围内，AD相关痴呆导致的世界经济损失达14 513亿美元，相当于全球年度GDP的0.421%；其中，日本的年度GDP损失最大（1.463%），其次是中国（2961亿美元）和美国（2331亿美元）。一项全国性研究显示，2015年，我国AD患者的年治疗费用为1677.4亿美元，且这一费用逐年升高，预计至2050年将高达1.89万亿美元，亦居世界首位。由此可见，我国的AD疾病负担仍处于全球高水平，给医疗卫生和公共管理带来巨大挑战。

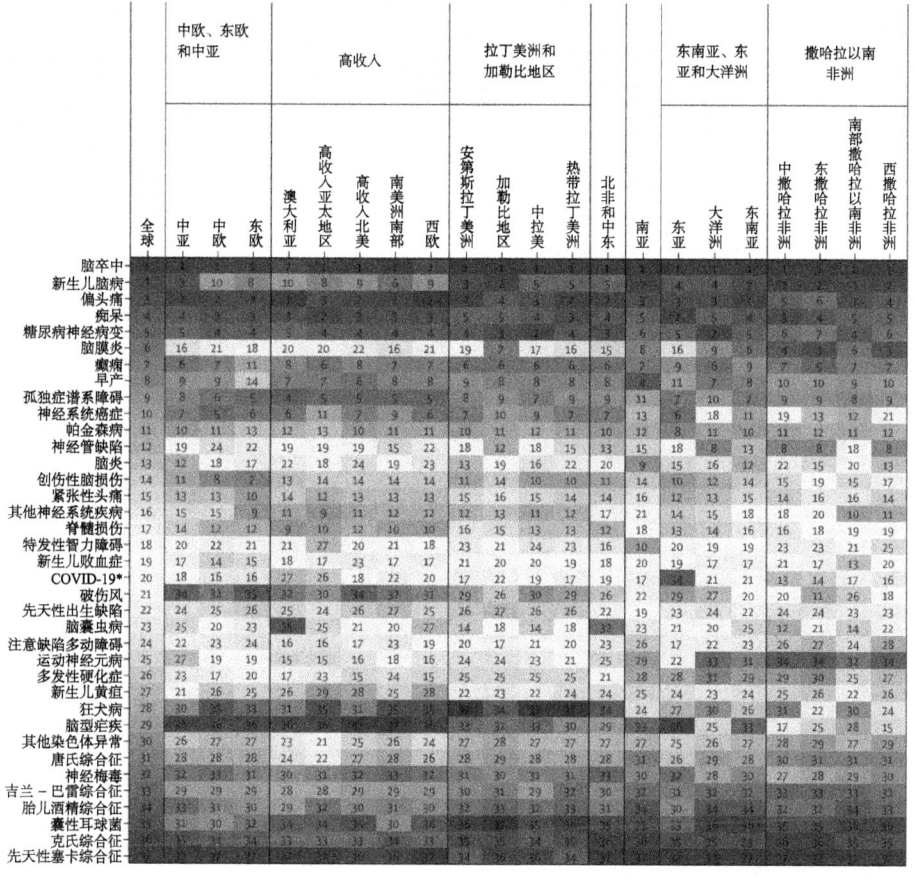

图9 2021年按GBD地区划分的所有神经系统健康损失疾病的年龄标化DALY率排名（彩图见彩插1）

脑卒中和痴呆除单纯高发病率和致残率外，也常共病。首先，脑卒中和痴呆有极度相似的危险因素（图10）。最新 GBD 数据显示，脑卒中危险因素包括高血压、环境颗粒物污染、吸烟、高低密度脂蛋白胆固醇、固体燃料造成的家庭空气污染、饮食钠含量高、空腹血糖高、肾功能障碍、饮食水果含量低、饮酒量高、体重指数高、二手烟、低体力活动、饮食蔬菜含量低等。2024 年，The Lancet 最新公布的痴呆流行病学数据显示，全面控制 14 种危险因素理论上可以预防 45% 的 AD 相关痴呆的发生，包括高血压、糖尿病、吸烟、高脂血症等。而且，二者常合并共同的病理生理过程、相互作用和潜在的生物标志物，包括血脑屏障损伤、炎症反应等。Aβ-PET 研究显示，血管性痴呆患者中，有 30% 合并神经变性改变；临床诊断为 AD 的患者中，有 46% 合并脑血管病改变。由此可见，将脑卒中和痴呆作为目标疾病，以此为切入点进行脑健康防治具有重要意义。

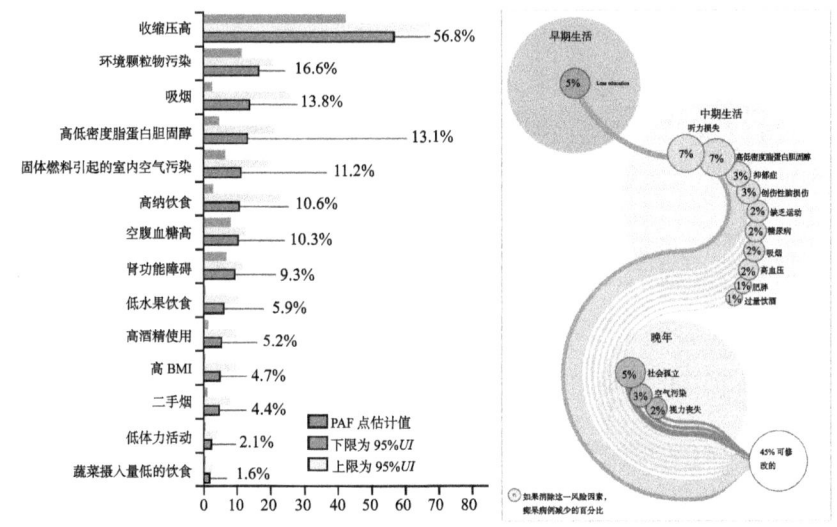

图 10　脑卒中和痴呆危险因素（彩图见彩插 2）

54. 脑健康筛查与评估

脑疾病危险因素筛查和风险评估是评价脑健康、预防脑疾病的关键手段与环节。通过早期、系统、精准筛查与评估，可以识别潜在的脑疾病风险因素（如脑血管病变、神经退行性疾病、代谢异常等），进行分层管理，为脑健康促进提供科学依据。2024年最新发布的《脑健康中心建设指南》强调建设脑健康中心网络（图11），不同级别脑健康中心筛查技术与人员配置不同，对于初级脑健康中心而言，建议进行神经精神疾病专科问诊、一般体格检查和神经精神系统检查、神经精神心理学测评、实验室检查、影像学检查和血管检查；对于高级脑健康中心而言，建议在上述筛查技术基础上增加个性化认知域量表和问卷、脑脊液标志物检测、基因检测、多模态神经影像学检查和神经电生理检查。欧洲脑健康服务工作组建议的风险评估包括遗传风险评估、脑病理改变检查、非脑病理改变评价（量表等）和血浆生物标志物检测。

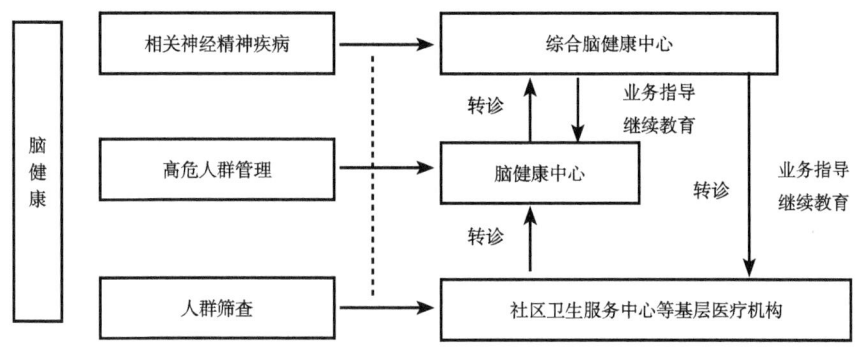

图11 脑健康中心网络建设示意

（1）量表评价

目前对脑健康总体评估工具仍缺乏较高质量的研究证据，最经典的评价量表仍是由马萨诸塞州总医院脑健康中心的研究团队开发的脑健康评分（brain care score，BCS）。BCS是基于大量流行病学研究和临床数据，结合了心血管健康、生活方式和社会情感因素，涵盖3个主要维度、12个可调节风险因素的评分系统，包括血压（收缩压和舒张压）、血糖[糖化血红蛋白（glycosylated hemoglobin，HbA1c）]、胆固醇水平、体重指数、饮食（水果、蔬菜、全谷物摄入量）、酒精摄入量、吸烟、身体活动、睡眠质量（每晚睡眠时间）、压力水平、社会关系（与家人、朋友的互动频率）、生活意义感（对生活的目的感和价值感）。每个因素根据其健康程度被赋予不同的分数，总分范围为 0～21 分，分数越高表示脑健康状况越好（图 12）。基于英国生物银行（UK Biobank）队列的研究表明，BCS 与脑卒中、痴呆和晚年抑郁症风险明显相关：在 12.5 年的中位随访期间 BCS 每增加 5 个百分点，59 岁以上人群患痴呆的风险就会降低 8%、患脑卒中的风险降低 33%，50 岁以下人群患痴呆的风险会降低 59%，患脑卒中的风险降低 48%。

类别		标准	排名	分数
体格检查	血压	静息血压高于 140/90 mmHg，无论是否治疗		0
		静息血压（120～139）/（80～89）mmHg，无论是否治疗		2
		静息血压低于 120/80 mmHg		3
	血糖	糖化血红蛋白高于 6.4%		0
		糖化血红蛋白在 5.7%～6.4%		1
		糖化血红蛋白低于 5.7%		2
	胆固醇	190 mg/dL 或更高		0
		无需治疗或小于 190 mg/dL		1
		如果存在心血管疾病，低密度脂蛋白（LDL）应符合最新的 CDC 建议		2
	BMI	< 18.5 kg/m²		1
		≥ 18.5～< 25 kg/m²		2
		≥ 25～< 30 kg/m²		1
		≥ 30 kg/m²		0
生活方式	营养	饮食习惯 • 每天摄入 4.5 份水果和蔬菜 • 每天摄入 2 份瘦蛋白 • 每天摄入 3 份或更多全谷物 • 每天摄入少于 1500 mg 钠 • 每周摄入少于 36 盎司（1.02 g）含糖饮料		
		典型的每周饮食不包括上述至少两项建议		0
		或包括 2 项或更多建议		1
		或包括 3 项或更多建议		2
	酒精	每周饮酒 4 次或以上		0
		或每周 2～3 次，每次不超过 150 mL 中等强度酒精饮料		1
		或每周 0～1 次饮酒		2
	吸烟	当前吸烟者		0
		或从未吸烟或 1 年以上未吸烟		3
	有氧运动	每周进行少于 150 分钟中等强度或 75 分钟高强度体育活动		0
		或每周至少进行 150 分钟中度体力活动（如步行）或 75 分钟高强度体力活动		1
	睡眠	未经治疗的睡眠障碍和（或）每晚睡眠少于 7 小时		0
		或治疗过的睡眠障碍和每晚规律睡眠 7～8 小时		1
社交情感	压力	高水平的压力，经常使难以正常运作，评分为 0		0
		中等程度的压力偶尔使生活变得困难，评分为 1		1
		可管理的压力水平，很少导致难以正常运作，评分为 2		2
	社会关系	除了配偶和孩子，我几乎没有亲密关系，评分为 0		0
		除了配偶和孩子，我至少还有两个人让我感到亲近，可以谈论私事或寻求帮助，评分为 1		1
	生命的意义	我经常难以找到生活的价值或目的，评分为 0		0
		我通常觉得我的生活有意义和（或）目的，评分为 1		1

注：此表为 McCANCE 脑健康中心脑部护理评分。

总脑健康评分（0～21）

图 12　脑健康评分

其他神经心理学评估包括对认知功能、精神行为症状及日常生活能力的评估。总体认知评估筛查可选用简易精神状态检查（mini-mental state examination,

MMSE）量表、蒙特利尔认知评估（Montreal cognitive assessment，MoCA）量表、临床痴呆评定量表（clinical dementia rating scale，CDR）和阿尔茨海默病评定量表—认知部分（Alzheimer's disease assessment scale-cognitive score，ADAS-cog）；个别认知域评价可选用加州听觉词语学习测验（California verbal learning test，CVLT）、Hopkins 词语学习测验修订版（Hopkins verbal learning test-revised，HVLT-R）、听觉词语学习测验（auditory verbal learning test，AVLT）、连线测验、数字广度测验、视觉记忆广度测验等。精神行为症状可选用神经精神量表（neuropsychiatric inventory，NPI）、汉密尔顿抑郁量表（Hamilton depression rating scale，HAMD）、汉密尔顿焦虑量表（Hamilton anxiety scale，HAMA）、抑郁症筛查量表（patient health questionnaire-9，PHQ-9）、焦虑症筛查量表（generalized anxiety disorder-7，GAD-7）。

日常生活能力评估可选用日常生活能力评定量表（activity of daily living scale，ADL）和功能活动问卷（functional activities questionnaire，FAQ）等。

（2）多模态神经影像学技术

多模态神经影像学主要包括结构影像学（3D-T_1、T_2、FLAIR、DWI、DTI）用于评价脑体积、皮质厚度、脑结构连接等；功能影像学（pCASL、fMRI）用于评价脑血流灌注、功能连接等；脑血管检查包括脑小血管病、颅内外大血管评估（如 MRA）等。大脑作为复杂精密的调控中枢，每个解剖区域对整体功能有独特的贡献，各解剖区域间形成脑连接、组成神经环路，进而构成多尺度脑网络共同调控复杂生理功能，如认知过程、情绪调节和运动控制。既往研究显示，AD 患者中女性海马和皮质萎缩率明显高于男性；路易体痴呆患者中男性额叶萎缩更明显，女性嗅觉皮质更薄。

动脉自旋标记（arterial spin labeling，ASL）技术是一种磁共振灌注成像技术，可以在不使用静脉注射钆造影剂的情况下量化脑血流量（cerebral blood flow，CBF）。其中，准连续 ASL（pCASL）是一种模拟连续 ASL 的混合方法，使用多个短脉冲，绘制灌注区域。一项纳入 30 例急性缺血性脑卒中前循环大血管闭塞患者的研究显示，基于多延迟 pCASL 校正的相对值 rCBF ＜ 40%-DWI 或绝对值 cCBF ＜ 20 mL/（100 g·min）-DWI 判定的缺血半暗带体积与

CT 灌注成像（CT perfusion imaging，CTP）无差异，且一致性较好。一项纳入 257 例 AD 疾病谱患者的研究显示，血管危险因素与正常脑室周围白质 CBF 减少有关，而淀粉样蛋白阳性与后扣带皮质和楔前叶 CBF 减少相关。

一些后处理指标也表现出脑健康与衰老的密切相关性。一般基于人工智能方法，利用健康人大脑神经影像数据集来建立脑龄评估模型，由此评估得到个体化脑龄，从而量化大脑衰老状况。脑龄差 = 脑龄 – 真实年龄，可以有效区分认知障碍患者和脑卒中复发患者。大脑的可变性或不规则性可以用熵（entropy）来测量，高熵表示高不规则性，随后表示大的信息处理能力。脑熵（Brain entropy，BEN）基于 fMRI 使用非参数算法（样本熵）来映射全脑时间熵，用于评估大脑的不规则性。一项基于人类连接组项目的大样本研究表明，长时间静息态功能磁共振成像时间序列证明了 BEN 是一种在时间上稳定的大脑活动测量指标；静息状态下 BEN 与认知功能和广泛功能明显相关，且 BEN 作为表征潜在功能储备的替代指标，可能通过教育得到改善，从而导致更好的脑功能。脑韧性可以反映抗老化的弹性。基于系统视角，结合网络拓扑学方法，定量评估脑网络韧性指标。脑拓扑韧性在介导老化进程、血管风险与认知衰退的关系中较传统脑形态指标（如单纯体积评估）具有显著优势（体积评估中介效应不显著）。脑拓扑韧性水平越高，通常伴随更优的脑血管健康状态及更强的认知功能表现。

（3）血浆生物标志物

2018 年美国国家老龄化研究所 – 阿尔茨海默病协会提出的"ATN"诊断框架强调了脑脊液或者 PET 显示脑内 Aβ42 沉积在 AD 疾病谱中的重要地位，使得 AD 疾病谱诊断提前 18～20 年，为疾病早期精准诊断和治疗带来了革命性进展。2024 年，阿尔茨海默病协会更新了诊断框架，将血浆病理标志物纳入 AD 疾病谱的诊断标准中，强调血浆 Aβ42 和 p-Tau217 可以作为诊断 AD 疾病谱的核心指标。血浆 p-Tau217 是目前研究证据最多、循证级别最高的脑健康血浆病理标志物，但 *Nature* 述评和最新指南强调 p-Tau217 在预测疾病预后方面存在一定的局限性。其他常见的血浆标志物包括 Aβ40、p-Tau181、p-Tau231、t-Tau、GFAP、NfL 和 APS2。

《阿尔茨海默病体液标志物临床应用中国指南（2024版）》表明，通常采用单分子阵列检测（single molecule array，SIMOA）、化学发光酶免疫测定（chemiluminescent enzyme immunoassay，CLEIA）和免疫沉淀联合质谱分析检测（immunoprecipitation-mass spectrometry，IP-MS）等超敏技术检测血浆标志物；其中，SIMOA 和 IP-MS 技术具有最高的敏感性和特异性。8 种血浆标志物检测方法"头对头"研究显示，美国华盛顿大学开发的基于 IP-MS 技术的血液检查方法对于鉴别脑脊液 Aβ42/40 的效能最高，达 0.87。全球阿尔茨海默病协会首席执行官建议针对 AD 疾病谱的筛查和诊断应该为设计 2 个不同淀粉样蛋白病理学血液生物标志物的截断值。而且，值得注意的是，脑疾病尤其是 AD 和脑卒中等衰老相关疾病，常合并高血压、肾功能不全、高脂血症等慢病，影响血浆病理标志物检测结果。因此，未来仍需进一步建立基于中国不同人群分层的血浆病理标志物的诊断截断值和标准。

55. 脑健康促进

（1）多领域生活方式干预

1）危险因素一级预防

身体活动、智能锻炼、健康的饮食和营养、社会交往、充足的睡眠和放松，以及控制血管危险因素是脑健康的 6 大支柱。2010 年，AHA 定义了一种新的理想心血管健康模型，称为"7 条简单生活法则（Life's Simple 7）"，包括胆固醇水平、血压、血糖、吸烟、体力活动、饮食和体重指数。华盛顿高地－英伍德哥伦比亚老龄化项目提示，Life's Simple 7 评分增高可以预防痴呆，尤其是 *ApoE ε 4* 非携带者。2022 年 6 月，AHA 更新并提出了"生命 8 要素（Life's Essential 8）"，包括饮食、身体活动、吸烟（尼古丁暴露）、睡眠健康、体重指数、血脂、血糖和血压（图 13）。CARDIA 研究显示，Life's Essential 8 评分越差，认知功能下降越快，白质高信号越多，灰质总体积和海马体积下降越快。芬兰 FINGER 研究表明，多领域生活方式干预能显著改善高危老年人的认知功能，降低痴呆风险。SMARRT 研究显示，为期

2年的个性化多领域干预措施可以改善认知功能、降低痴呆危险因素和提高生活质量；对于痴呆高风险老年人，应考虑采取可调控的风险降低干预策略。2024年，*The Lancet*最新综述表明，全面控制14项危险因素，包括受教育程度低、听力损失、高血压、吸烟、肥胖、抑郁、缺乏身体活动、糖尿病、过量饮酒、创伤性脑损伤、空气污染、社交孤立、高低密度脂蛋白胆固醇水平和视力下降或丧失，理论上可以预防或延迟45%痴呆的发生。系统综述与Meta分析显示出脑卒中后急性期认知障碍对脑卒中后认知障碍和脑卒中后痴呆长期预测的重要性，可改善的危险因素包括糖尿病、房颤和脑小血管病标志物（即白质高信号和腔隙）。

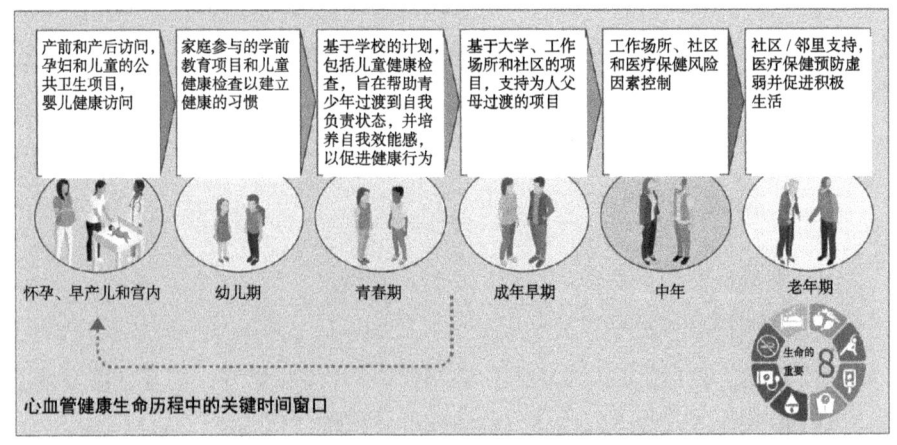

图13　生命8要素在各个阶段的作用

2）身体活动与锻炼

2020年，WHO发布的最新版《WHO身体活动和久坐行为指南》建议，成年人每周应进行150～300分钟中等强度活动或75～150分钟高等强度活动或同等强度运动组合，未达到这一运动建议被认为身体活动不充分（图14）。*The Lancet*子刊发布的一项纳入163个国家和地区、570万成年人数据的研究表明，2022年，全球身体活动不充分比例为31.3%（约18亿人），高于2000年的23.4%和2010年的26.4%；其中，女性身体活动不充分比例为33.8%，明显高于男性（28.7%）；超过60岁人群身体活动不充分比例有所增加；预计至 2030 年，全球身体活动不充分比例将为 34.7%。不同国家和地区经济水平差异明显，身体活动不充分亦有明显差异：研究显示，32 个国家身体活动不充分比例超过 40%，其中，高收入的西方国家和亚太地区身体活动不充分比例最高，大洋洲和东亚/东南亚的比例最低。我国流行病学数据显示，2018 年，中国 ≥ 18 岁居民身体活动不充分率为 22.3%，男性（24.4%）显著高于女性（20.2%），且随着文化程度的提高和总静态行为时间的延长呈上升趋势；其中，≥ 70 岁（28.4%）居民显著高于其他年龄组居民，18 ～ 29 岁（26.4%）和 30 ～ 39 岁（23.4%）青年居民次之。基于 4 个前瞻性队列研究证据，久坐时间与较高死亡风险有关，但仅限于每天累积中至高等身体活动少于 22 分钟的个体。

建议：
> 所有成年人应进行定期的体育活动
   强烈推荐，中等确定性证据

> 成年人应至少进行 150 ～ 300 分钟的中等强度有氧活动；或至少进行 75 ～ 150 分钟的高强度有氧活动；或在整周中将中等强度和高强度活动结合进行，以获得显著的健康效益。
   强烈推荐，中等确定性证据

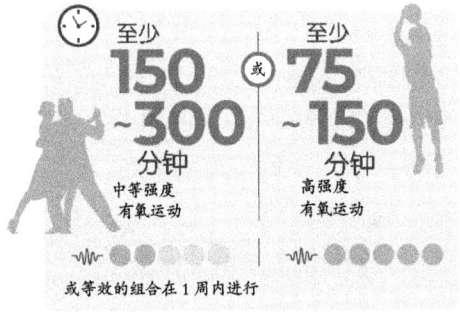

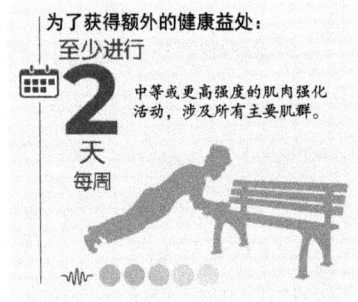

> 成年人还应每周进行 2 天或更多天、强度适中或更大的肌肉强化活动，以锻炼所有主要肌群，因为这些活动能提供额外的健康益处。
   强烈推荐，中等确定性证据

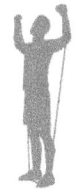

图 14　WHO 推荐身体活动强度

身体活动不充分和久坐行为对脑健康影响重大，尤其是大脑完整性（如脑血管病）和人脑功能（如认知功能）。身体活动不充分与非传染性慢病密切相关，如果不改变普遍性的身体活动不充分，全球在非传染性慢病的直接医疗保健成本每年将达到约 476 亿美元。一项纳入 1987—1989 年招募的 11 089 例动脉粥样硬化风险社区受试者的研究（ARIC 研究）表明，中年时期身体活动不充分会增加缺血性脑卒中的发生风险，而满足身体活动建议则会降低该风险。一项纳入英国生物样本库 49 841 例 60 岁及以上认知正常成年人的研究显示，久坐行为时间越长，全因痴呆发病率就越高。另一项纳入英国生物样本库的 484 169 例认知正常成年人的研究发现，休闲时间久坐与痴呆发病率和死亡风险呈明显正相关，身体活动替代久坐时间可能与痴呆发病率和死亡风险显著降低有关。相应地，一项多中心、随机、盲法终点临床试验（EnRicH）结果表明，为期 12 周的有氧运动计划可以降低顽固性高血压患者 24 小时和日间动态血压及办公室收缩压。一项基于全国动脉粥样硬化性心血管疾病风险预测队列研究（China-PAR）显示，仅在 PM2.5 暴露量低的基线期无高血压的受试者，身体活动与高血压风险降低有关。一项前瞻性纵向队列研究显示，6.8 年中位随访期间，校正遗传风险后，中至高等强度身体活动与 2 型糖尿病（type 2 diabetes mellitus，T2DM）发生时间之间存在很强的线性剂量反应关系。Meta 分析结果显示，最佳身体活动量为 1100 MET min/ 周可明显降低 HbA1c，为个体化制订身体活动计划提供了重要理论依据。2023 年 AHA 更新科学声明强调，单独阻力训练或与有氧训练相结合对改善传统和非传统心血管疾病风险因素有明显益处。晚上进行中至高等强度有氧身体活动与死亡率、心血管病及微血管病变风险最低有关。美国一项 1999—2018 年全国健康与营养调查（NHANES）研究显示，不同类型、频率和强度的身体活动与脑卒中发病率降低有关；与减少久坐行为持续时间相比，每天或隔天进行身体活动对降低脑卒中风险更重要。一项临床试验表明，身体活动增加与脑卒中后 6 个月内功能恢复明显相关。一项基于妇女健康倡议的研究表明，中等强度以上的身体活动，尤其是快走，与较低的 MCI 和痴呆风险有关。一项基于全国的纵向队列研究显示，在新发 T2DM

患者中，身体活动与全因痴呆、AD 和血管性痴呆的风险较低独立相关。除了认知功能的影响，一项 Meta 分析显示，身体活动和抑郁症之间存在逆曲线剂量反应关联，身体活动量越低，关联梯度越陡。另一项随机效应 Meta 分析发现，与对照组相比，身体活动干预与儿童和青少年抑郁症状减轻有关。纵向队列研究显示，与无身体活动相比，每周运动 400～600 MET min 的受试者抑郁症发生率降低了 16%；伴有慢性疾病的受试者每周运动 400～600 MET min，抑郁症发生率降低了 8%。

3）膳食营养

一项纳入 36 对年龄 ≥ 60 岁的双胞胎（72 人）的随机双盲对照试验显示，益生元治疗 12 周可能会改善老龄人群的认知功能。一项国际多中心临床试验显示，在认知正常的成年人群中，地中海饮食后脑脊液 Aβ42/40 比值增加，西方饮食后此比值则会降低；MCI 组患者中，地中海饮食后脑脊液 Aβ42/t-Tau 比值增加，西方饮食后此比值则会降低。饮用含中链甘油三酯的生酮饮料（15 g，每日 2 次）可以改善 MCI 的认知状态，至少部分是通过提高血液酮水平实现的。一项随机临床试验表明，基于个性化理论的 24 周干预可提高存在痴呆风险的老年人对地中海饮食的依从性，进而改善总体认知功能与记忆。2017 年，*The Lancet Neurology* 发表的历时 24 个月的多中心随机对照试验表明，临床前期 AD 患者使用 Souvenaid 2 年后认知功能下降减少 45%，MRI 显示海马萎缩减少 26%，但神经心理测验评分无显著改善；将营养干预时间延长至 36 个月，2021 年公布的随机双盲安慰剂对照试验显示，补充 Souvenaid 不仅明显延缓了认知功能下降和脑萎缩，神经心理测验评分也明显改善，提示长期补充 Souvenaid 可能获益更大。一项真实世界研究表明，与胆碱酯酶抑制剂单药或无药物治疗相比，Souvenaid 联合胆碱酯酶抑制剂及 Souvenaid 单独应用于轻度 AD 患者可明显改善 CDR 评分，且联合应用疗效更佳，进一步提示营养补充与抗痴呆药物存在潜在协同作用。一项随机对照临床试验表明，儿童营养不良与长期认知障碍有关：23 周的补充喂养可以改善生活在低收入国家的弱势幼儿的执行功能、大脑健康和营养状况。

（2）改善认知与精神行为症状的药物

经典抗痴呆药物（多奈哌齐和美金刚）可以明显改善 AD 的认知功能，也可能对神经精神症状有效，但研究证据有限，且缺乏耐受性评价证据。甘露特钠（GV-971）可以持续改善认知功能，并具有良好的安全性和耐受性，但对神经精神症状评分（NPI 评分）并无明显改善。2023 年 5 月，FDA 批准布瑞哌唑用于治疗 AD 患者激越，Ⅲ期临床试验结果提示布瑞哌唑治疗 12 周可明显改善 AD 患者的激越症状。近年来，单克隆抗体治疗早期 AD 的临床试验取得了较为积极的临床结果，对促进脑健康具有重要意义。2021 年 7 月，美国 FDA 宣布加速审批单抗药物阿杜那单抗上市，用于治疗 AD 源性 MCI 及轻度 AD；该药先后 2 项Ⅲ期试验（EMERGE 和 ENGAGE 试验）结果相互矛盾，研究替代终点改善（Aβ 斑块减少）与临床获益之间的关系不明确，以及超过 40% 的高剂量治疗者出现淀粉样蛋白相关影像学异常等因素使得该药在 AD 领域的疗效和安全性争议不断。多奈单抗的Ⅱ期临床试验结果显示，与安慰剂相比，早期 AD 患者使用多奈单抗 76 周时在认知功能和日常生活能力方面的综合评分更好。一项为期 18 个月的多中心、双盲、Ⅲ期临床试验（ClarityAD）显示，仑卡奈单抗可减少早期 AD 患者淀粉样蛋白沉积，在治疗 18 个月时，与安慰剂相比，其认知和功能指标的下降幅度较小，但与不良事件有关。

（3）神经调控技术

是用于神经系统疾病诊断及治疗的一项关键创新技术，指通过有创或无创方式将化学物质或电、磁、声、光等物理能量传递到体内特定的神经组织，调节神经元及其所连接的神经网络活动性，最终引起特定脑功能改变的技术。

1）重复经颅磁刺激（repetitive transcranial magnetic stimulation，rTMS）

rTMS 是一种非侵入性的神经调控手段，可以通过减少 Aβ 沉积、调节胶质细胞功能和调节树突棘生长，起到保护神经和提高突触可塑性的作用，改善认知功能，成为神经退行性疾病重要的早期干预手段。一项随机、双盲、假对照的Ⅱ期临床试验表明，楔前叶 rTMS 24 周可以减缓轻度至中度 AD 患者认知功能衰退。一项受试者间设计的随机、双盲、假对照试验表明，将针对额叶回路的认知技能训练和 rTMS 同时进行在临床上可能是可行的，患者耐受性良好，并有望改善转诊性情绪调节障碍。另一项随机对照试验显示，rTMS 治疗 8 周在减轻抑郁症状方面的效果明显优于药物治疗组，反映为更高的反应率（37.5% *vs.* 14.6%）和缓解率（27.1% *vs.* 4.9%）。

2）经颅电刺激（transcranial electrical stimulation，TES）

TES 技术是目前临床上应用较为广泛的一种无创神经刺激技术，通过直接施加在受试者头部的表面电极传递电流调节大脑皮质神经元活体；依据电流刺激方式分为经颅直流电刺激（transcranial direct current stimulation，tDCS）、经颅交流电刺激（transcranial alternating current stimulation，tACS）和经颅随机噪声刺激（transcranial random noise stimulation，tRNS）。一项多中心随机对照试验表明，认知修复和 tDCS 都靶向前额叶皮质，能有效减缓高风险老年人认知功能下降，尤其是那些缓解期的重度抑郁症（伴或不伴有 MCI）老年人和 AD 遗传风险较低的老年人。另一项临床试验显示，与假手术组相比，远程监控 tDCS 组 K-MoCA 评分明显提高，尤其在中度认知功能下降的患者中更显著。一项单中心、双盲、随机对照的试验（TRANSFORM-AD）表明，与假手术组相比，40 Hz tACS 连续刺激 15 天后 AD 患者的 MMSE（P=0.041）和 MoCA 评分（P=0.025）明显改善，但在 3 个月随访时没有持续改善。

3）其他神经调控技术

英国诺丁汉大学 Richard Morriss 研究团队进行了多中心、双盲、随机对照临床试验，利用静息态功能磁共振成像和结构 MRI，对比个体化 cgiTBS（基于功能连接性的间歇性 θ 爆发刺激）和 MRI 导航的 rTMS 在治疗难治性抑郁症方面的有效性和安全性，结果显示，基于右前脑岛到左背外侧前额叶皮质有效连接为刺激部位的 iTBS 治疗（cgiTBS）组与标准左背外侧前额叶皮质为刺激位点的传统高频 rTMS 组通过 20 次 3000 个脉冲治疗后，两组患者抑郁症状显著改善且持续至 26 周，两组疗效差异无统计学意义。瑞士研究团队利用一种新兴的非侵入性深部脑刺激技术——经颅时间干涉刺激（transcranial temporal interference stimulation，tTIS），结合电场建模、fMRI

和行为学开展的一项随机、假对照、双盲研究表明，80 Hz 的 tTIS 显著削弱了强化反馈对运动学习的益处，而 20 Hz 的 tTIS 则没有这种效果，提示 80 Hz 的 tTIS 可能通过干扰纹状体的高伽马振荡活动、增加纹状体对涉及强化运动学习的额叶区域的神经调节等作用，影响强化学习。经皮迷走神经刺激（transcutaneous auricular vagus nerve stimulation，ta-VNS）通过在耳朵表皮输入电脉冲来激活迷走神经的耳支，从而调节大脑生理功能。一项随机双盲对照临床试验显示，20 周时，ta-VNS 治疗组的应答率明显高于对照组，癫痫发作频率也明显降低。经颅近红外激光刺激（transcranial photobiomodulation，tPBM）通过施加低辐射（$0.01 \sim 10$ W/cm^2）红光至近红外光（$600 \sim 1300$ nm）经颅骨直接照射脑组织，以达到保护神经、改善行为等目的。一项随机双盲对照试验显示，tPBM 可以增强 50 岁以上 MCI 患者的认知功能。

（郑华光　姜季委　整理）

再灌注治疗

1995 年，美国国立神经疾病与卒中研究院（National Institute of Neurological Disorders and Stroke，NINDS）脑卒中静脉溶栓试验证实以重组组织型纤溶酶原激活物（recombinant tissue plasminogen activator，rt-PA）静脉溶栓为核心的再灌注治疗极大地降低了缺血性脑卒中的致残率并提高了患者生活质量，标志着缺血性脑卒中进入再灌注治疗时代；2015 年，多项大型临床试验证实，在此基础上进行动脉取栓可以进一步提高血管再通率并降低患者残疾率，再灌注治疗又向前迈进了一步。从 1995 年静脉内使用 rt-PA 的突破，到 2015 年大型临床试验证实动脉取栓的有效性，再灌注治疗一直是缺血性脑卒中治疗的核心。近年来，我国通过建设卒中中心等组织化脑卒中医疗体系，显著减少了脑卒中患者院前和院内的延误；国家卫生健康委员会将"提升急性脑梗死再灌注治疗率"纳入国家医疗质量安全改进目标，并通过"爱脑行动""迅驰行动""匠心行动"等一系列举措在全国范围内推进目标落实，我国急性缺血性脑卒中再灌注治疗率有了明显提升，适应证人群静脉溶栓治疗率达到 40%、动脉取栓治疗率达到 7.1%。但我国在治疗比例和管理质量方面与国际先进水平相比仍有较大差距，进一步提升的空间巨大。在这一背景下，中国卒中学会于 2023 年 12 月 9 日发布了里程碑式的《海口宣言》，提出到 2030 年，使国内所有二级及以上可收治脑血管病患者的医疗机构全部开展静脉溶栓治疗，中国缺血性脑卒中患者静脉溶栓治疗率提升至 80%，动脉取栓治疗率提升至 30%，再灌注治疗的安全性达到世界先进水平。按目前中国缺血性脑卒中发病数量计算，实现这一目标后预计每年因脑卒中致残者可减少约 43.5 万人。

56. 汗牛充栋：阿替普酶研究成果坚实可靠

静脉溶栓治疗是缺血性脑卒中急性期最有效的治疗方法之一，而 rt-PA 阿替普酶是具有确切循证医学证据支持、目前应用最广泛的静脉溶栓药物。近年来，血管内治疗的快速发展给急性大血管闭塞导致的缺血性脑卒中患者带来了新的选择和更有效的治疗方法，但静脉注射 rt-PA 仍是缺血性脑卒中急性期首选的治疗方法之一。本部分汇总了近年来 rt-PA 静脉溶栓在缺血性脑卒中领域的重要临床试验。

自 20 世纪 90 年代开始，欧洲急性卒中协作研究（European cooperative acute stroke study，ECASS）、由 NINDS 开展的 rt-PA 溶栓研究、阿替普酶溶栓作为缺血性脑卒中的急性非介入性治疗（alteplase thrombolysis for acute non-interventional therapy in ischemic stroke，ATLANTIS）三大临床试验结果的相继发表，证明了 rt-PA 用于急性缺血性脑卒中患者静脉溶栓的获益与风险。

2004 年三大临床试验研究者团队联合进行了 Meta 分析，结果发表于 *The Lancet*，汇总的患者总数是 2775 人，中位基线 NIHSS 评分为 11 分，治疗时间窗为 6 小时，其中有 67% 的患者治疗时间窗在 3 小时外，主要有效性结局为 3 个月 Rankin 评分为 0～1 分、Barthel 指数为 95～100 分和 NIHSS 评分为 0～1 分，结果显示按照时间窗分层的溶栓治疗效应值分别为：0～90 分钟，*OR* 2.8（95%*CI* 1.8～4.5）；91～180 分钟，*OR* 1.6（95%*CI* 1.1～2.2）；181～270 分钟，*OR* 1.4（95%*CI* 1.1～1.9）；271～360 分钟，*OR* 1.2（95%*CI* 0.9～1.5）。随着治疗时间窗的延长，溶栓获益显著下降（$P=0.005$）。虽然静脉溶栓治疗会增加出血风险（5.9% *vs.* 1.1%，$P<0.0001$），但是并不会增加患者死亡率。该研究提供了传统 3 小时时间窗内静脉溶栓治疗的循证医学一级证据，提示了治疗时间的延误影响溶栓的获益，但同时也说明了 rt-PA 治疗的有效性可延长至 4.5 小时时间窗。

2010 年发表于 *The Lancet* 上的静脉溶栓的联合分析（pooled analysis）开启了静脉溶栓 4.5 小时时间窗时代。这篇联合分析在 2004 年 Meta 分析 2775 例患者的基础上加入新发表的 ECASS Ⅲ 研究和超声平面成像溶栓评价试验（echoplanar imaging thrombolytic evaluation trial，EPITHET）的数据，纳入 3670 例起病 6 小时内的急性脑卒中患者，探讨治疗时间窗与临床预后的关系。研究结果发现 90 天 mRS 评分为 0～1 分的比例随起病时间的延长而下降，各个分层时间窗的效应值分别为：0～90 分钟，aOR 2.55（95%CI 1.44～4.52）；91～180 分钟，aOR 1.64（95%CI 1.12～2.40）；181～270 分钟，aOR 1.34（95%CI 1.06～1.68）；271～360 分钟，aOR 1.22（95%CI 0.92～1.61）。在安全性结局方面，阿替普酶治疗会增加大面积脑实质出血的风险（5.2% vs. 1.0%，aOR 5.37，95%CI 3.22～8.95，$P < 0.0001$），但并不受起病时间的影响（$P=0.414$），而死亡率随着治疗时间的延长而显著增加（$P=0.0444$）：0～90 分钟，aOR 0.78（95%CI 0.41～1.48）；91～180 分钟，aOR 1.13（95%CI 0.70～1.82）；181～270 分钟，aOR 1.22（95%CI 0.87～1.71）；271～360 分钟，aOR 1.49（95%CI 1.00～2.21）。综合来看，该结果提示超过 4.5 小时时间窗的溶栓治疗不能获益。基于该联合分析建立的循证医学证据，确立了发病 4.5 小时为时间窗的以平扫 CT 为指导的静脉 rt-PA 治疗。

以往的溶栓试验筛选入组的患者大多基于平扫 CT/MRI。EPITHET 尝试引入影像学错配（mismatch）来筛选入组患者，将具有磁共振灌注加权成像（perfusion weighted imaging，PWI）- 弥散加权成像（diffusion weighted imaging，DWI）错配模型证实存在半暗带的患者纳入分析，错配定义为 PWI/DWI > 1.2 或 PWI–DWI ≥ 10 mL。近年来，影像学错配受到了关注，科学家提出了缺血性脑卒中的"组织窗"概念，将影像学技术纳入科学研究中，进一步探索扩大静脉溶栓治疗的时间窗。尤其是对于临床实践中部分发病时间不明确的患者，"组织窗"概念的引入可能给予这些患者更多再灌注治疗的机会。醒后脑卒中患者基于 MRI 溶栓安全性及有效性（efficacy and safety of MRI based thrombolysis in wake-up stroke，WAKE-UP）研究就是为了探讨 MRI 错配指导下的患者筛选能否使溶栓患者受益，2018 年该试验的结果发表在 The New England Journal of Medicine 上。WAKE-UP 研究是一项多中心、双盲、随机对照试验，将 DWI 上表现为缺血性病变而 FLAIR

相应区域无实质高信号作为存在可挽救脑组织的影像学标准（图15）。研究共纳入503例年龄在18～80岁、具有影像学错配的不明时间或醒后缺血性脑卒中患者，其中rt-PA溶栓治疗组254例，对照组249例。主要终点事件是90天预后良好（mRS评分为0～1分）。结果发现，与对照组相比，治疗组90天随访后功能预后良好的患者比例更高（53.3% vs. 41.8%），校正后的效应值为aOR 1.61，95%CI 1.09～2.36。但静脉溶栓组中症状性颅内出血风险（SITS-MOST标准）和死亡率也有所增加（症状性颅内出血2.0% vs. 0.4%，OR 4.95，95%CI 0.57～42.87，P=0.15；死亡率4.1% vs. 1.2%，OR 3.38，95%CI 0.92～12.52，P=0.07），脑实质出血（2型）的发生率在两组之间具有统计学差异（4.0% vs. 0.4%，aOR 10.46，95%CI 1.32～82.77，P=0.03）。两组研究证实了对于未知症状发作时间但具有DWI-FLAIR影像学错配的急性缺血性脑卒中患者，与安慰剂相比，使用静脉溶栓能够为患者带来更好的功能预后，但同时接受静脉溶栓也会增加出血风险。主要基于WAKE-UP研究结果，最新的AHA/ASA指南提出了影像学指导的不明起病时间脑卒中患者溶栓治疗的筛选标准（Ⅱa级推荐，B-R级证据）。随后2019年5月 The New England Journal of Medicine 公布了澳大利亚墨尔本大学牵头的延长急性神经功能缺损溶栓时间（extending the time for thrombolysis in emergency neurological deficits，EXTEND）的临床研究结果，将静脉溶栓时间窗突破到发病后9小时。EXTEND研究是一项多中心、临床Ⅲ期、随机对照试验，2010—2018年在澳大利亚、新西兰、芬兰及中国台湾的多家中心共纳入225例发病4.5～9小时（包括醒后脑卒中）、基线mRS评分＜2分、基线NIHSS评分为4～16分、具有影像学上可挽救的脑组织，且没有血管内治疗计划的成人急性缺血性脑卒中患者，该研究将时间窗和组织窗结合，通过灌注成像（CT/MRI灌注成像或DWI序列）和RAPID自动化软件识别可挽救的脑组织（半暗带），以识别灌注缺损-核心缺血区错配的患者（图16），该研究使用低于正常CBF 30%的相对阈值或DWI序列上的不可逆损伤来评估核心缺血灶体积，利用灌注成像上造影剂的延迟征象（至最大剩余功能区域的时间＞6秒）测量严重低灌注区，灌注缺损-

核心缺血区错配定义为低灌注区与核心缺血区体积之比＞1.2，体积相差＞10 mL，核心缺血区体积＜70 mL。随机分配后，rt-PA 标准治疗组 113 人，对照组 112 人，结果发现溶栓组 90 天 mRS 评分为 0～1 分的比例高于对照组（35.4% vs. 29.5%），在调整了年龄和基线 NIHSS 评分后的效应值为 aRR 1.44，95%CI 1.01～2.06，结果具有统计学意义（P=0.04）。溶栓同时增加了症状性颅内出血的风险（6.2% vs. 0.9%，aRR 7.22，95%CI 0.97～53.54），但结果没有统计学差异（P=0.053）。两组患者 90 天死亡率也没有显著差别（11.5% vs. 8.9%，aRR 1.17，95%CI 0.57～2.40，P=0.67）。因此，对于发病 4.5～9 小时的急性缺血性脑卒中患者，基于多模式影像学指导的静脉溶栓治疗能够显著增加患者良好预后的比例，但其出血风险会随之增加。由于 EXTEND 研究的提前终止，最终只纳入了研究预计样本量的 73%，所以并未在 90 天 mRS 评分中显示出显著的功能改善（cOR 1.55，95%CI 0.96～2.49），仍需更多的证据支持。同年 7 月发表于 *International Journal of Stroke* 的 ECASS-4 研究纳入 119 例起病 4.5～9 小时，基线 NIHSS 评分为 4～26 分，MRI 上 PWI 灌注区/DWI 上梗死核心＞1.2 并且低灌注区＞20 mL 的急性脑卒中患者，其中约有 69% 的患者是醒后脑卒中，主要结局是 90 天患者 mRS 的评分情况，结果显示两组之间疗效没有显著差别（OR 1.20，95%CI 0.63～2.27，P=0.58）。症状性颅内出血患者仅在 rt-PA 治疗组出现 1 例，死亡率也没有显著组间差异（11.5% vs. 6.8%，OR 1.74，95%CI 0.41～8.60，P=0.53）。本研究的结果不支持 rt-PA 在 4.5～9 小时使用。此后 EXTEND 研究发起人之一 Bruce 等对年龄≥18 岁、发病 4.5～9 小时的缺血性脑卒中或醒后脑卒中，同时进行 MRI 或 CT 灌注成像提示存在可挽救的脑组织的患者进行系统综述和 Meta 分析，结果发表于 *The Lancet* 上。该研究筛选了 2006—2019 年符合入组标准的临床研究，最终纳入 EXTEND、ECASS-4、EPITHET 3 项研究共 414 例患者。对于 CT 灌注，不可逆核心缺血区定义为相对 CBF 低于正常 CBF 的 30%；对于 MRI 灌注，核心缺血区定义为表观弥散系数（apparent diffusion coefficient，ADC）＜620 μm²/s；低灌注区域体积（包含缺血半暗带和核心缺血区）定义为 CT 或 MRI 灌注上时间最大阈值＞6秒；灌注错配定义与EXTEND试验相同。结果表明，在校正了基线年龄和NIHSS评分后，相较于安慰剂组，阿替普酶组获得3个月良好功能结局（mRS评分为0～1分）的比例更高（36% *vs.* 29%，*aOR* 1.86，95%*CI* 1.15～2.99，*P*=0.01）。尽管rt-PA组症状性颅内出血比安慰剂组更常见（5% *vs.* ＜1%，*aOR* 9.7，95%*CI* 1.23～76.55，*P*=0.03），但出血风险增高并不能抵消溶栓治疗带来的获益。此外，两组死亡率无明显差异（14% *vs.* 9%，*aOR* 1.55，95%*CI* 0.81～2.96，*P*=0.19）。

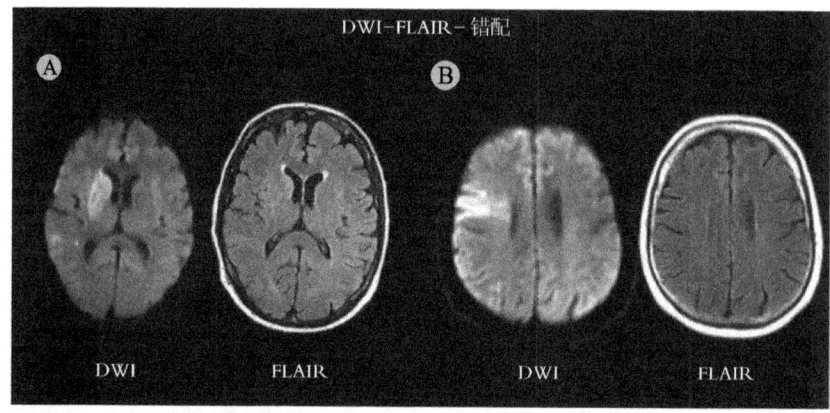

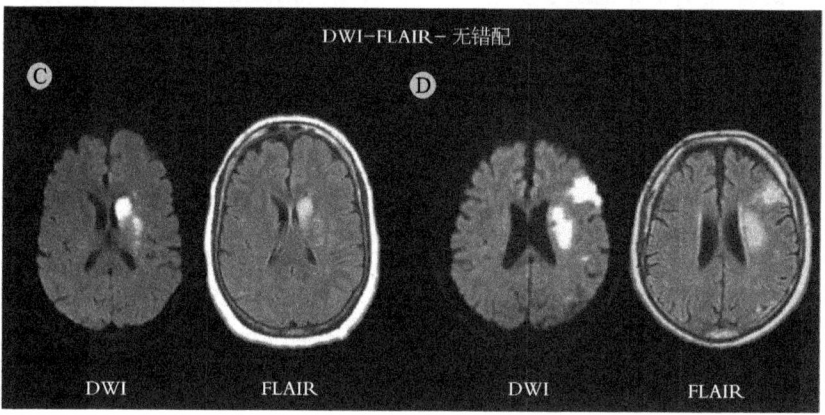

图15 WAKE-UP研究影像学错配示例

图片来源：THOMALLA G, SIMONSEN C Z, BOUTITIE F, et al. MRI-guided thrombolysis for stroke with unknown time of onset. N Engl J Med, 2018, 379（7）：611-622.

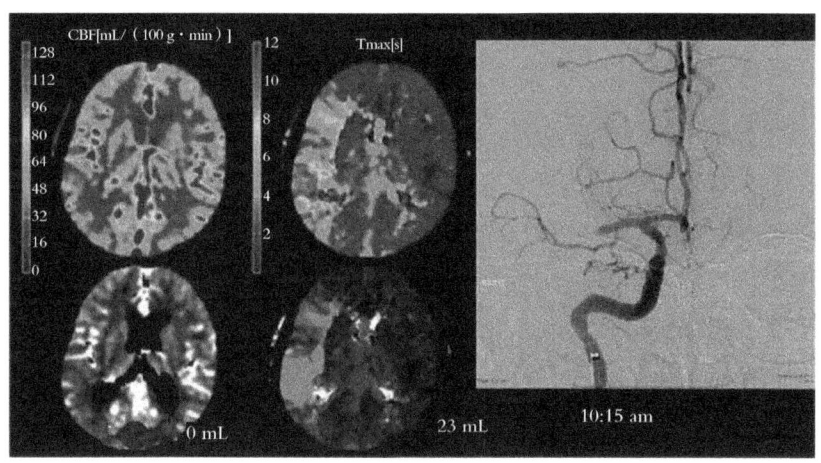

图 16　EXTEND 研究影像学错配示例

　　近几年的多项研究均表明，再灌注治疗的适应证正在从关注传统的时间窗转变为时间窗与组织窗相结合，即通过多模式影像学评估，确定脑卒中患者存在可挽救的脑组织，并对其进行再灌注治疗。系统综述和 Meta 分析表明，延长静脉溶栓时间窗是安全有效的。因此，对于发病 4.5～9 小时的缺血性脑卒中或醒后脑卒中患者，有可能从灌注成像指导的静脉溶栓治疗中获益。上述研究大多在欧洲发达国家进行，亚洲人群的超窗溶栓获益仍未得到证明，2000 年发表在 *Stroke* 上的急性觉醒型脑卒中和发病时间不明确脑卒中 0.6 mg/kg 阿替普酶溶栓（thrombolysis for acute wake-up and unclear-onset strokes with alteplase at 0.6 mg/kg，THAWS）试验是一项在日本本土进行的多中心开放标签随机对照试验，与 WAKE-UP 研究设计相似，同样将 MRI 的 DWI-FLAIR 影像学错配作为存在可挽救脑组织的组织学标准，与 WAKE-UP 研究不同的是，该试验的试验组采用了低剂量 rt-PA（0.6 mg/kg），与标准治疗相比较（使用口服阿司匹林、口服氯吡格雷和静脉注射阿加曲班或肝素其中的 1～3 种抗栓药物），90 天 mRS 评分为 0～1 分的比例在两组之间没有显著统计学差异（47.1% *vs.* 48.3%，*RR* 0.97，95%*CI* 0.68～1.41，*P*=0.89），PP 分析可得出相同的结论，两组间症状性颅内出血风险和 90 天死亡率低且无差异（症状性颅内出血风险 1% *vs.* 0；90 天死亡率 2% *vs.* 2%，*RR* 0.85，95%*CI* 0.06～12.58，*P* > 0.99）。该试验未证明 0.6 mg/kg 溶栓药与常规抗栓药相比具有有效性。随着 WAKE-UP 研究结果的发表，利用影像学的组织窗代替传统的时间窗来筛选能从静脉溶栓治疗中获益的患者成为再灌注治疗领域的新热点。通过影像学的错配筛选出存在缺血半暗带的患者，使发病时间不明的脑卒中患者接受静脉溶栓成为可能。

  目前，国际上针对这类患者的静脉溶栓治疗一共有 4 项大型研究：WAKE-UP、EXTEND、THAWS 和 ECASS-4。WAKE-UP 研究发起人之一——德国的 Thomalla 教授等将这 4 项研究的数据进行了 Meta 分析，以比较 rt-PA 静脉溶栓在影像学指导下应用于发病时间不明的脑卒中患者的安全性与有效性，其结果发表在 2020 年的 *The Lancet* 上。该 Meta 分析共纳入 843 例患者，溶栓组 429 例，对照组 414 例，研究的主要终点是 90 天 mRS 评分为 0～1 分的比例。结果显示，在主要终点方面，溶栓患者优于未溶栓患者（47% *vs.* 39%，*aOR* 1.49，95%*CI* 1.10～2.03，*P*=0.01），但溶栓患者具有更高的 90 天死亡率（6% *vs.* 3%，*OR* 2.06，95%*CI* 1.03～4.09，*P*=0.04）和症状性颅内出血风险（3% *vs.* < 1%，*OR* 5.58，95%*CI* 1.22～25.50，*P*=0.02），但溶栓组中 90 天 mRS 评分为 4～6 分即严重残疾或死亡的比例小于对照组（21% *vs.* 25%，*aOR* 0.76，95%*CI* 0.52～1.11，*P*=0.15）。综合来看，溶栓患者整体获益大于风险。这是 2020 年非常重要的结论性数据，把临床实践中急性缺血性脑卒中患者的再灌注治疗推入一个新时期。早时间窗（4.5 小时内）、晚时间窗（> 4.5 小时）及发病时间不明的急性缺血性患者影像学检查及治疗策略不同，对于发病时间不明的患者，影像检查可首选 MRI 平扫（DWI-FLAIR 错配）或 CTP，治疗可采用静脉溶栓或机械取栓治疗。这些新的循证医学证据为我们在临床上对发病时间不明的缺血性脑卒中的诊疗提供了新的影像学和临床决策选择。

57. 推陈出新：新型溶栓药物不断涌现

  替奈普酶是一种通过单次静脉推注即可完成给药的溶栓药物，相较于阿替普酶，其具有更高的纤维蛋白特异性和更长的半衰期。在 MEDLINE 数据库中检索的 12 项随机对照试验中，尽管比较了替奈普酶与阿替普酶在急性缺血性脑卒中患者中的疗效，但并没有证据显示，在未经筛选的患者中，替奈普酶治疗优于阿替普酶。2019 年的一项 Meta 分析显示，替奈普酶在急性缺血性脑卒中的静脉溶栓治疗中并不逊于阿替普酶（3 个月时 mRS 评分为 0～1 分，RD 4%，95%CI –1%～8%）。然而，Meta 分析的结果受样本量较大的急性缺血性脑卒中替奈普酶和阿替普酶溶栓研究——来自挪威的替奈普酶脑卒中试验 (Norwegian tenecteplase stroke trial，NOR-TEST) 显著影响，该研究采用了更高剂量（0.4 mg/kg）的替奈普酶，同时纳入了 18% 的模拟脑卒中患者。研究结果表明，替奈普酶在急性缺血性脑卒中患者中的预后并未优于阿替普酶（OR 1.08，95%CI 0.84～1.38，P=0.52），两种药物的安全性也基本相当。针对中重度缺血性脑卒中患者的替奈普酶治疗中重度缺血性脑卒中患者的临床研究（NOR-TEST 2）进一步探索了 0.4 mg/kg 替奈普酶的疗效，但结果显示，与阿替普酶相比，该剂量替奈普酶会导致更高的颅内出血风险（OR 3.68，95%CI 1.49～9.11，P＜0.01），因此这一剂量已不被推荐使用。在移动卒中单元中替奈普酶和阿替普酶脑卒中溶栓评价（tenecteplase versus alteplase for stroke thrombolysis evaluation trial in the ambulance，TASTE-A）研究中，针对移动卒中单元的评估显示，使用替奈普酶（0.25 mg/kg）的患者影像学再灌注效果优于阿替普酶（RR 0.55，95%CI 0.37～0.81，P＜0.01），但两组患者在 3 个月时功能残疾（mRS 评分为 5～6 分）的差异不具有统计学显著性（OR 0.70，95%CI 0.23～2.16，P=0.54）。此外，加拿大关于静脉注射阿替普酶与替奈普酶治疗急性缺血性脑卒中的比较（intravenous tenecteplase compared with alteplase for acute ischaemic stroke in Canada，AcT）研究和替奈普酶再灌注治疗急性缺血性脑血管病事件 -2（tenecteplase versus alteplase in acute ischaemic cerebrovascular events-2，TRACE-2）研究也比较了两种药物在急性缺血性脑卒中患者中的疗效。结果显示，在静脉溶栓治疗中，替奈普酶（0.25 mg/kg）在 3 个月时良好功能结局（mRS 评分为 0～2 分）的效果与阿替普酶（0.9 mg/kg）相当，且安全性相似（AcT 研究：3～4 个月时 mRS 评分为 0～1 分，RD 2.1%，95%CI –2.6%～6.9%；TRACE-2 研究：3 个月时 mRS 评分为 0～1 分，RR 1.07，95%CI 0.98～1.16）。进一步的 TASTE 研究在具有影像半暗带的患者中再次证实，替奈普酶的效果和安全性不逊于阿替普酶（3 个月时 mRS 评分为 0～1 分，SRD 0.03，95%CI 0.03～0.10）。

瑞替普酶是一种重组纤溶酶原激活剂，其给药方式为固定剂量的双次静脉推注，推注间隔为 30 分钟。在一项Ⅱ期随机对照临床试验中，接受 2 次 18 mg 剂量瑞替普酶治疗的患者，达到良好功能结局的比例高于 2 次 12 mg 剂量瑞替普酶组和 0.9 mg/kg 剂量阿替普酶组。同时，较高剂量的瑞替普酶并未显著增加致死性出血的风险。在瑞替普酶与阿替普酶治疗急性缺血性脑卒中（reteplase versus alteplase for acute ischemic stroke，RAISE）研究中，患者在最后一次被观察到状态正常的 4.5 小时内接受静脉溶栓治疗。研究显示，在 3 个月时良好功能结局（mRS 评分为 0～2 分）的患者比例方面，瑞替普酶优于阿替普酶（3 个月时 mRS 评分为 0～1 分，RR 1.13，95%CI 1.05～1.21，$P < 0.01$）。然而，瑞替普酶治疗组的颅内出血发生率高于阿替普酶组。总体来看，对于发病 4.5 小时内的急性缺血性脑卒中患者，瑞替普酶的静脉溶栓治疗效果已被证明优于阿替普酶。

重组人尿激酶原（rhPro-UK）是一种通过基因工程技术制备的药物，属于非组织型纤溶酶原激活剂。其结构为单肽链，具有较长的半衰期，因此能够在体内持续发挥溶栓作用。在 rhPro-UK 治疗发病 4.5 小时内急性缺血性脑卒中试验 2（efficacy and safety of recombinant human prourokinase in the treatment of acute ischemic stroke within 4.5 hours of stroke onset 2，PROST 2）中，研究对比了 rhPro-UK（35 mg）和阿替普酶（0.9 mg/kg）在发病 4.5 小时内的急性缺血性脑卒中患者中应用的安全性与有效性。这项Ⅲ期临床研究共纳入 1552 例受试者，结果显示，rhPro-UK 在 3 个月时的良好功能结局方面不逊于阿替普酶（RR 1.04，95%CI 0.98～1.10）。此外，rhPro-UK 治疗组 3 个月症状性颅内出血发生率较低，而两组的 3 个月死亡率无显著差异。

58. 竿头日进：替奈普酶溶栓时间窗不断延长

目前，针对发病 24 小时内且存在梗死核心与低灌注错配的患者，静脉溶栓治疗的安全性和有效性尚缺乏充分的研究证据。脑卒中患者在 4.5～24 小时接受替奈普酶治疗试验（TIMELESS 试验）是一项针对超时间窗（4.5～24 小时）急性缺血性脑卒中患者的 III 期安慰剂对照研究，共招募了 458 例患者。这些患者被随机分为两组，分别接受 0.25 mg/kg 的替奈普酶治疗（228 例）或安慰剂治疗（230 例）。影像学筛选标准包括通过 MRA 或 CTA 确认颈内动脉、大脑中动脉 M1 段或 M2 段的闭塞，并结合 CTP 或 PWI 提示存在错配（梗死核心体积小于 70 mL，错配比率不低于 1.8，错配体积不少于 15 mL）。主要疗效终点的分析结果表明，替奈普酶组与安慰剂组在 3 个月时 mRS 评分无显著差异（OR 1.13，95%CI 0.82～1.57，P=0.45）。

TRACE-3 研究专注于评估发病时间为 4.5～24 小时、无法接受机械取栓的急性大血管闭塞（large vessel occlusion，LVO）性脑卒中患者，接受替奈普酶静脉溶栓治疗的效果与安全性。研究共纳入 516 例中国患者，这些患者均有颈内动脉或大脑中动脉 M1 段或 M2 段闭塞，且 NIHSS 评分为 6～25 分。影像学分析通过 iStroke 软件确认患者存在错配状态（定义与 TIMELESS 试验一致）。患者被随机分为接受 0.25 mg/kg 替奈普酶治疗组（264 例）和标准药物治疗组（252 例）。研究结果显示，与标准药物治疗相比，替奈普酶治疗显著提高了 3 个月时患者达到极好功能结局（mRS 评分为 0～1 分）的比例（RR 1.37，95%CI 1.04～1.81，P=0.03）。TRACE-3 试验与 TIMELESS 试验的一个显著区别在于，前者排除了计划进行机械取栓的患者，这使得 TRACE-3 的研究成果在现实临床中更具推广价值，尤其是针对全球范围内大量难以及时接受机械取栓的患者群体。

59. 难分伯仲：直接取栓能否取代桥接取栓仍无定论

随着溶栓桥接机械取栓成为 LVO 性脑卒中患者的首选治疗方法，这部分患者是否可以跳过使用 rt-PA 或替奈普酶溶栓阶段，直接在综合性卒中中心进行介入手术治疗，目前存在激烈的争论。静脉溶栓可以更早启动再灌注治疗，通过软化血栓来提高再通机会，深入微循环的 rt-PA 还可以帮助溶解小血管的血栓。然而，静脉溶栓对大血管的大负荷血栓再通率一般，且可能会延误后续的桥接取栓。溶栓药物还会带来额外的出血风险，并限制抗凝/抗血小板药物的使用。此外，rt-PA 有一定的神经毒性，可能会损伤神经元及血脑屏障。跨过静脉溶栓直接进行血管内治疗，可减少救治环节，加快救治速度，同时还可减轻患者的经济负担。这不仅是脑卒中救治领域中的重大科学问题，也是重大社会经济问题。美国 Ospel 等的研究表明，假设 rt-PA 的最低成本仅为 1 美元，与直接取栓相比，桥接治疗导致了 5664 美元/4804 美元（医疗角度/社会角度）的终身成本增加，并且减少了 0.25 个质量调整生命年（quality-adjusted life year，QALY）。

2020 年海军军医大学第一附属医院（上海长海医院）刘建民教授团队发表了中国急性大血管闭塞性缺血性脑卒中直接动脉治疗的疗效评估研究（DIRECT-MT 研究）结果。DIRECT-MT 研究是一项前瞻性、多中心、随机、开放性试验，对急性缺血性脑卒中患者进行了盲法结果评估，该研究共入组 656 例发病 4.5 小时内符合机械取栓指征的患者，基于 $OR\ 0.8$ 的非劣效界值，结果发现直接取栓组患者 3 个月的功能预后（mRS 评分 0～2 分）不劣于桥接治疗（36.5% vs. 36.8%，$OR\ 1.07$，95%$CI\ 0.81$～1.40，$P=0.04$）。但研究预先设定的非劣性范围较为宽泛，样本量较小，主要结果的置信区间较宽，可能会影响研究的价值，还需要其他研究进行进一步的验证。

2021 年关于直接取栓与桥接取栓对比的三大研究结果发表，直接取栓的临床有效性引发了越来越多的讨论。

2021 年 3 月 *The Journal of the American Medical Association* 发表了由陆军军医大学第二附属医院（重庆市新桥医院）杨清武教授团队开展的急性前循环大血管闭塞患者直接取栓与桥接取栓比较研究（DEVT 研究），研究对比了直接取栓与桥接取栓 3 个月的临床结局，在首次中期分析时由于达到非劣效性界值（10% 率差）而提前终止，最终入组 234 例患者。结果显示在 3 个月良好功能预后比例方面，直接取栓组比例高于桥接取栓组（54.3% vs.

46.6%，差值 7.7%，*P*=0.003）。且两者的死亡率、症状性颅内出血比例等安全性结局事件未见显著差异。本研究支持了 DIRECT-MT 研究的观点，为直接取栓的作用再添有力证据。

与急性前循环大血管闭塞患者直接取栓与桥接取栓比较研究同期发表在 *The Journal of the American Medical Association* 的急性 LVO 性脑卒中的直接机械血栓切除术研究（SKIP 研究）是一项由 Kimura 教授开展的、在日本进行的对比直接取栓与桥接取栓非劣效性的多中心随机对照试验，共入组 204 例发病 4.5 小时内由颈内动脉或大脑中动脉 M1 段闭塞所致的急性缺血性脑卒中患者，研究发现虽然直接取栓组的患者功能预后良好（mRS 评分为 0～2 分）的比例高于桥接取栓组，但因未达到预先设定的非劣效性界值（*OR* 0.74），不能证明直接取栓组非劣于桥接取栓组（*OR* 1.09，97.5% *CI* 0.6～∞）。需要注意的是，本研究桥接取栓组 rt-PA 的剂量为 0.6 mg/kg，低于其他研究采用的指南推荐标准剂量 0.9 mg/kg，这可能会对试验结果产生影响。

以上研究均来自亚洲人群，荷兰 LeCouffe 教授团队开展的荷兰急性缺血性脑卒中血管内治疗的多中心随机临床试验 - Ⅳ期研究（MR CLEAN-NO Ⅳ研究），选取了荷兰、比利时、法国的 20 家分中心，共入组 539 例发病 4.5 小时内颈内动脉或大脑中动脉 M1 段或 M2 段闭塞的缺血性脑卒中患者，比较直接取栓治疗是否优于 / 不劣于桥接取栓治疗，结果显示，直接取栓组（273 例）的 90 天 mRS 评分中位数为 3（2～5）分，桥接取栓组（266 例）为 2（2～5）分，差异无统计学意义（*OR* 0.84，95%*CI* 0.62～1.15，*P*=0.28）。该试验结果未达到预设的优效 / 非劣效界值 0.8，因此在改善患者 90 天功能结局方面，直接取栓不优于 / 非劣于桥接治疗。意大利的 Ciccone 教授认为基于 MR CLEAN-NO Ⅳ研究的结果，目前对大血管闭塞性急性缺血性脑卒中患者进行取栓治疗前，尚不能放弃静脉溶栓治疗。

2022 年 7 月 *The Lancet* 同时发表了直接血管内血栓回收与标准桥接治疗的随机对照试验（DIRECT-SAFE 研究）与脑卒中患者单独血栓切除术与静脉注射 rt-PA 合并血栓切除术比较（SWIFT-DIRECT 研究）两项直接取栓与

桥接取栓的对比研究。

DIRECT-SAFE 研究共纳入欧洲及加拿大共 48 个分中心，共入组 408 例患者，直接取栓组有 57% 的患者达到了 90 天功能预后良好（mRS 评分为 0～2 分），桥接取栓组则有 65% 的患者，RD –7.3%（95%CI –16.6%～2.1%）。非劣效性分析的 95%CI 下界为 –15.1%，未达到设定的 –12%。研究结果表明，不能证明直接取栓组具有非劣效性。同时，直接取栓组的术后再灌注率低于联合取栓组（91% vs. 96%，P=0.047），而两组的症状性颅内出血发生率相近（2% vs. 3%，P=0.77），这在一定程度上说明了桥接取栓的优势。关于桥接取栓组症状性颅内出血的发生率没有因为溶栓而提高的原因，可能是成功的再灌注保护了患者免受出血和出血性转化的影响。研究者最后表示，不支持适合溶栓的人群在机械取栓前跳过静脉溶栓。

SWIFT-DIRECT 研究是一项中国与澳大利亚等国合作开展的国际多中心随机对照研究，选取了中国、越南、澳大利亚、新西兰四国共 25 个分中心，招募了经影像学证实的颅内颈内动脉或大脑中动脉 M1、M2 段或基底动脉闭塞的急性脑卒中患者，且在发病后 4.5 小时内进行治疗。研究计划招募 780 例患者，但在招募 295 例患者后研究提前终止。该试验预设的非劣效界值是 –0.1，研究结果不能证明直接取栓组的患者 90 天功能预后不劣于桥接取栓组（55% vs. 61%，RD –0.051，95%CI –0.160～0.059）。本研究特点为同时纳入了亚洲与非亚洲患者，在亚洲患者的亚组分析中，桥接取栓组 69 例患者中有 39 例（57%）出现主要功能预后结局（mRS 评分为 0～2 分），直接取栓组 67 例患者中有 23 例（34%）出现主要功能预后结局，结果具有显著差异（调整后 OR 0.42，95%CI 0.21～0.86，P=0.017）。而非亚洲患者，则未见到此差异（调整后 OR 1.35，95%CI 0.65～2.80，交互作用 P=0.024）。文章发现在亚洲患者中进行桥接取栓治疗具有显著的获益，笔者分析这可能与不同人群对于 rt-PA 等溶栓药物的反应性不同有关。在未来脑卒中再灌注治疗的研究中，可能需要进一步探讨在不同种族之间的不同益处。

2023 年 8 月，海军军医大学第一附属医院（上海长海医院）的刘建民教授联合荷兰、瑞士等国专家共同牵头的基于单个受试者数据的 Meta 分析——改善急性缺血性脑卒中再灌注策略（improving reperfusion strategies in acute ischaemic stroke，IRIS）研究发表于 *The Lancet*。上海长海医院为该项研究的共同通讯作者单位，杨鹏飞教授为共同第一作者。IRIS 研究为 Meta 分析，包括了 6 项随机对照临床试验，共有 2313 例受试者，其中 1153 例被分配到单独机械取栓组，1160 例被分配到静脉溶栓桥接机械取栓组。研究发现，基于 5% 的非劣效界值，未证实直接取栓不劣于桥接取栓（校正后 *OR* 0.89，95%*CI* 0.76～1.04）；与此同时，特别值得关注的是，本研究也未能证实桥接取栓优于直接取栓。两种治疗方法之间差异极小，仅有 1.8% 的结局差异。这意味着每桥接治疗 57 例患者才会导致 1 例患者获益，强烈提示我们应该从成本效益、患者特点、预期延误等方面予以个体化精准决策。

总而言之，目前研究存在相互矛盾的结果，直接取栓与桥接取栓的有效性比较目前还存在诸多问题，值得临床研究继续探索。可能直接取栓的临床有效性需要基于不同的人群及亚组进一步分析，寻找两种干预方式各自最适合的人群或许是另一个值得探索的研究方向。基于现有证据，静脉溶栓桥接取栓治疗仍然是发病 4.5 小时内急性前循环大动脉闭塞性缺血性脑卒中患者的首选治疗方式。

60. 另辟蹊径：半暗带和脑保护理论成为再灌注治疗的有效补充

（1）半暗带——缺血性脑卒中梗死灶周围可挽救的脑组织

缺血半暗带是脑梗死灶周围的重要区域，40 余年前即被定义为在功能障碍和结构完整性阈值范围内的低灌注脑组织，如果血流改善，其功能可能恢复。半暗带的概念最初由 Astrup 等提出，成为理解局灶性缺血性脑损伤的时间和空间演变的重要里程碑。缺血区域内的不同区域随着时间的推移演变成不可逆的脑损伤，并且这种演变与 CBF 下降的严重程度密切相关。

半暗带的定义与其病理生理学特性密切相关，Hossmann 将半暗带描述为"一个血液供应受限的区域，其能量代谢得以保留"，随附的一篇社论对这一定义进行了改良，表明缺血半暗带中的能量代谢可能会间歇性受损。根据这些特征，半暗带在 CBF 下限阈值为 10 mL/（100 g·min）、上限阈值为 25 mL/（100 g·min）的区间可被识别。半暗带的病理生理学要点及其定义为指导急性缺血性脑卒中再灌注治疗的诊断工具的发展奠定了基础。PET 允许在体评估 CBF 与脑组织氧代谢率和脑组织氧提取率等代谢参数之间的关系。从这些变量中，可以在动物模型和脑卒中患者中明确具有不可逆组织损伤和严重灌注但可能可挽救的组织（即半暗带）。

20 世纪 70 年代后期，Lindsay Symon 等通过动物实验证实，持续的脑动脉闭塞不仅产生已经具有不可逆损伤的组织核心，还导致周围边缘脑组织严重缺血，这些脑组织也引起症状，但可以通过迅速再灌注从梗死中挽救。这个区域被称为"缺血半暗带"。该模型将缺血脑组织按照缺血程度划分不同层级：CBF 正常是 50～55 mL/（100 g·min），当 CBF 降低到 10 mL/（100 g·min）左右，可以观察到细胞内钾离子大量流出，钙离子流入，即膜离子泵失效，与细胞毒性水肿表现一致，这些病理活动是不可逆的，神经元的生理活动不可恢复；CBF 在 20 mL/（100 g·min）左右，神经元生理活动暂停，但细胞膜内外离子梯度正常。CBF 恢复后可以观察到神经元生理活动恢复。因此把 10～20 mL/（100 g·min）这个区间的脑组织定义为可挽救脑组织（半暗带）。后续该模型得到了进一步的修正，即不同缺血程度的脑组织能否通过再灌注拯救与时间有关，缺血核心大多仅能在 1 小时内被再灌注治疗拯救，而半暗带的被拯救时间可能超过 3 小时。梗死核心由于缺血较严重，特别是存在血脑屏障破坏者，在接受再灌注治疗后可能无法获益，甚至出现出血转化或脑水肿等不良反应；而半暗带中的神经元则可以在血运恢复后复原正常神经元活动，表现为宏观的神经系统受损好转甚至恢复。因此，半暗带较大且核心较小往往暗示着患者可以从再灌注治疗中获益，且这种获益可以从更长的时间窗中获得。

如何在临床中快速筛选出存在大量半暗带的患者，继而在更长的时间窗内启动再灌注治疗,是近些年再灌注治疗研究的热点。快速量化半暗带主要通过灌注影像学获得,目前应用较为广泛的理论是"梗死核心–低灌注区错配"理论,即通过人工智能等软件自动判读并量化不同灌注阈值的体积。MRI-DWI 是用来评价梗死核心较为常用的影像学手段。早在 1995 年 DWI 就显示出早期显影细胞毒性水肿的优秀能力,这与梗死核心的表现一致。但是由于 MR 扫描时间长,难以在再灌注治疗前快速开展,亟须另一种灌注影像学评价方法来量化梗死核心。2011 年 Campbell 以 MR-DWI 作为"金标准",对比了 CTP 不同参数对 MR-DWI 阳性的预测价值(TTP、CBF、CBV、MTT)。最终证实了 rCBF 30% 可以作为量化梗死核心的阈值,该团队的 EXTEND 系列研究也沿用了这一阈值。低灌注区的筛选阈值最开始是通过 PET 获得的,这也同样面临着难以在溶栓 / 取栓前快速开展的问题。同样将其作为"金标准"时,Tmax(time to maximum)显示出了最为良好的一致性效能,其阈值为 6 秒,使得后续大部分研究将 Tmax 6 秒作为低灌注的阈值。

(2)识别半暗带组织并评估其可挽救机会(侧支循环)是再灌注治疗的关键

侧支循环是指除闭塞血管以外,可以向缺血组织供血的旁路血管。这些血管在发生血管闭塞前往往没有或极少开放,但在发生血管闭塞后开放来给缺血组织供血。总体来说,侧支循环往往只能延缓缺血程度和范围的进展,即尽可能地保留缺血半暗带,防止其转换成梗死核心,以便通过再灌注治疗改善功能结局。

目前经典的侧支循环理论认为主要包括三级侧支循环,即作为一级侧支循环的 Willis 环(主要是前、后交通动脉),作为二级侧支循环的软脑膜血管网(也包括眼动脉等沟通颅内外血运的血管),以及作为三级侧支循环的新生血管。

目前对侧支循环的观测主要通过 DSA 或 CTA 等血管影像进行肉眼观察,经典的侧支循环量表包括 ASITN/SIR 侧支分级系统等。除此以外,灌注影像也被认为可以观察侧支循环。其中典型的影像学指标是低灌注强度比值（hypoperfusion intensity ratio，HIR），并被认为可以反映侧支血运进入脑组织微循坏的情况。

尽管目前认为较好的侧支循环预示着较好的再灌注治疗结局，但相关结论多来自于队列研究或随机对照试验的事后分析，这使得侧支循环的循证基础不如半暗带理论充分。

（3）脑细胞保护治疗

缺血性脑卒中后会出现神经细胞能量缺乏、细胞去极化、兴奋性毒性作用、血脑屏障受损等一系列病理过程（图17）。首先，缺血性脑卒中后神经元损伤或死亡：①缺血、缺氧导致星形胶质细胞释放谷氨酸，激活神经元内兴奋性毒性信号传导，同时激活小胶质细胞；②钙离子进入神经元后，经钙离子激活通路导致神经元损伤或死亡，并释放损伤相关分子模式（damage associated molecular patterns，DAMPs），后者激活小胶质细胞；③激活的小胶质细胞释放促炎性细胞因子，进一步导致神经元损伤；④中性粒细胞等白细胞转运并迁移至缺血区，导致促炎性细胞因子进一步释放、神经炎症加重及神经元持续损伤；⑤神经元释放"HELP ME"信号，激活星形胶质细胞和小胶质细胞，释放神经保护因子，帮助神经元存活。同时，脑卒中后的一系列病理反应可导致血脑屏障破坏及梗死灶的出血转化：①损伤或死亡的神经元释放DAMPs，促进血脑屏障受损；②激活的小胶质细胞释放促炎性细胞因子，促进血脑屏障通透性增高；③中性粒细胞迁徙释放基质金属蛋白酶（matrix metalloproteinases，MMPs），进一步导致血脑屏障通透性增高；④血脑屏障破坏后导致脑梗死出现出血转化。因此，部分急性缺血性脑卒中患者在接受积极的再灌注治疗后（包括静脉溶栓和动脉取栓），仍存在不同程度的神经损伤。由此，我们不断对神经保护剂进行探索研究。随着神经血管单元这一概念的出现，"神经保护"这一术语也逐渐被"脑细胞保护""脑保护"所取代。20多年来，尽管经过了大量临床前研究及临床试验，针对缺血性脑卒中的脑细胞保护治疗策略一直未取得突破性进展。

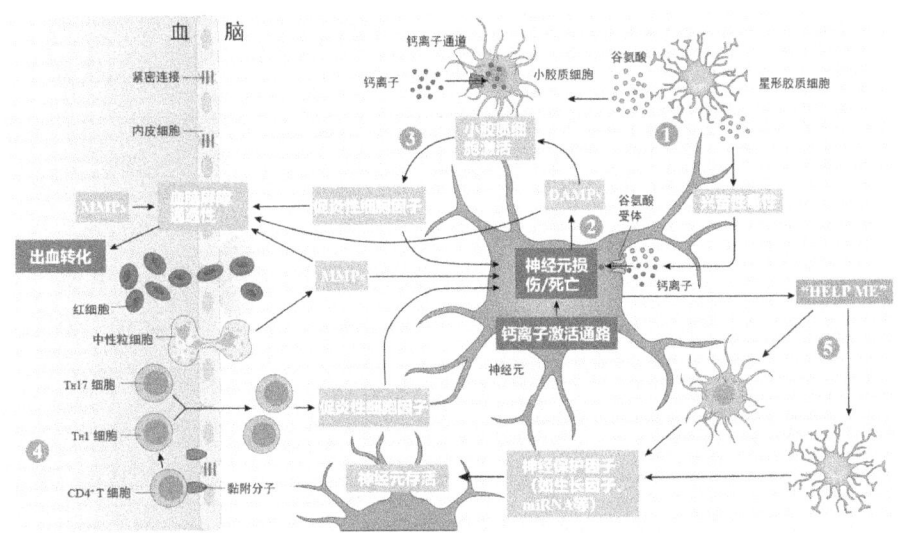

DAMPs，损伤相关分子模式；MMPs，基质金属蛋白酶。
图 17　梗死后细胞内的损伤示意（彩图见彩插 3）
图片来源：FISHER M, SAVITZ S I. Pharmacological brain cytoprotection in acute ischaemic stroke-renewed hope in the reperfusion era. Nat Rev Neurol, 2022, 18（4）: 193-202.

许多靶向缺血级联不同组分的药物已在采用不同方法的、严谨的脑卒中动物模型中展现出有希望的结果，但在临床试验的主要临床终点中没有展现出明确、可重复的疗效。临床前和临床试验之间的障碍是阻碍神经保护剂进步的一大问题，这其中包括临床试验的设计不科学（缺乏盲法、随机化及严谨的样本量预估等）、动物实验模型的不足（实验动物年轻、缺乏脑卒中共患病等）、临床中用药时间较晚、结局评价有差异等。其中，保证充足的血运支持神经保护药物进入缺血脑组织至关重要，这也使得再灌注治疗为神经保护疗法带来了新的曙光。卒中治疗学术工业圆桌会议（stroke treatment academic industry roundtable, STAIR）曾对神经保护的研究提出了三大方向：必须是多靶点治疗作用的药物；将临床前研究修订为临床前试验，并按照临床试验的方法学研究来进行；最后，将神经保护剂和再灌注治疗理论相结合，确保药物可以有效进入缺血组织。

在 STAIR 原则的指导下，过去 2 年神经保护剂出现了两个令人兴奋的进展：一是来自加拿大的 ESCAPE-NA1 研究，另一个就是 TASTE 研究。

ESCAPE-NA1 研究是一项多中心、双盲、随机、安慰剂对照的Ⅲ期临床试验，探究了 nerinctide（NA-1）在接受再灌注治疗的患者中的有效性和安全性。该药物通过干扰 PSD-95 与神经毒性信号蛋白之间的相互作用而抑制神经元兴奋性毒性信号的传递，曾在临床前研究中展现出良好的治疗效应。ESCAPE-NA1 试验入组了 1105 例 12 小时内接受机械取栓治疗的缺血性脑卒中患者，在整个入组人群中 NA-1 组相比安慰剂组未能显示出更好的功能结局。但在未接受 rt-PA 的亚组，NA-1 组预后良好率显著高于安慰剂组（59.3% vs. 49.8%，RR 1.19，95%CI 1.01～1.41），这可能是由于 rt-PA 对 NA-1 的降解作用阻碍了药效的发挥。TASTE 研究采用的药物则是由依达拉奉和右莰醇两种成分组成的多靶点神经保护剂依达拉奉右莰醇。其中，依达拉奉可清除多种自由基，右莰醇可以抑制缺血导致的炎性细胞因子 TNF-α、IL-1β 的表达和致炎蛋白 COX-2、iNOS 的表达，抑制谷氨酸兴奋性毒性。经过科学严谨的配比筛选过程，最终确定依达拉奉和右莰醇配比为 4∶1 时能发挥最佳的神经保护作用。1165 例发病 48 小时内的急性脑卒中患者随机分为依达拉奉右莰醇组（n=585）和依达拉奉组（n=580），依达拉奉右莰醇组第 90 天 mRS 评分为 0～1 分的受试者比例显著高于依达拉奉组，分别为 67.18% 和 58.97%（OR 1.42，95%CI 1.12～1.81，P=0.004）。亚组分析表明，女性患者比男性患者受益更多（OR 2.26，95%CI 1.49～3.43 vs. OR 1.14，95%CI 0.85～1.52）。因此该试验的结论是在缺血性脑卒中后 48 小时内使用依达拉奉右莰醇和依达拉奉时，依达拉奉右莰醇组患者 90 天的功能独立的比例优于依达拉奉组，特别是女性患者。基于 TASTE 研究显示出的良好疗效，依达拉奉右莰醇已于 2020 年在国内获批上市，神经保护剂真正在循证医学上突破了临床转化障碍。但是该试验未纳入静脉溶栓和血管内治疗的患者，限制了其结论的外推性。

总之，在沉寂了多年以后，神经保护剂在再灌注治疗的帮助下迎来了新的希望，也值得更多的研究和探讨。

（熊云云　整理）

急性缺血性脑卒中动脉取栓治疗新观点

脑卒中是严重危害人类身心健康的主要疾病，其中缺血性脑卒中占比高达 80%，具有高发病率、高致残率、高复发率、高死亡率等特点（年龄标化患病率为 819.5/10 万，年龄标化发病率为 92.4/10 万，年龄标化死亡率为 44.2/10 万），目前已成为我国致残、致死的第一大病因。大血管闭塞（LVO）导致的急性缺血性脑卒中通常起病急、病情重、预后差，其死亡率可达 15.3%～40.0%。近年来，在 LVO 导致的急性缺血性脑卒中领域，国内外学者进行了更加深入的探索，包括后循环梗死取栓、超时间窗梗死取栓、桥接治疗、反桥接治疗等。这些高质量循证医学证据的发表，对目前的临床实践具有重要的指导意义。

61. 急性 LVO 的影像学评估

（1）前循环梗死影像学评估

1）梗死范围的评估

Alberta 脑卒中项目早期 CT 评分（Alberta stroke program early CT score，ASPECTS）（表 13）是评价急性缺血性脑卒中患者早期缺血性改变的方法，属于加权的梗死体积评分。其可以用来评价患者梗死范围，已经广泛应用于临床实践及大型临床研究。

前循环 ASPECTS 利用非强化 CT 平扫（Non-Contrast CT，NCCT），将大脑中动脉供血区分为 10 个亚区进行定量评估（图 18）。满分共 10 分，梗死每累及一个区域即减 1 分。扣分标准：核团层面所属区域存在低密度灶，即扣除该区域得分；核团以上层面区域低密度灶面积 ≥ 1/3 所属区域面积时，扣 1 分。ASPECTS ＞ 7 分时提示患者 3 个月后很有希望独立生活，而评分 ≤ 7 分时提示患者预后较差。

表 13 前循环 ASPECTS

核团层面（丘脑和纹状体平面）
　　尾状核（C）
　　豆状核（L）
　　内囊（IC）
　　核团以上层面（核团水平以上 2 cm）
岛叶皮质（I）
　　大脑中动脉前皮质区（M1）
　　大脑中动脉岛叶外侧皮质区（M2）
　　大脑中动脉后皮质区（M3）
　　M1 上方的大脑中动脉皮质（M4）
　　M2 上方的大脑中动脉皮质（M5）
　　M3 上方的大脑中动脉皮质（M6）

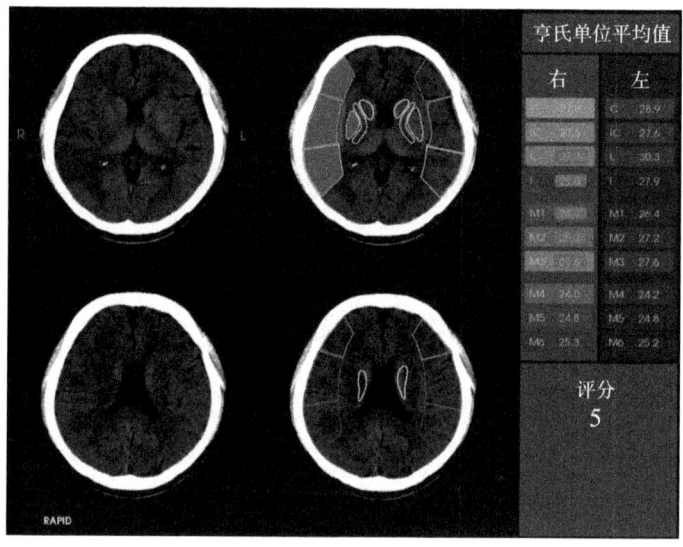

图 18　1 例急性缺血性脑卒中患者的 ASPECTS（5 分）（彩图见彩插 4）

2）梗死核心及缺血半暗带的评估

梗死核心大小与患者临床预后密切相关，梗死核心越小，患者预后良好的可能性越大。对于大梗死核心体积的患者，指南尚未推荐血管内介入治疗作为首选治疗方法。然而，大梗死核心合并大缺血半暗带的患者，经过适当筛选，血管内介入治疗同样能显著减少最终的梗死体积，并有改善临床预后的倾向。因此，准确判断梗死核心体积及缺血半暗带成为早期医疗决策的重要影响因素。目前已有研究通过头颅 CT 灌注成像来确定梗死区域及缺血半暗带，以

CBF 小于正常值的 30% 为临界值来评估梗死核心体积，用 Tmax > 6 s 来评估缺血半暗带。RAPID 软件可对 CTP 图像进行后处理以自动判读 CBF 与 Tmax，得到量化的影像学数据，在临床工作中辅助快速诊断（图 19、图 20）。

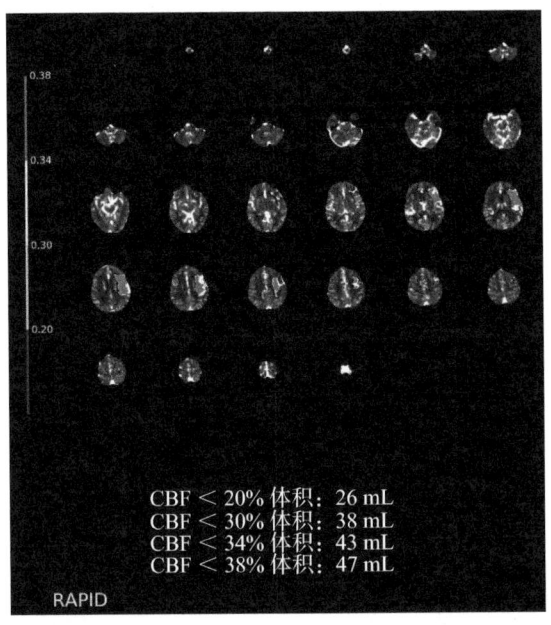

图 19　1 例急性缺血性脑卒中患者利用 RAPID 软件评估梗死核心体积（38 mL）（彩图见彩插 5）

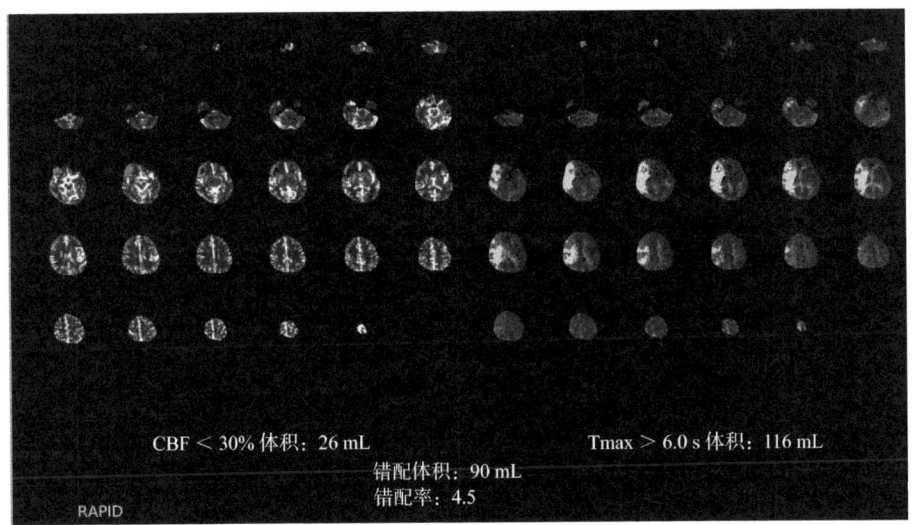

图 20　1 例急性缺血性脑卒中患者利用 RAPID 软件评估缺血半暗带体积（90 mL）（彩图见彩插 6）

3）侧支代偿的评估

侧支循环同样与患者的临床预后紧密相关。目前尚无统一的关于侧支循环评估的定量体系，尽管有各种评估量表，但其预测价值、信度和效度仍有待进一步验证。目前常应用美国介入和治疗神经放射学学会/介入放射学学会（American Society of Interventional and Therapeutic Neuroradiology/Society of Interventional Radiology，ASITN/SIR）侧支分级系统（表14）来评估侧支代偿。侧支代偿的评估对血管内介入治疗极为重要，但目前最佳的侧支评估系统仍有待进一步探究。

表14 ASITN/SIR 侧支分级系统

分级	血管造影表现
0级	缺血区无侧支循环形成（无）
1级	缓慢的侧支血流到缺血周边区域，伴持续的灌注缺陷（不完全，慢）
2级	快速的侧支血流到缺血周边区域，缺血区有部分血流灌注（不完全，快）
3级	静脉晚期可见缺血区有缓慢但完全的侧支循环血液充盈（完全，慢）
4级	侧支循环快速而完全地充盈缺血区（完全，快）

4）再灌注成功的影像学评估

LVO 患者再灌注的程度与其临床功能预后密切相关。既往各大临床试验中，再灌注程度通常根据改良脑梗死溶栓（modified thrombolysis in cerebral infarction，mTICI）分级进行判定（图21）。目前，再灌注成功包括 mTICI 2b 级（血流灌注 ≥ 50% 远端缺血区）和 mTICI 3 级（远端缺血区血流完全恢复灌注）。亦有学者提出将 mTICI 2c 级（除了少许远端皮质动脉慢血流或者可见小的皮质动脉栓塞，远端缺血区几乎完全恢复灌注，即血流灌注率为 90%～99%）定义为成功再灌注。因为有研究表明，与 mTICI 2b 级患者相比，mTICI 2c 级患者可能会有更好的临床及影像学预后。基于血管内介入治疗的特殊性，过分追求完美灌注可能会增加相关医源性并发症的发生风险。因此对于再灌注成功的定义仍需进一步的临床试验进行验证。

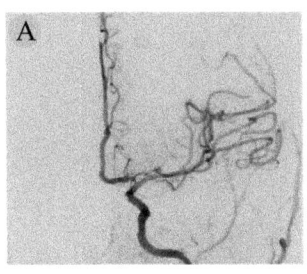 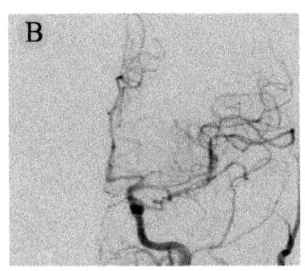 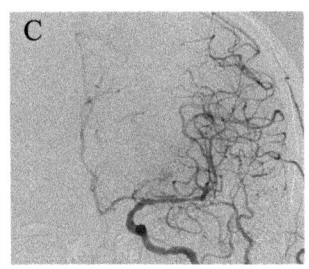

A.mTICI 2b 级；B.mTICI 2c 级；C.mTICI 3 级。
图 21　改良脑梗死溶栓分级

（2）后循环梗死影像学评估

对于后循环 LVO 所致的急性缺血性脑卒中，主要使用 PC-ASPECTS 对梗死核心大小进行影像学评估。利用 NCCT 将后循环供血区分为 4 个部分：双侧丘脑、双侧小脑、双侧大脑后动脉供血区及中脑和脑桥。与前循环 ASPECTS 相同，满分为 10 分。扣分标准为双侧小脑、双侧丘脑及双侧大脑后动脉供血区各 1 分，中脑和脑桥各 2 分。目前已有多项后循环机械取栓研究采用 PC-ASPECTS 作为术前影像学评估标准或术后影像学终点事件。然而后循环 PC-ASPECTS 仍需要进一步的高质量循证医学证据的支持。

除 PC-ASPECTS 外，脑桥－中脑指数评分系统也逐渐被应用于临床与科研中。脑桥－中脑指数是用于评价后循环梗死所致不可逆性缺血的一种半定量方法，评分范围为 0～8 分，评分越高提示后循环梗死负荷越重，其具体评分标准见表 15。

表 15　后循环大血管闭塞脑桥－中脑指数评分

位置	评估方式
脑桥左侧	0 分：无低密度；1 分：低密度面积＜50%；2 分：低密度面积≥50%
脑桥右侧	0 分：无低密度；1 分：低密度面积＜50%；2 分：低密度面积≥50%
中脑左侧	0 分：无低密度；1 分：低密度面积＜50%；2 分：低密度面积≥50%
中脑右侧	0 分：无低密度；1 分：低密度面积＜50%；2 分：低密度面积≥50%

62. 前循环 LVO 的血管内介入治疗

（1）时间窗内取栓研究

2015 年，*The New England Journal of Medicine* 杂志发表了 5 项有关前循环 LVO 的取栓治疗随机对照研究，包括 MR CLEAN 研究、SWIFT PRIME 研究、EXTEND-IA 研究、ESCAPE 研究及 REVASCAT 研究。这 5 项研究均证明，在发病时间窗内，经过合理筛选的前循环 LVO 导致急性缺血性脑卒中患者可以从机械取栓治疗中显著获益。随后的 Meta 分析对这 5 项研究进行了汇总分析——多项血管内治疗脑卒中试验再灌注高效评价（highly effective reperfusion evaluated in multiple endovascular stroke trials, HERMES）。Meta 分析显示，对于存在血管内介入治疗适应证的患者，尽早实施机械取栓治疗能得到更好的临床预后。此外，合理的颅脑影像学检查可以快速判断 LVO 部位、评估侧支循环、识别梗死核心区域及缺血半暗带，能够在短时间内筛选出可通过血管内介入治疗获益的目标人群，同时除外颅内出血及颅内占位等病变。因此初筛为缺血性脑卒中的患者入院后应尽快完善颅脑影像学评估，缩短从入院到完成影像学评估的时间，符合指南推荐的标准化治疗流程。

（2）超时间窗取栓研究

1）组织窗评估的超时间窗取栓研究

对于超时间窗的 LVO 患者，延长机械取栓时间窗及是否能从中获益，目前的多项研究证明了影像学评估的决定性作用。DAWN 研究及 DEFUSE3 研究证实采用影像学评估的梗死核心和缺血半暗带作为患者的筛选标准从而延长机械取栓治疗时间窗是可行的。其中经影像学评估后有一定比例的小梗死核心，这种临床症状与梗死体积错配是预测治疗效果非常重要的独立因素。然而，目前临床实践中影像后处理软件之间可能存在异质性，会低估或者高估梗死核心和缺血半暗带，导致临床决策者做出相反的决定。因此，如何提高图像后处理软件的精准度及不同软件之间的同质性也是未来研究的重点。

2）侧支代偿评估的超时间窗取栓研究

考虑到图像后处理软件之间的异质性，已有临床研究对如何避免不同后处理软件之间的差异进行了深入探索。

MR CLEAN-LATE 研究是一项前瞻性、多中心、开放标签、随机对照试验，使用盲法评估终点事件，该研究以闭塞病变远端侧支代偿作为超时间窗取栓的评估标准。研究入组标准：①年龄≥18岁；②头颅 CTA 或 MRA 评估颈内动脉颅内段、大脑中动脉 M1 段或 M2 段闭塞；③脑卒中发病或距最后正常时间为 6～24 小时；④CTA 检查（单时相 CTA 或多时相 CTA 的动脉相）提示患侧大脑中动脉供血区存在侧支血流，以对侧大脑中动脉供血区为对照，定义为 1 级（侧支血流≤50%但＞0）、2 级（侧支血流＞50%但＜100%）或 3 级（侧支血流 100%）；⑤NIHSS 评分≥2 分。同时，由于该研究的患者正式入组前，DAWN 及 DEFUSE3 研究均已发表阳性结果，故排除了符合 DAWN 及 DEFUSE3 研究入排标准的患者。最终 MR CLEAN-LATE 研究共纳入 535 例患者（取栓组 255 例，药物治疗组 247 例）。研究结果显示，取栓组 90 天 mRS 评分优于药物治疗组（调整后 OR 1.67，95%CI 1.20～2.32）（图 22），两组间全因死亡率无显著差异（24% $vs.$ 30%，调整后 OR 0.72，95%CI 0.44～1.18），但取栓组的症状性颅内出血发生率更高（7% $vs.$ 2%，调整后 OR 4.59，95%CI 1.49～14.10）。

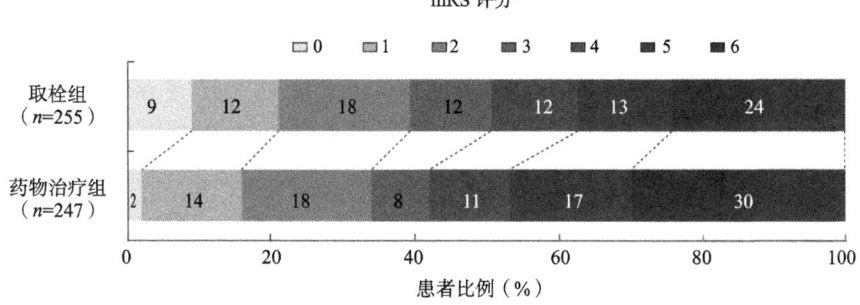

图 22　MR CLEAN-LATE 研究的主要结局对比（彩图见彩插 7）

图片来源：OLTHUIS S G H, PIRSON F A V, PINCKAERS F M E, et al. Endovascular treatment versus no endovascular treatment after 6-24 h in patients with ischaemic stroke and collateral flow on CT angiography（MR CLEAN-LATE）in the Netherlands: a multicentre, open-label, blinded-endpoint, randomised, controlled, phase 3 trial. Lancet, 2023, 401（10385）: 1371-1380.

由 MR CLEAN-LATE 的研究结果可以得出，存在侧支血流的前循环 LVO 患者，发病后或距最后正常时间 6～24 小时进行机械取栓治疗是安全且有效的。因此，在忽略梗死核心/缺血半暗带对患者筛选的影响后，单独使用 CT 灌注成像评估侧支血流作为患者的筛选标准从而延长机械取栓的治疗时间窗是可行的。单独使用影像学评估侧支血流进而筛选超时间窗前循环 LVO 患者进行机械取栓，可能是未来临床实践中减少各医学中心与不同图像后处理软件之间异质性的新方法。

3）NCCT 评估的超时间窗取栓研究

由于在全球的不同医疗中心，急诊 MRI 与 CT 灌注成像尚未普及，因此急诊取栓的术前影像学评估存在巨大挑战。如何简化急诊取栓治疗的术前影像学评估，是目前的研究重点之一。

CLEAR 研究是一项前瞻性、多中心队列研究，该研究采用急诊取栓术前 NCCT 成像、CT 灌注成像与 MRI 进行分类，比较不同影像学评估方式之间的差异。研究入组标准：①NIHSS 评分≥6 分；②颈内动脉颅内段、大脑中动脉 M1 段或 M2 段闭塞；③脑卒中发病或最后正常时间 6～24 小时；④发病前 mRS 评分≤2 分。最终 CLEAR 研究共纳入 1604 例患者（NCCT 组 534 例，CT 灌注组 752 例，MRI 组 318 例）。研究结果显示，NCCT 组与 CT 灌注组（调整后 *OR* 0.95，95%*CI* 0.77～1.17）、NCCT 组与 MRI 组（调整后 *OR* 0.95，95%*CI* 0.8～1.13）之间的 90 天 mRS 评分均无显著差异（图 23）。值得注意的是，独立功能预后（90 天 mRS 评分 0～2 分）方面，NCCT 组与 CT 灌注组之间无显著差异（41.2% *vs.* 44.3%，调整后 *OR* 0.90，95%*CI* 0.7～1.16），与 NCCT 组相比，MRI 组的独立功能预后比例更低（38.7% *vs.* 41.2%，调整后 *OR* 0.79，95%*CI* 0.64～0.98）。安全性结局方面，3 组间症状性颅内出血风险（8.1% *vs.* 5.8% *vs.* 4.7%）与 90 天死亡率（23.4% *vs.* 21.1% *vs.* 19.5%）均无显著差异。

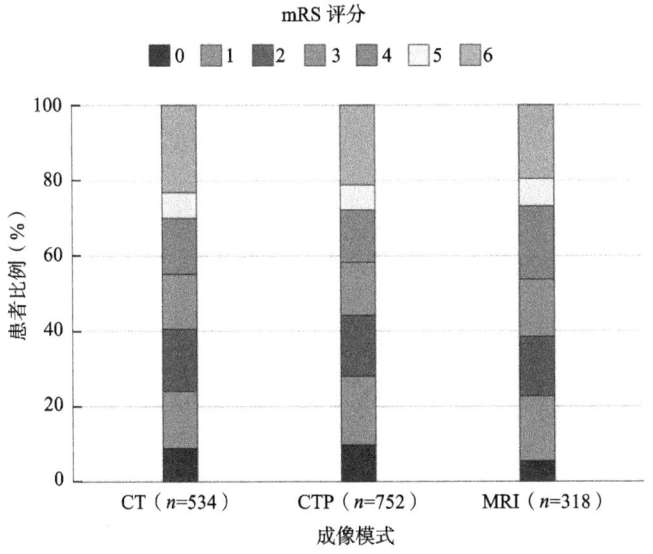

图 23　CLEAR 研究的主要结局对比（彩图见彩插 8）

图片来源：NGUYEN T N, ABDALKADER M, NAGEL S, et al. Noncontrast computed tomography *vs* computed tomography perfusion or magnetic resonance imaging selection in late presentation of stroke with large-vessel occlusion. JAMA Neurol, 2022, 79（1）：22-31.

由 CLEAR 研究可以得出，NCCT 用于急诊取栓治疗术前影像学评估是安全有效的，其与 CT 灌注或 MRI 评估相比，对患者良好功能预后的影响无显著差异，甚至在部分患者中临床获益更显著。该研究为简化急诊取栓治疗的术前影像学评估提供了新思路，但仍需在未来的前瞻性、多中心、随机对照研究中进一步证实。

4）发病超过 24 小时的取栓研究

来自 DEFUSE3 研究的亚组分析提示，部分患者在发病超过 24 小时后仍有持续存在的缺血半暗带，且与随后的梗死进展和较差功能预后相关，然而单独的影像学证据并不能证实其再灌注治疗的获益。此外，在发病超过 24 小时的患者中，由于其缺血时间过长导致血脑屏障受损，接受再灌注治疗可能会增加其再灌注损伤的风险。因此，对于这部分超晚时间窗的患者，接受机械取栓治疗是否能获益仍不明确。目前已有研究对发病 24 小时后接受机械取栓治疗的安全性和有效性进行探索。

近期发表的 SELECT Late 研究是一项多中心、回顾性、观察性队列研究，以发病超过 24 小时的前循环 LVO 患者为研究对象，探究超晚时间窗机械取栓治疗的安全性和有效性。研究入组标准：①年龄≥18 岁；②颈内动脉颅内段、大脑中动脉 M1 段或 M2 段闭塞；③脑卒中发病或距最后正常时间＞24 小时。影像学入组标准：CT 灌注错配体积大于 10 mL 且错配比≥1.2。最终 SELECT Late 研究共纳入 301 例患者（取栓组 185 例，药物治疗组 116 例）。经倾向评分加权后的主要结局显示，取栓组的 90 天良好功能预后（mRS 评分为 0～2 分）显著优于药物治疗组（调整后 OR 4.56，95%CI 2.28～9.09）（图 24）。安全性结局方面，取栓组有更高的症状性颅内出血风险（10.1% vs. 1.7%，调整后 OR 10.65，95%CI 2.19～51.69），但取栓组死亡率更低（26% vs. 41%，调整后 OR 0.49，95%CI 0.27～0.89）。

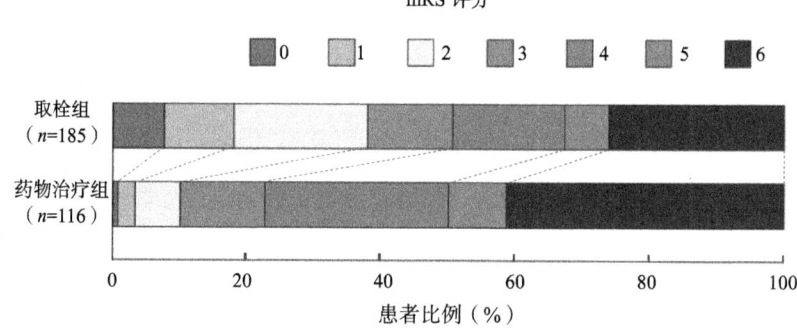

图 24　SELECT Late 研究的主要结局对比（彩图见彩插 9）

图片来源：SARRAJ A，KLEINIG T J，HASSAN A E，et al. association of endovascular thrombectomy vs medical management with functional and safety outcomes in patients treated beyond 24 hours of last known well：the SELECT late study. JAMA Neurol，2023，80（2）：172-182.

SELECT Late 研究初步证实了发病超过 24 小时的前循环 LVO 患者接受急诊治疗的安全性与有效性，提示这类患者在接受合适的影像学筛选后进行机械取栓治疗具有可行性。然而，因该研究为回顾性研究，未来仍需要进一步的前瞻性、多中心、大样本量、随机对照研究对其结果进行验证。对于发病超过 24 小时的前循环 LVO 患者，如何筛选出适合接受机械取栓治疗的对象同样是未来的研究重点。

63. 前循环 LVO 的桥接治疗与反桥接治疗

（1）前循环 LVO 的桥接治疗

1）阿替普酶静脉溶栓桥接治疗

早期有关前循环 LVO 的取栓研究，多采用静脉溶栓桥接机械取栓治疗的方式。机械取栓前应用阿替普酶静脉溶栓可以对缺血区域进行早期再灌注，也可以溶解机械取栓后残留的远端血栓。然而，桥接治疗可能会延缓患者再灌注的时间，并且对位于近端血管的大血栓，静脉溶栓可能会诱发靶血栓破裂，引起破裂的小栓子栓塞远端血管，从而使机械取栓过程变得更加复杂。

近年来相继发表了 6 项桥接治疗前循环 LVO 的临床研究，包括 DIRECT-MT 研究、MR CLEAN-NO Ⅳ 研究、SKIP 研究、DEVT 研究、SWIFT DIRECT 研究及 DIRECT-SAFE 研究。6 项研究均为前瞻性、多中心、开放标签、随机对照、盲法评估、非劣效性临床试验，主要结局为 90 天 mRS 评分或良好功能预后（mRS 评分为 0～2 分），安全终点为 90 天内全因死亡、颅内出血、非靶血管区新发脑梗死等。其中，阿替普酶静脉溶栓可在机械取栓术前进行，也可在机械取栓术中进行（包括机械取栓成功重建血运的情况）。然而，6 项研究结果不尽相同：2 项研究提示直接机械取栓不劣于阿替普酶静脉溶栓桥接治疗（来自中国的 DIRECT-MT 研究与 DEVT 研究），3 项研究未能显示出非劣效性（来自欧洲的 MR CLEAN-NO Ⅳ 研究、国际性的 DIRECT-SAFE 研究与 SWIFT DIRECT 研究），1 项研究统计效能不足，无法证明非劣效性意义。此外，6 项研究结果均表明两组间安全性结局无显著差异，同时直接取栓治疗存在总体再灌注率低的风险，这可能对长期预后产生不利影响。

综合已发表的 6 项临床研究进行了 Meta 分析——IRIS 研究来进一步探究直接机械取栓治疗的非劣效性。IRIS 研究共纳入 2313 例前循环 LVO 患者，其中 1151 例进行直接机械取栓治疗，1159 例进行阿替普酶静脉溶栓桥接治疗。主要结局未发现直接机械取栓的非劣效性（调整后共同 OR 0.89，95%CI 0.76～1.04）（图 25），安全性结局提示直接机械取栓组 90 天内颅内出血风险更低，但两组间症状性颅内出血与 90 天死亡率无显著差异。因此，针对6项临床试验的Meta分析，即IRIS研究未证实前循环LVO直接机械取栓的非劣效性。在临床实践中，对于存在静脉溶栓治疗指征的前循环LVO患者，不应跨过静脉溶栓进行直接机械取栓治疗，桥接治疗仍是目前急诊再灌注的首选治疗方案。

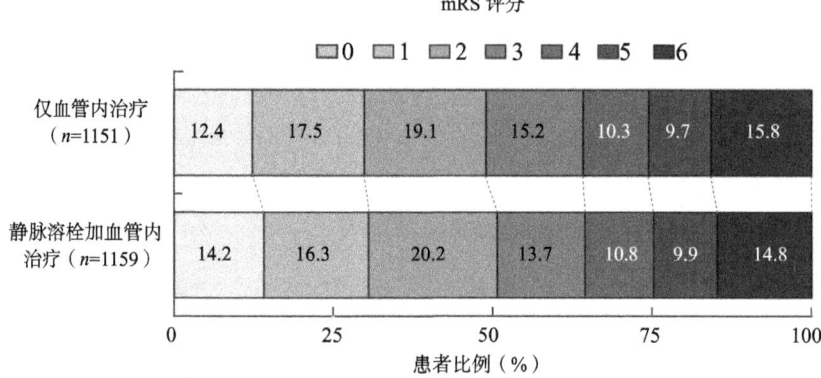

图25　IRIS研究的主要结局对比（彩图见彩插10）

图片来源：MAJOIE C B，CAVALCANTE F，GRALLA J，et al. Value of intravenous thrombolysis in endovascular treatment for large-vessel anterior circulation stroke：individual participant data meta-analysis of six randomised trials. Lancet，2023，402（10406）：965-974.

值得注意的是，除来自中国的2项研究提示直接机械取栓治疗存在非劣效性外，DIRECT-SAFE的亚组分析同样提示在亚洲人群中，直接机械取栓可能获益更大。然而，经桥接治疗的亚洲人群症状性颅内出血的发生率更高，尤其是具有大梗死核心的患者。这可能与亚洲人群的颅内动脉粥样硬化发病率高相关，这些人群中有一定比例的患者需要取栓联合支架植入术，随后的强化抗血小板治疗也可能对症状性颅内出血的发生率及严重程度造成潜在威胁。因此，亚洲人群可能是直接机械取栓治疗的潜在获益人群，但仍需更多临床试验对其进行验证。

2）替奈普酶静脉溶栓桥接治疗

近年来，第三代溶栓药物替奈普酶已逐渐成为急性缺血性脑卒中静脉溶栓治疗的热点药物。由于替奈普酶在药理及药物代谢动力学特性等方面得到了进一步优化，其药物半衰期得以延长，只需单次静脉注射给药而无须静脉点滴维持用药,因此越来越广泛地应用于急性缺血性脑卒中的再灌注治疗中。国内外一系列研究,包括 TRACE 系列、ORIGINAL、TIMELESS、TEMPO-2、AcT 等研究或试验已对替奈普酶的安全性和有效性进行了深入探索,并证实了替奈普酶相较于传统阿替普酶静脉溶栓的非劣效性。在此基础上,多项临床研究开始对急性 LVO 的替奈普酶静脉溶栓桥接治疗进行探索。目前有关替奈普酶静脉溶栓桥接治疗的 EXTEND-IA TNK 研究与 EXTEND-IA TNK Part2 研究结果均已正式发表,2 项研究均为前瞻性、多中心、开放标签、随机对照临床试验,使用盲法评估终点事件。

EXTEND-IA TNK 研究将接受桥接治疗的急性 LVO 患者作为研究对象,比较取栓前桥接替奈普酶与传统阿替普酶静脉溶栓治疗的安全性和有效性。研究共纳入 202 例患者,替奈普酶组与阿替普酶组各 101 例。其中替奈普酶组药物剂量标准为 0.25 mg/kg。研究结果显示,90 天功能预后替奈普酶组显著优于传统阿替普酶组(OR 1.7,95%CI 1.0～2.8)(图 26),两组间安全性结局无显著差异。EXTEND-IA TNK 研究为使用替奈普酶进行桥接治疗提供了高级别循证医学证据,证明了其应用于桥接治疗的安全性和有效性,且优于传统阿替普酶。

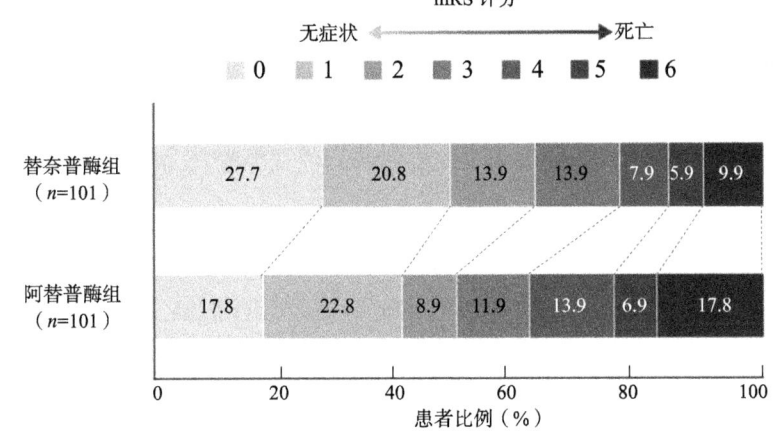

图 26　EXTEND-IA TNK 研究的 90 天功能预后对比(彩图见彩插 11)

图片来源:CAMPBELL B C V, MITCHELL P J, CHURILOV L, et al. Tenecteplase versus alteplase before thrombectomy for ischemic stroke. N Engl J Med, 2018, 378(17):1573-1582.

EXTEND-IA TNK Part2 研究在 EXTEND-IA TNK 研究基础上，进一步探索替奈普酶用于桥接治疗的最佳剂量。研究共纳入 300 例患者，两组各 150 例，其中大剂量组将 0.40 mg/kg 作为剂量标准，小剂量组将 0.25 mg/kg 作为剂量标准。研究结果显示，在 90 天功能预后（调整后 OR 0.96，95%CI 0.74～1.24）（图 27）及安全性结局方面，大剂量组并不优于小剂量组。因此，该研究并未证实大剂量替奈普酶用于桥接治疗具有优势，提示小剂量（0.25 mg/kg）仍是目前首选剂量。

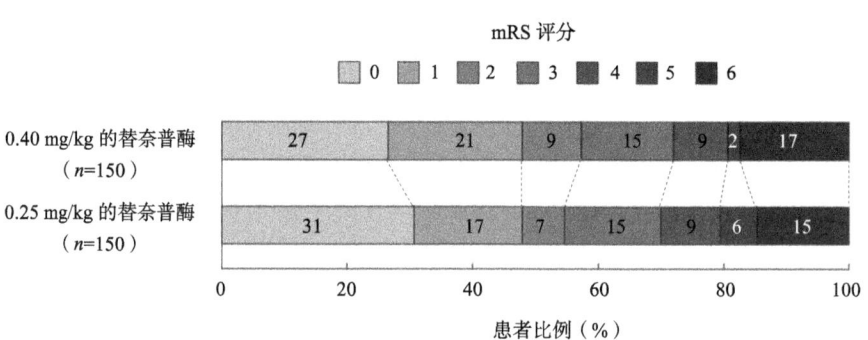

图 27　EXTEND-IA TNK Part2 研究的 90 天功能预后对比（彩图见彩插 12）

图片来源：CAMPBELL B C V，MITCHELL P J，CHURILOV L，et al. Effect of intravenous tenecteplase dose on cerebral reperfusion before thrombectomy in patients with large vessel occlusion ischemic stroke: the EXTEND-IA TNK Part 2 randomized clinical trial. JAMA，2020，323（13）：1257-1265.

目前除已发表的 EXTEND-IA TNK 系列研究外，仍有包括 DIRECT-TNK、TNK-CAT、BRIDGE-TNK 等研究在内的多项已注册的多中心随机对照研究正在进行中。我们期待未来更多的临床研究结果能为后续替奈普酶静脉溶栓桥接治疗增添新的有力证据。

（2）前循环 LVO 的反桥接治疗

来自 HERMES 的 Meta 分析结果表明，尽管有 71% 的患者在接受机械取栓后得到了成功再灌注，但仅有 27% 的患者在 90 天时无残疾发生。微循环再灌注受损可能是机械取栓后不良预后的原因之一。针对微循环再灌注受损，CHOICE 研究进行了反桥接治疗的探索。CHOICE 研究是一项前瞻性、多中心、双盲、安慰剂对照的随机对照临床试验。研究对象为发病 24 小时

急性缺血性脑卒中动脉取栓治疗新观点

内的前循环 LVO 患者，且接受机械取栓治疗后 eTICI 分级为 2b50 级或 3 级。实验组为成功取栓后接受阿替普酶动脉内溶栓反桥接治疗的患者，对照组为成功取栓后接受安慰剂动脉内溶栓反桥接治疗的患者。研究共纳入 121 例患者，其中阿替普酶组 61 例，安慰剂组 52 例。主要研究结果表明，阿替普酶反桥接治疗组的 90 天良好功能预后显著优于安慰剂组（调整后 RD 18.4%，95%CI 0.3% ～ 36.4%）（图 28），安全性结局同样优于安慰剂组。该研究结果提示，成功机械取栓后使用阿替普酶进行反桥接动脉溶栓治疗可能是安全有效的。但考虑到 CHOICE 研究为 Ⅱb 期临床试验，仍需进一步的高质量临床研究对其结果进行验证。目前，来自中国的 PEARL 研究正在进行中，PEARL 研究将进一步探索成功机械取栓后阿替普酶动脉内溶栓反桥接治疗的安全性及有效性，从而为该研究领域提供高级别循证医学证据。

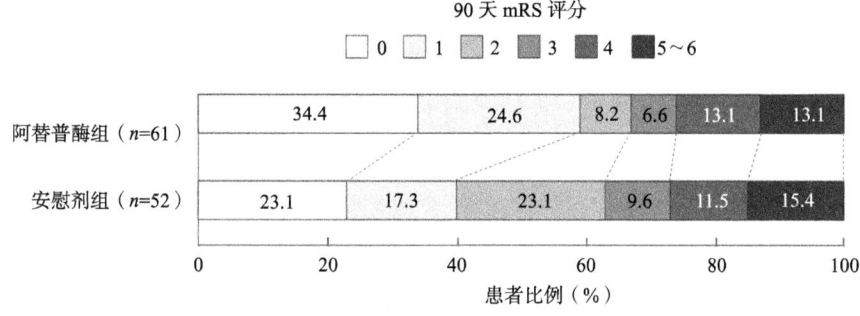

图 28　CHOICE 研究的主要结局对比（彩图见彩插 13）

图片来源：RENU A，MILLAN M，SAN ROMAN L，et al. Effect of intra-arterial alteplase *vs* placebo following successful thrombectomy on functional outcomes in patients with large vessel occlusion acute ischemic stroke：the CHOICE randomized clinical trial. JAMA，2022，327（9）：826-835.

替奈普酶作为新型溶栓药物，已广泛应用于临床与研究中。正在进行的来自中国的 ATTENTION IA 与 BRETIS-TNK Ⅱ 2 项研究，将对替奈普酶反桥接治疗的安全性及有效性进行探索。近期发表的 TRACE-2 研究已充分验证了国产替奈普酶（rhTNK-tPA）在急诊再灌注治疗中的安全性和有效性。来自首都医科大学附属北京天坛医院的缪中荣教授团队，正在开展 1 项应用国产替奈普酶进行成功机械取栓后反桥接治疗的前瞻性、多中心、随机对照临床研究。该研究将进一步为替奈普酶动脉溶栓反桥接治疗提供高级别循证医学证据，填补该研究领域的空白。

此外，既往研究表明，仍有约 25% 的患者在接受机械取栓术后出现无复流情况，这可能与患者的不良功能预后密切相关。针对这一情况，国外两项注册研究（TECNO 研究与 EXTEND-AGNES TNK 研究）以该类患者为研究对象，探索阿替普酶动脉溶栓反桥接治疗能否改善患者功能预后情况。我们期待未来一系列反桥接治疗相关临床研究结果的发表，为这一新治疗方式提供高质量循证医学证据。

64. 后循环 LVO 的血管内介入治疗

目前 4 项后循环 LVO 的机械取栓临床试验结果均已发表，包括 BEST 研究、BASICS 研究、BAOCHE 研究及 ATTENTION 研究。4 项研究均为前瞻性、多中心、开放标签、随机对照临床试验，使用盲法评估终点事件。其中，来自中国的 BAOCHE 研究与 ATTENTION 研究均得到了阳性结果，提示对于后循环 LVO 导致的急性缺血性脑卒中患者，机械取栓治疗能够获得更好的功能预后，且死亡率与药物治疗组相似或低于药物治疗组。来自中国的 BEST 研究，由于跨组率高且入组困难而提前终止，未能证实机械取栓治疗相较于内科药物治疗对于后循环 LVO 患者的优势。国际性的 BASICS 研究同样表明机械取栓治疗与内科药物治疗在良好功能预后结局方面无显著差异。其中 BAOCHE 研究将 PC-ASPECTS 和脑桥-中脑指数作为入排标准之一，通过影像学准确指导入组，而实际入组的患者中有接近 1/3 的患者在入组前进行过头颅 MRI 检查，这使得对入组前对后循环梗死的评估更为准确。这些严格的影像学评估可能与研究取得阳性结果密切相关。同时，BAOCHE 与 ATTENTION 2 项研究，填补了国内外后循环取栓循证医学证据的空白。

然而，考虑到 4 项研究结果的异质性，综合 4 项研究进行了 Meta 分析，进一步探究后循环 LVO 进行机械取栓治疗的安全性和有效性。最终共纳入 988 例患者，其中机械取栓组 556 例，内科药物治疗组 432 例。Meta 分析结果显示,机械取栓治疗相较于内科药物治疗,能够显著改善90天良好功能预后(RR 1.54,95%CI 1.16～2.06,I^2=60%)(图29)。同时,相较于内科药物治疗,机械取栓治疗有更低的90天死亡率(RR 0.77,95%CI 0.66～0.89,I^2=0)和更高的症状性颅内出血风险(RR 8.29,95%CI 2.49～27.66,I^2=0)。因此,对于后循环LVO的急性缺血性脑卒中,机械取栓治疗具有更大的临床获益。然而,这4项研究纳入的人群大部分为亚洲人群,未来仍需在非亚洲人群中进行大规模临床研究对其进行验证。

研究或子组	ET 事件数	总事件数	SMT 事件数	总事件数	总权重	风险比 M-H,随机,95%CI	年份
BEST试验 2020[10]	28	66	21	65	20.8%	1.31[0.84, 2.06]	2020
BASICS试验 2021[11]	68	154	55	146	30.4%	1.17[0.89, 1.54]	2021
ATTENTION试验 2022[12]	104	226	26	114	25.1%	2.02[1.40, 2.91]	2022
BAOCHE试验 2022[13]	51	110	26	107	23.7%	1.91[1.29, 2.82]	2022
总计(95%CI)		556		432	100.0%	1.54[1.16, 2.06]	
总事件数	251		128				

异质性:Tau^2=0.05;Chi^2=7.57,df=3(P=0.06);I^2=60%
总体效应检验:Z=2.95(P=0.003)

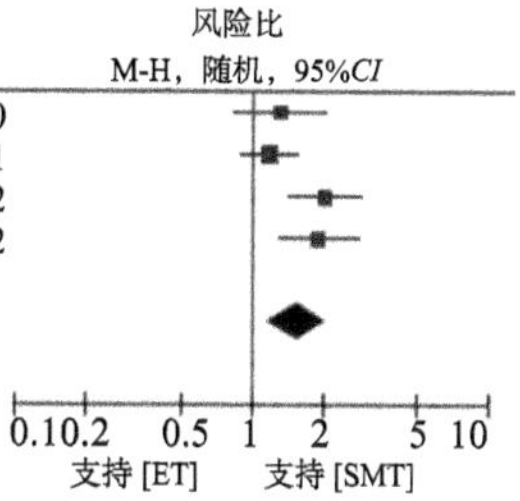

图29 4项后循环取栓研究Meta分析的主要结局对比

图片来源:YU Y, LOU Y, CUI R R, et al. Endovascular treatment versus standard medical treatment for basilar artery occlusion: a meta-analysis of randomized controlled trials. J Neurosurg, 2023, 139(3): 1-9.

对于后循环LVO的机械取栓治疗,BAOCHE研究已将治疗时间窗延长至24小时,且得到了阳性结果。目前我国学者正在进行一项前瞻性、多中心、随机对照临床研究(ANGLE-BAO研究),旨在进一步延长后循环LVO的治疗时间窗至72小时,为后循环梗死超时间窗取栓治疗提供高质量循证医学证据。

65. 大梗死核心的血管内介入治疗

急诊机械取栓治疗适用的梗死核心体积上限是急性LVO机械取栓的关键问题之一,也是目前临床研究的热点之一。目前美国AHA/ASA《急性缺血性卒中早期管理指南(2019年版)》中,对于急诊机械取栓的梗死核心体积定义为ASPECTS≥6分。然而对于ASPECTS<6分或核心梗死体积大于70 mL的大梗死核心患者,美国AHA/ASA指南并未提出明确建议。

目前6项有关前循环大梗死核心的机械取栓治疗临床研究均已发表，包括 RESCUE-Japan LIMIT 研究、TENSION 研究、ANGLE-ASPECT 研究、SELECT2 研究、LASTE 研究与 TESLA 研究。该6项研究均为前瞻性、多中心、开放标签、随机对照临床试验，填补了前循环大梗死核心的机械取栓治疗领域的空白。

（1）RESCUE-Japan LIMIT 研究

入组标准：①年龄≥18岁；② NIHSS 评分≥6分；③脑卒中前 mRS 评分＜2分；④头颅 CTA 或 MRA 评估颈内动脉颅内段或大脑中动脉 M1 段闭塞；⑤距最后正常时间6小时内，或在距最后正常时间6～24小时且 MRI-FLAIR 未显影。影像学入组标准：CT-ASPECTS 或 DWI-ASPECTS 为3～5分。主要终点结局为90天良好功能预后（mRS 评分为0～3分）。最终纳入202例患者，其中机械取栓组100例，药物治疗组102例。主要结局显示：机械取栓组中31例（31.0%）和药物治疗组中13例（12.7%）在90天内得到良好功能预后（*RR* 2.43，95%*CI* 1.35～4.37）（图30）。同时，在安全性结局方面，两组间症状性颅内出血风险（9.0% *vs.* 4.9%，*RR* 1.84，95%*CI* 0.64～5.29）与两组间90天死亡率（18.0% *vs.* 23.5%，*RR* 0.77，95%*CI* 0.44～1.32）均无显著差异，然而机械取栓组的任意颅内出血风险显著高于药物治疗组（58.0% *vs.* 31.4%，*RR* 1.85，95%*CI* 1.33～2.58）。

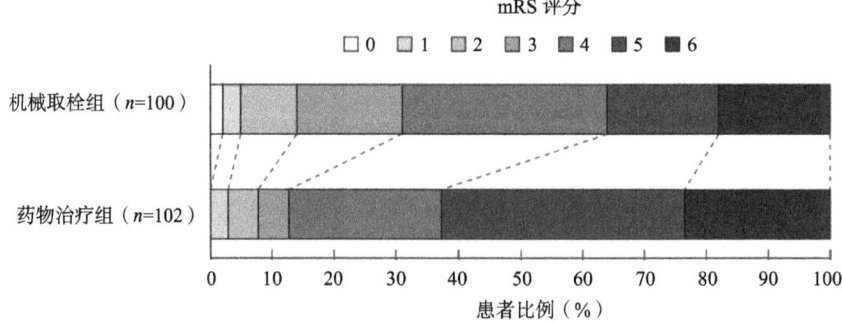

图30　RESCUE-Japan LIMIT 研究的主要结局对比（彩图见彩插14）

图片来源：YOSHIMURA S, SAKAI N, YAMAGAMI H, et al. Endovascular therapy for acute stroke with a large ischemic region. N Engl J Med, 2022, 386(14): 1303-1313.

（2）TENSION 研究

入组标准：①年龄≥18岁；② NIHSS 评分＜26分；③脑卒中前 mRS 评分≤2分；④头颅 CTA 或 MRA 评估颈内动脉颅内段或大脑中动脉 M1 段闭塞；⑤距发病或最后正常时间 12 小时内。影像学入组标准：CT-ASPECTS 或 DWI-ASPECTS 为 3～5 分。主要研究结局为平均 90 天 mRS 评分。最终纳入 253 例患者，其中机械取栓组 125 例，药物治疗组 128 例。研究结果显示：机械取栓组中 21 例（17%）和药物治疗组中 3 例（2%）90 天 mRS 评分达 0～2 分（调整后共同 OR 7.16，95%CI 2.12～24.21）（图31）。同时，在安全性结局方面，机械取栓组有更低的死亡率（40% vs. 51%，HR 0.67，95%CI 0.46～0.98），两组间症状性颅内出血风险无差异（5% vs. 5%）。

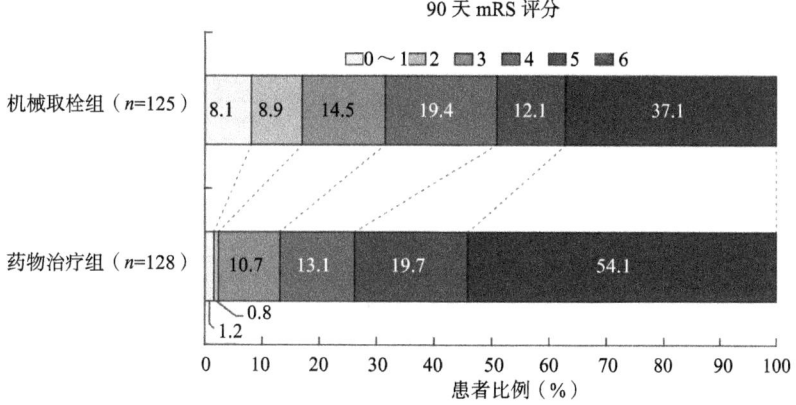

图 31　TENSION 研究的主要结局对比（彩图见彩插 15）

图片来源：BENDSZUS M，FIEHLER J，SUBTIL F，et al. Endovascular thrombectomy for acute ischaemic stroke with established large infarct：multicentre，open-label，randomised trial. Lancet，2023，402（10414）：1753-1763.

（3）ANGLE-ASPECT 研究

入组标准：①年龄为 18～80 岁；② NIHSS 评分为 6～30 分；③脑卒中前 mRS 评分＜2 分；④头颅 CTA 或 MRA 评估颈内动脉颅内段和（或）大脑中动脉 M1 段闭塞；⑤ CT-ASPECTS 或 DWI-ASPECTS 为 3～5 分；⑥距发病或最后正常时间 24 小时内。影像学入组标准：①距发病或最后正常时间24小时内，若CT-ASPECTS为3~5分，则对梗死核心体积无限制；②若CT-ASPECTS为0~2分，则梗死核心体积为70~100 mL；③距发病或最后正常时间6~24小时，CT-ASPECTS>5分，则梗死核心体积为70~100 mL。主要研究结局为平均90天mRS评分。最终纳入455例患者，其中机械取栓组230例，药物治疗组225例。研究结果显示：机械取栓组中69例（30%）和药物治疗组中26例（11.6%）90天mRS评分达0~2分（共同OR 2.62，95%CI 1.69~4.06）（图32）。同时在安全性结局方面，两组间症状性颅内出血风险（6.1% vs. 2.7%，OR 2.07，95%CI 0.79~5.41）与两组间90天死亡率（21.7% vs. 20.0%，OR 1.00，95%CI 0.65~1.54）均无显著差异，然而机械取栓组的任意颅内出血风险显著高于药物治疗组（49.1% vs. 17.3%，OR 1.00，95%CI 1.91~3.84）。

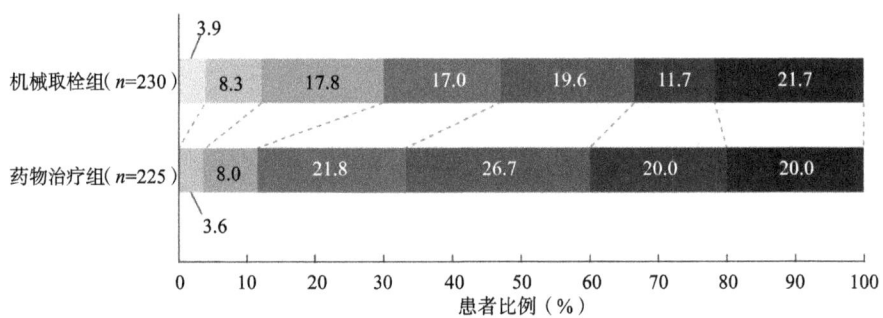

图32 ANGLE-ASPECT研究的主要结局对比（彩图见彩插16）

图片来源：HUO X，MA G，TONG X，et al. Trial of endovascular therapy for acute ischemic stroke with large infarct. N Engl J Med，2023，388（14）：1272-1283.

（4）SELECT2研究

入组标准：①年龄18~85岁；②脑卒中前mRS评分<2分；③头颅CTA或MRA评估颈内动脉和（或）大脑中动脉M1段闭塞；④距发病或最后正常时间24小时内。影像学入组标准：CT-ASPECTS为3~5分，或梗死核心体积≥50 mL。主要研究结局为平均90天mRS评分。最终纳入352例患者，其中机械取栓组178例，药物治疗组174例。研究结果显示：机械

取栓组 177 例中 36 例（20.3%）和药物治疗组 171 例中 12 例（7.0%）90 天 mRS 评分达 0～2 分（RR 2.97，95%CI 1.60～5.51）（图 33）。同时，在安全性结局方面，两组间症状性颅内出血风险（0.6% vs. 1.1%，RR 0.49，95%CI 0.04～5.36）与两组间 90 天死亡率（38.4% vs. 41.5%，RR 0.91，95%CI 0.71～1.18）均无显著差异，然而机械取栓组的早期神经系统功能恶化发生率更高（24.7% vs. 15.5%，RR 1.59，95%CI 1.03～2.45）。

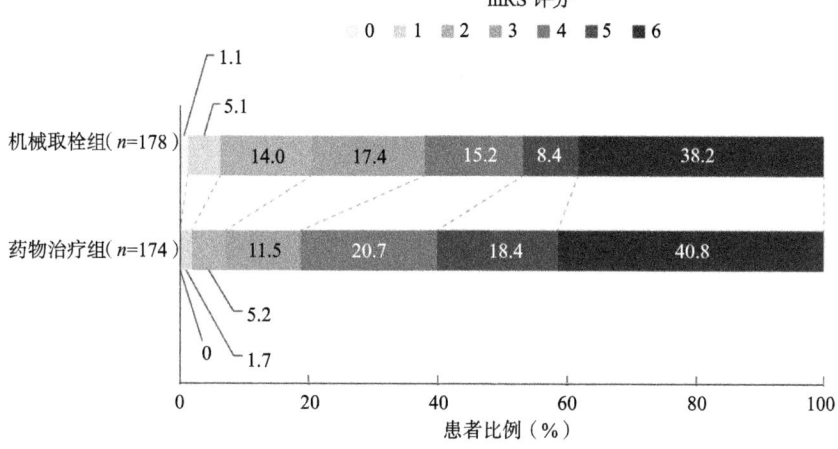

图 33　SELECT2 研究的主要结局对比（彩图见彩插 17）

图片来源：SARRAJ A, HASSAN A E, ABRAHAM M G, et al. Trial of endovascular thrombectomy for large ischemic strokes. N Engl J Med, 2023, 388（14）：1259-1271.

（5）LASTE 研究

入组标准：①年龄≥ 18 岁；② NIHSS 评分≥ 6 分；③脑卒中前 mRS 评分＜ 2 分；④头颅 CTA 或 MRA 评估颈内动脉颅内段和（或）大脑中动脉 M1 段闭塞；⑤距发病时间 6.5 小时内，或最后正常时间 24 小时内且 MRI-FLAIR 未显影。影像学入组标准：CT-ASPECTS 为 0～5 分（年龄 80 岁以上 CT-ASPECTS 为 4～5 分）。主要研究结局为平均 90 天 mRS 评分。最终纳入 324 例患者，其中机械取栓组 159 例，药物治疗组 165 例。研究结果显示：机械取栓组 158 例中 21 例（13.3%）和药物治疗组 164 例中 8 例（4.9%）90 天 mRS 评分达 0～2 分（OR 1.63，95%CI 1.29～2.06）（图 34）。同时在安全性结局方面，两组间症状性颅内出血风险（9.6% vs. 5.7%，OR 1.73，

95%*CI* 0.78～4.68）与两组间 90 天死亡率（36.1% *vs.* 55.5%，*OR* 0.65，95%*CI* 0.50～0.84）均无显著差异，且两组间早期神经系统功能恶化无显著差异（32.0% *vs.* 36.1%，*OR* 0.89，95%*CI* 0.64～1.21）。

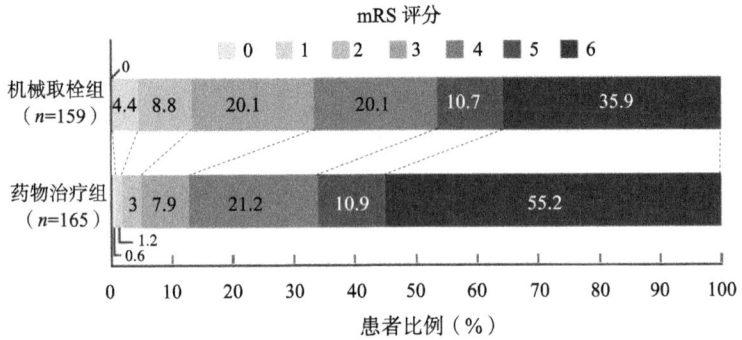

图 34　LASTE 研究的主要结局对比（彩图见彩插 18）

图片来源：COSTALAT V，JOVIN T G，ALBUCHER J F，et al. Trial of thrombectomy for stroke with a large infarct of unrestricted size. N Engl J Med，2024，390（18）：1677-1689.

（6）TESLA 研究

入组标准：①年龄为 18～85 岁；② NIHSS 评分≥6 分；③脑卒中前 mRS 评分＜2 分；④头颅 CTA 评估颈内动脉颅内段或大脑中动脉 M1 段闭塞；⑤距发病或最后正常时间 24 小时内。影像学入组标准：CT-ASPECTS 为 2～5 分。主要研究结局为平均 90 天 mRS 评分。最终纳入 300 例患者，其中机械取栓组 152 例，药物治疗组 148 例。研究结果显示：机械取栓组 151 例中 22 例（14.6%）和药物治疗组 146 例中 13 例（8.9%）90 天 mRS 评分达 0～2 分（*RR* 1.64，95%*CI* 0.86～3.12）（图 35）。同时，在安全性结局方面，两组间症状性颅内出血风险（4.0% *vs.* 1.3%，*RR* 2.96，95%*CI* 0.61～14.43）与两组间 90 天死亡率（35.3% *vs.* 33.3%，*RR* 1.06，95%*CI* 0.77～1.45）均无显著差异，且两组间早期神经系统功能恶化无显著差异（15.3% *vs.* 16.1%，*RR* 0.95，95%*CI* 0.56～1.60）。

这 6 项针对前循环大梗死核心机械取栓的研究结果，证实了经合理筛选的前循环大梗死核心患者，接受机械取栓治疗能够改善其神经功能预后，填补了该研究领域的空白。其中，除来自美国的 TESLA 研究外，其余 5 项研究均得出了阳性结果，提示机械取栓治疗前循环大梗死核心患者可显著改善神经功能预后。究其原因，其余研究采用 CT 联合 MRI 或 CT 灌注成像等多种影像学评估方式，而 TESLA 研究的影像学入组标准仅采用了非增强 CT 平扫，可能将一部分不存在缺血半暗带的患者纳入研究。因此，如何应用影像学检查合理筛选前循环大梗死核心患者将是未来临床与科研的重点。

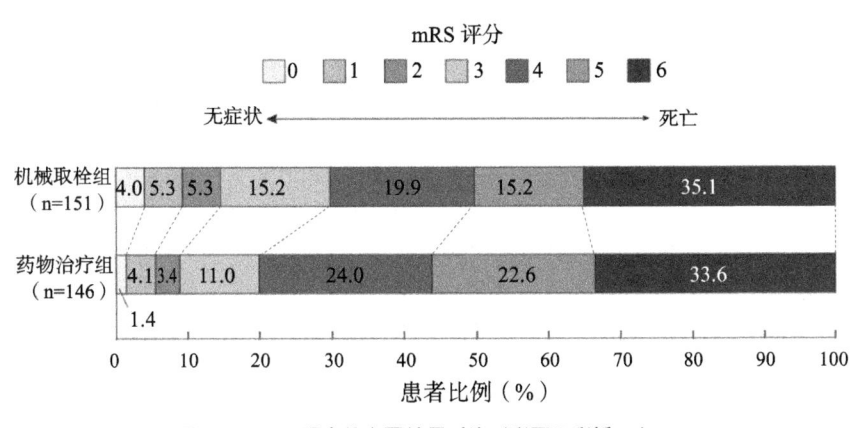

图 35　TESLA 研究的主要结局对比（彩图见彩插 19）

图片来源：Writing Committee for the TESLA Investigators, YOO A J, ZAIDAT O O, et al. Thrombectomy for stroke with large infarct on noncontrast CT: the tesla randomized clinical trial. JAMA, 2024, 332（16）：1355-1366.

值得注意的是，大部分研究仅纳入了 ASPECTS 为 3～5 分的患者，而极大梗死核心（ASPECTS 为 0～2 分）的患者数量有限。LASTE 研究纳入了 ASPECTS 为 0～2 分的患者，突破了极大梗死核心机械取栓治疗的壁垒，证实了对这部分患者进行机械取栓治疗的安全性与有效性，为无上限梗死核心体积患者的机械取栓治疗提供了高级别循证医学证据。未来仍需更多的临床研究对其安全性和有效性进行验证。

此外，来自日本的 RESCUE-Japan LIMIT 研究与来自中国的 ANGLE-ASPECT 研究均提示机械取栓组有更高的任意颅内出血风险，但两组间的症状性颅内出血风险无显著差异。亚洲人群有更高比例的动脉粥样硬化发病率，这是否与其取栓术后的任何颅内出血相关尚不明确，而更高比例的任何颅内出血是否会影响患者的远期预后情况仍待进一步探究。同时，国际性的

SELECT2 研究结果发现机械取栓组有更高比例的早期神经功能恶化，然而来自西班牙的 LASTE 研究与来自美国的 TESLA 研究均表明两组间无显著差异，这可能与研究纳入的种族不同相关。SELECT2 研究提示，早期神经功能恶化与 90 天不良功能预后相关，而这部分患者有更大的基线梗死核心体积。因此，如何在这部分人群中筛选出可能会出现早期神经功能恶化的患者，也是未来的研究重点之一。

66. LVO 合并颅内动脉粥样硬化的血管内介入治疗

急性 LVO 合并原位颅内动脉粥样硬化性狭窄（intracranial atherosclerotic stenosis，ICAS）进行机械取栓治疗的安全性和有效性仍不明确。对于 LVO 合并 ICAS 的定义尚存在争议，目前主要有两种定义方式：①取栓后存在＞70% 的狭窄；②取栓后存在＞50% 的狭窄，且存在灌注缺损或再闭塞倾向。同时，LVO 合并 ICAS 常位于主干，且闭塞末端形态常为锥形，侧支循环也较为丰富，这些也对鉴别是否合并 ICAS 起到了一定的辅助作用。

来自中国的 EAST 研究表明，前循环 LVO 患者中约 45% 合并 ICAS，而在这些患者中，再闭塞的发生率高达 69%。而 LVO 合并 ICAS 患者再闭塞的发生率高，可能与其常合并动脉粥样硬化相关危险因素密切相关；同时，与不合并 ICAS 的患者相比，虽然预后无明显差异，但开通过程复杂困难，这也会降低开通成功率并增加潜在的医源性风险。对于这类患者，血管内介入治疗的安全性及有效性尚缺乏高质量证据，仍待进一步的临床研究来得出结论。

针对机械取栓术后再通失败或存在原位狭窄的患者，来自首都医科大学附属北京天坛医院的缪中荣、高峰教授团队进行了 ANGLE-REBOOT 研究，探索补救性血管成形术或支架植入术（bailout angioplasty or stenting，BAOS）是否能改善患者的功能预后。该研究结果表明，BAOS 相较于标准治疗并未改善 90 天功能预后，BAOS 组中 96 例（55%）与药物治疗组中 98 例（57%）90 天 mRS 评分达 0～2 分（OR 0.96，95%CI 0.79～1.15）（图 36），且并发症发生率更高。因此，对于 LVO 合并 ICAS 患者，最佳急诊取栓治疗方式仍待进一步探究。

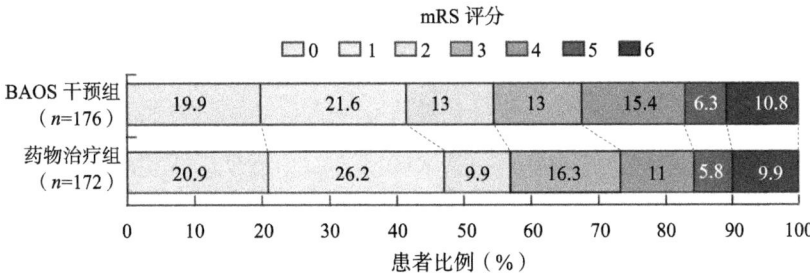

图 36　ANGLE-REBOOT 研究的主要结局对比（彩图见彩插 20）

图片来源：GAO F, TONG X, JIA B X, et al. Bailout intracranial angioplasty or stenting following thrombectomy for acute large vessel occlusion in China（ANGEL-REBOOT）: a multicentre, open-label, blinded-endpoint, randomised controlled trial. Lancet Neurol, 2024, 23（8）: 797-806.

67. 特殊类型 LVO 的血管内介入治疗

（1）远端中等血管闭塞导致急性缺血性脑卒中的血管内介入治疗

目前对于远端中等血管闭塞（distal and medium vessel occlusions，DMVO）导致急性缺血性脑卒中的血管内介入治疗效果及预后仍缺乏足够的证据支持。6 个远端中等血管系统，包括大脑前动脉、大脑中动脉 M2～M4 段、大脑后动脉、小脑前下动脉、小脑后下动脉、小脑上动脉，共有 25 个不同的解剖节段与 34 个动脉分支来对浅表脑组织进行供血。如部分 M2 段闭塞脑卒中患者症状较重，NIHSS 评分高，与症状轻微的 LVO 患者相比似乎更适合血管内介入治疗。然而，目前的血管内介入治疗器械更适用于对 M1 段近端闭塞进行取栓和抽吸，若用于 DMVO，其安全性和有效性存在差异，且存在潜在风险。对于这些 DMVO 患者，由于其血管解剖结构的复杂性、高质量证据的缺乏及无针对性的临床操作器械，指南推荐的标准治疗仍是静脉溶栓，但在接受静脉溶栓后，仍有 1/2～2/3 的血管无法实现再灌注。

近期发表了一项探究 DMVO 患者接受急诊取栓治疗与接受内科药物治疗之间安全性与有效性的 Meta 分析。研究共纳入了 14 项研究的 2469 例 DMVO 患者，其中 1202 例接受机械取栓治疗，1267 例接受内科药物治疗。研究结果显示，与药物治疗组相比，取栓组有更高的良好功能预后比例（调整后 OR 1.61，95%CI 1.06～2.43）。同时两组间的症状性颅内出血风险

（OR 1.44，95%CI 0.78～2.66）与死亡率（OR 1.03，95%CI 0.73～1.45）均无显著差异。另一项纳入了13项研究的Meta分析探究了DMVO患者接受不同急诊取栓治疗方式的安全性与有效性，共纳入了1964例接受急诊取栓治疗的DMVO患者。研究结果表明，总体90天良好功能预后（mRS评分为0～2分）的比例为51.3%，与既往LVO取栓研究结果接近。安全性结局方面，症状性颅内出血发生率为5.7%，死亡率为19.1%，同样与既往LVO研究结果类似。此外，Meta分析提示支架联合抽吸取栓治疗DMVO有更高比例的良好功能预后（61.7%）。该Meta分析结果证明了DMVO患者接受急诊取栓治疗的安全性和有效性，为该领域提供了新的临床证据。然而该Meta分析纳入的研究多为回顾性研究或前瞻性研究的亚组分析，故其可能存在患者的选择偏倚及不可避免的混杂因素。因此，仍需要进一步的大样本量、前瞻性、多中心、随机对照研究对该结果进行验证。目前正在进行一系列前瞻性临床研究，包括DISTAL研究、DISCOUNT研究、ESCAPE-MeVO研究和DISTALS研究等，这些研究结果的发表，将为DMVO患者的急诊取栓治疗提供更多高级别循证医学证据，填补该研究领域的空白。

有关后循环DMVO患者的取栓治疗，目前尚未达成共识。目前已有3项前瞻性、多中心、随机对照临床研究对后循环DMVO急诊取栓的安全性与有效性进行探索，包括TOPMOST研究、PLATO研究与ACAPULCO研究。3项研究均为回顾性、多中心、病例对照研究，为后循环DMVO的取栓治疗提供证据。其中，PLATO研究与ACAPULCO研究均提示机械取栓治疗后循环DMVO并不优于单纯内科药物治疗，且存在更高的症状性颅内出血与死亡风险。然而TOPMOST研究提示，针对后循环DMVO，机械取栓治疗是安全可行的。该研究虽未证实机械取栓优于内科药物治疗，但其亚组分析显示，入院时神经功能缺损较严重（NIHSS评分≥10分）的患者可能是潜在获益人群。因此，仍需要更多的前瞻性、多中心、随机对照研究对后循环DMVO接受机械取栓治疗的安全性和有效性进行探索，进一步拓宽可从急诊取栓治疗中获益的急性缺血性脑卒中患者范围。而如何筛选适合进行机械取栓治疗的DMVO患者，同样也是未来研究的热点之一。

（2）低 NIHSS 评分 LVO 的血管内介入治疗

既往 LVO 取栓研究多以 NIHSS 评分 ≥ 6 分的患者为研究对象，而将低 NIHSS 评分（< 6 分）的患者排除在外。目前的美国与欧洲指南同样建议 NIHSS 评分 ≥ 6 分的 LVO 患者接受急诊取栓治疗，由于低 NIHSS 评分 LVO 患者的取栓治疗仍缺乏循证医学证据，故国内外指南均未对该类患者提出具体建议。真实世界中，每 25 例 NIHSS 评分 < 6 分的急性缺血性脑卒中患者中就有 1 例可能存在潜在的 LVO。同时，虽然这部分患者的初始症状轻微，但有高达 20% 的患者在病程中出现神经功能缺损症状的加重恶化。因此，存在 LVO 的低 NIHSS 评分患者可能是临床中潜在的高风险人群，急诊取栓治疗是否能使这部分人群获益尚不明确。

近期 2 项 Meta 分析以 NIHSS 评分 < 6 分的前循环 LVO 患者为研究对象，对比机械取栓治疗与内科药物治疗的安全性与有效性。其中 1 项 Meta 分析共纳入了 11 项研究的 5190 例低 NIHSS 评分前循环 LVO 患者，其中 2019 例接受急诊取栓治疗，3171 例接受内科药物治疗。另外 1 项 Meta 分析共纳入了 14 项研究的 4335 例低 NIHSS 评分前循环 LVO 患者，其中 1819 例接受急诊取栓治疗，2516 例接受内科药物治疗。然而 2 项 Meta 分析结果均未显示出急诊取栓治疗优于内科药物治疗，且急诊取栓治疗可能存在更高的症状性颅内出血风险。但 2 项 Meta 分析纳入的研究均为回顾性研究，其可能存在潜在的患者选择偏倚与难以避免的混杂因素。因此，需要进一步的前瞻性、多中心、随机对照临床研究深入探索低 NIHSS 评分 LVO 患者的急诊取栓疗效。目前已有 ENDOLOW、MO STE 等进行中的临床研究，正在积极探索低 NIHSS 评分 LVO 患者取栓治疗的安全性与有效性，为该领域提供新的治疗思路与循证医学证据。

（3）脑卒中前已有残疾的患者的血管内介入治疗

脑卒中前已有残疾的患者的神经功能预后较差，且有更高的死亡率，因此其同样被既往多项临床研究排除在外，国内外多项指南共识也并未对这部分患者进行急诊取栓治疗做出推荐。然而，对于脑卒中前已有残疾的患者，在接受机械取栓治疗后仍有可能从再灌注中获益，如降低神经功能恶化的程度，甚至恢复至发病前残疾程度。然而目前临床中对这部分患者的讨论甚少，其接受机械取栓治疗的安全性与有效性仍不明确。

近期发表的一项 Meta 分析针对脑卒中前已有残疾患者的急诊取栓治疗的安全性与有效性进行了探索。Meta 分析共纳入 14 项回顾性研究的 1626 例脑卒中前已有残疾的 LVO 患者，其中 1373 例接受机械取栓治疗，253 例接受内科药物治疗。研究结果显示，相较于接受内科药物治疗的患者，接受机械取栓的 LVO 患者更有可能恢复至基线 mRS 评分（*OR* 2.37，95%*CI* 1.39～4.04），且取栓治疗组倾向于更低的死亡率（*OR* 0.68，95%*CI* 0.46～1.02）。两组间症状性颅内出血风险接近（*OR* 1.01，95%*CI* 0.49～2.08）。由这项 Meta 分析可以得出，虽然脑卒中前已有残疾的患者接受机械取栓治疗的死亡率高于脑卒中前无残疾的患者，但相较于内科药物治疗，这部分患者仍可能从机械取栓治疗中获益，即有更高比例恢复至发病前的残疾程度。由于该 Meta 分析纳入研究均为回顾性研究，故应对其进行谨慎分析。但这些研究结果同样提示在目前的临床实践中，脑卒中前已有残疾的患者可能是机械取栓治疗的潜在获益人群，因此不应将其排除在急诊取栓治疗之外。同时，这些结果仍需要进一步的前瞻性、多中心、随机对照临床试验进行验证。

（4）临床证据边缘及某些特殊患者的血管内介入治疗

临床上存在某些特殊患者，如高龄患者、儿童及孕妇等，血管内介入治疗对预后影响如何仍存在争议。目前已有临床研究对年龄大于 85 岁的患者进行研究，提示高龄患者行血管内治疗是可行的。对于 LVO 的儿童患者，研究结果显示早期的血管内治疗与神经功能的改善有明显相关性，其安全性与成人患者相比无明显差异。而孕妇等特殊群体，不应是血管内治疗的绝对禁忌证，但在行介入诊疗的过程中进行相应的腹部射线防护是必要的。这类人群是否能从血管内介入治疗中获益，尚无法根据现有的临床研究得到明确证实。对于这些患者，仍需要进一步的高质量临床研究来获取强有力的证据支持。

68. 急性缺血性脑卒中血管内介入治疗的未来

目前针对前循环梗死取栓，已经充分对时间窗与组织窗、桥接治疗、大梗死核心进行了探索，延长了前循环梗死机械取栓治疗的时间窗，明确了桥接治疗仍是急诊取栓治疗的主流，提高了梗死核心体积上限。未来将有更多反桥接治疗研究相继开展，为临床实践提供新思路与新证据。针对后循环梗死取栓，4项临床研究已充分证实其安全性及有效性，未来研究将重点探索其时间窗的延长及患者的合理筛选。此外，对于DMVO患者、低NIHSS评分患者、脑卒中前已有残疾的患者及其他临床证据处于边缘的特殊类型患者，也需要更多临床研究证据明确机械取栓治疗是否能使其获益。

69. 真实世界中LVO血管内介入治疗病例

（1）前循环LVO的血管内介入治疗

患者，男，34岁，主因"左侧肢体麻木无力1天，加重8小时"入院，既往有高血压、糖尿病病史，否认吸烟、饮酒史。发病后1小时于当地医院行标准剂量阿替普酶静脉溶栓治疗后好转。8小时前症状加重，转入上级医院后NIHSS评分为13分。NCCT提示右侧内囊、豆状核低密度影，ASPECTS为8分（图37）。头颅CTA提示右侧大脑中动脉闭塞（图38A），头颅CT灌注提示右侧大脑半球大面积低灌注（图38B）。考虑诊断为脑梗死，右侧大脑中动脉急性闭塞，具有血管内介入治疗指征。

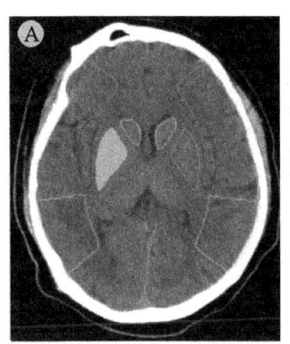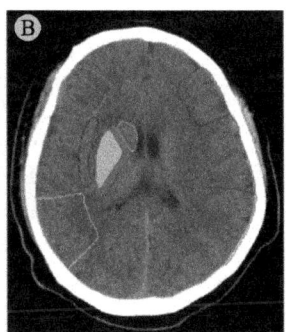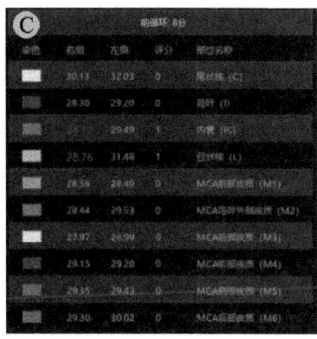

A、B：NCCT提示右侧内囊、豆状核低密度影；C：ASPECTS为8分。

图37　术前NCCT评估及ASPECTS（彩图见彩插21）

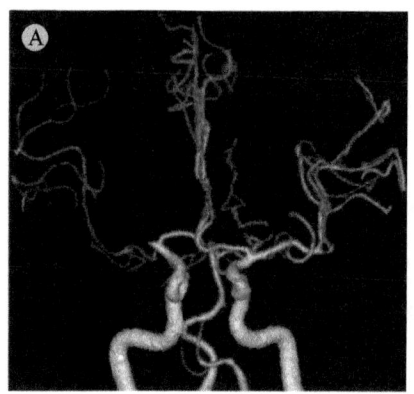
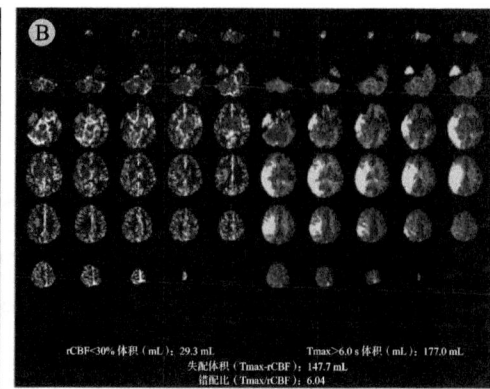

A：头颅 CTA 提示右侧大脑中动脉 M1 段近段未显影；B：头颅 CT 灌注提示右侧大脑半球低灌注，rCBF＜30% 体积为 29.3 mL，Tmax＞6.0 s 体积为 177.0 mL，错配体积为 147.7 mL，错配比为 6.04。

图 38　术前头颅 CTA 及头颅 CT 灌注评估结果（彩图见彩插 22）

患者进一步完善全脑血管造影检查，提示右侧大脑中动脉 M1 段近段闭塞（图 39）。

微导丝携带微导管小心通过闭塞血管（图 40A、图 40B），经微导管手推注射少许对比剂，证实微导管头端在血管真腔内（图 40C）。

经微导管释放 Trevo XP 取栓支架（4 mm×30 mm）（图 41A），采用支架结合抽吸取栓治疗后血管成功再通（图 41B）。

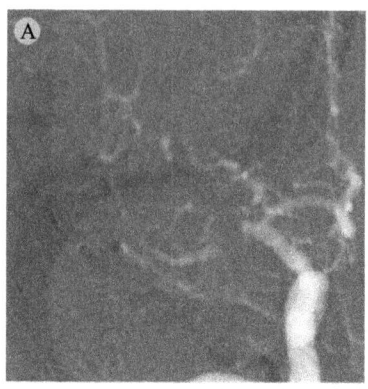
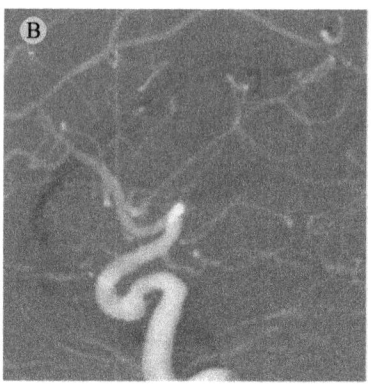

图 39　术前全脑血管造影检查提示右侧大脑中动脉 M1 段近段闭塞，存在少许前向血流，mTICI 分级为 1 级

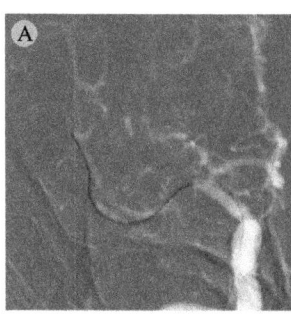 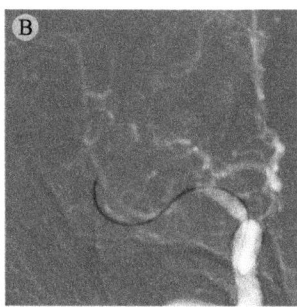 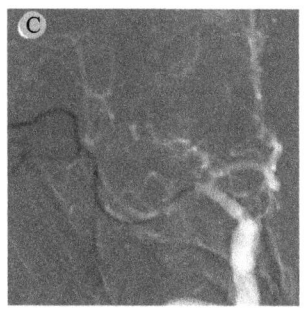

A、B：Synchro2-standard 微导丝携带 Trevo Pro 18 微导管小心通过右侧大脑中动脉 M1 段闭塞病变处，撤出微导丝；C：经微导管手推注射少许对比剂，证实微导管头端在血管真腔内。

图 40　通过闭塞病变

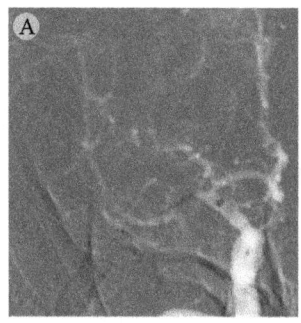 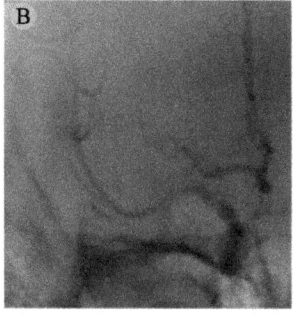

A：经微导管送入 Trevo XP 取栓支架（4 mm×30 mm）至右侧大脑中动脉 M1 段闭塞病变处，对位准确后释放；B：采用支架结合抽吸取栓治疗后，复查造影提示闭塞血管成功再通。

图 41　机械取栓治疗过程

术后 1 天，患者呈嗜睡状态，NIHSS 评分为 13 分。复查头颅 CTA 提示右侧大脑中动脉局限性重度狭窄，远端血流通畅（图 42）。

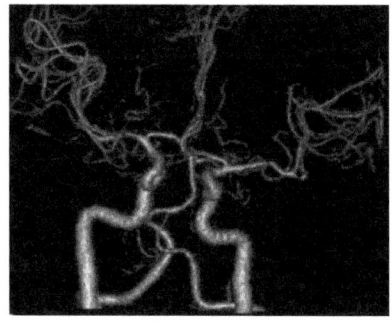

图 42　术后 1 天复查头颅 CTA（彩图见彩插 23）

术后 9 天,患者神志清,轻度构音障碍,左侧肢体肌力较前好转,NIHSS 评分为 8 分。转入康复科继续进行肢体功能康复训练。

(2)后循环 LVO 合并 ICAS 的血管内介入治疗

患者,男,55 岁,主因"右侧肢体无力伴言语不清 1 天余,再发 15 小时"入院,既往有高血压病史,否认吸烟、饮酒史。发病后 2 小时于当地医院行标准剂量阿替普酶静脉溶栓治疗后好转。15 小时前再发右侧肢体无力、头晕伴言语不清,转入上级医院后 NIHSS 评分为 12 分。头颅 MRI 提示右侧小脑半球、脑桥左侧多发急性梗死灶(图 43),头颅 MRA 显示基底动脉中段未见显影,远端及双侧大脑后动脉通畅(图 44)。考虑诊断为脑梗死,基底动脉急性闭塞,具有血管内介入治疗指征。

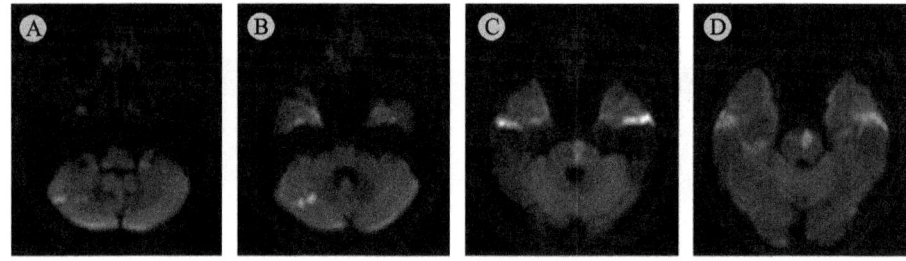

图 43 头颅 MRI 提示右侧小脑半球、脑桥左侧多发急性梗死灶

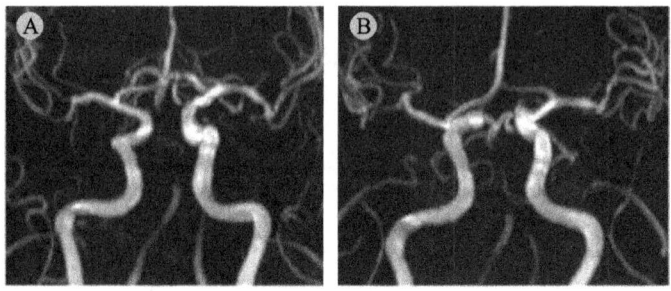

图 44 头颅 MRA 显示基底动脉中段未见显影,远端及双侧大脑后动脉通畅

患者进一步完善全脑血管造影检查,提示基底动脉中段闭塞,左侧后交通动脉开放(图 45)。

急性缺血性脑卒中动脉取栓治疗新观点

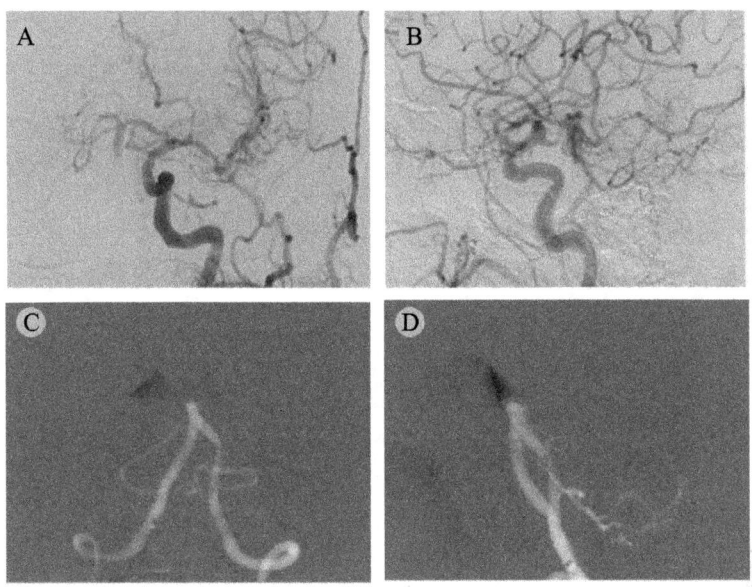

A、B：左侧颈内动脉造影显示左侧后交通动脉开放，基底动脉中上段及双侧大脑后动脉、小脑上动脉显影；C、D：经左侧椎动脉入路，路径图显示基底动脉中段完全闭塞。

图 45　术前全脑血管造影检查

　　微导丝携带微导管小心通过闭塞血管（图 46A、图 46B），经微导管释放 Solitaire FR 取栓支架（6 mm×30 mm）（图 46C）。采用支架结合抽吸取栓后基底动脉中段残存重度狭窄（图 46D）。

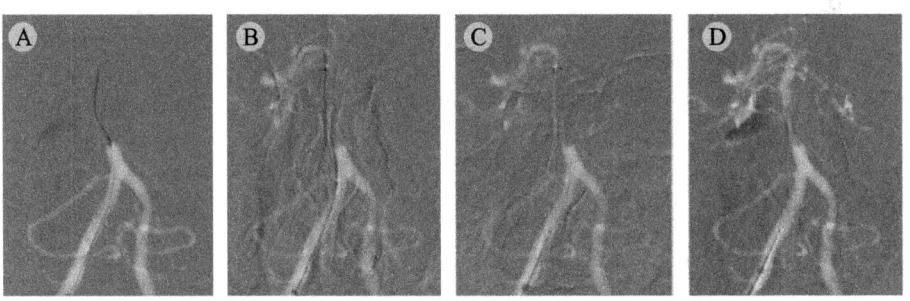

A、B：Synchro-14 微导丝携带 Rebar18 微导管小心通过基底动脉中段闭塞病变，将微导管放置在基底动脉远端，后撤出微导丝；C：经微导管送入 Solitaire FR 取栓支架（6 mm×30 mm）至基底动脉上段，对位准确后释放；D：采用支架结合抽吸取栓后，复查造影显示基底动脉中段残存重度狭窄。

图 46　通过闭塞病变，释放取栓支架，支架结合抽吸取栓

局部予以替罗非班 8 mL 动脉内推注，并静脉泵入，泵速 6 mL/h。采用长交换技术，送入赛诺球囊（1.5 mm × 15 mm）扩张残余狭窄（图 47A、图 47B）。复查造影见局部狭窄较前减轻，但仍残余重度狭窄（图 47C）。再次送入 Gateway 球囊（2.25 mm × 15 mm）扩张残余狭窄（图 47D、图 47E）。再次造影显示局部狭窄无变化，残余狭窄约 70%（图 47F）。

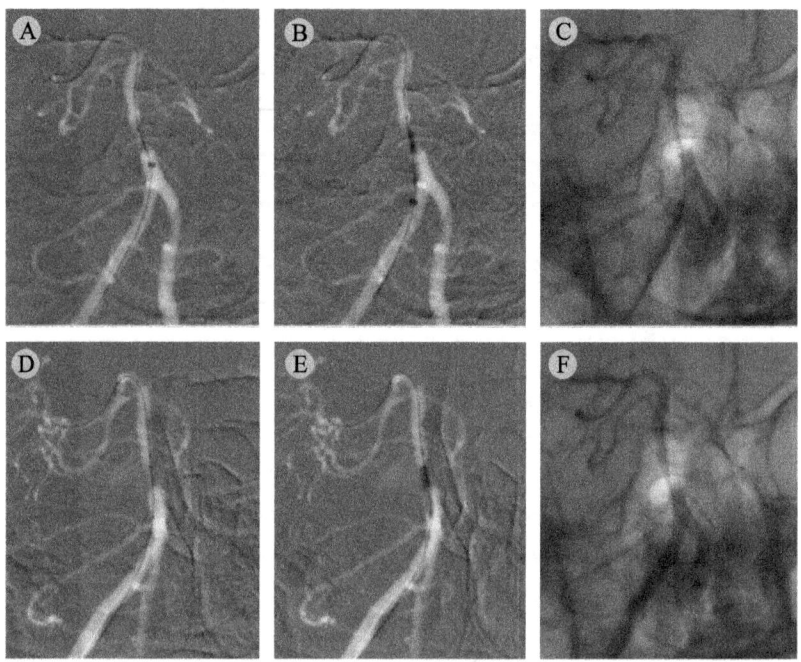

A、B：采用长交换技术，送入赛诺球囊（1.5 mm × 15 mm）至基底动脉中段狭窄处，对位准确后，以 4 atm 压力扩张残余狭窄处；C：复查造影见局部狭窄较前减轻，但仍残余重度狭窄；D、E：再次送入 Gateway 球囊（2.25 mm × 15 mm）至基底动脉中段狭窄处，对位准确后，以 8 atm 压力扩张残余狭窄处；F：再次造影显示局部狭窄无变化，残余狭窄约 70%。

图 47　球囊扩张基底动脉重度狭窄处

考虑到球囊扩张后管腔仍不能维持，经微导管送入 Enterprise 2 自膨支架（4 mm × 23 mm）（图 48A、图 48B），支架释放后残余狭窄明显改善，狭窄率约 20%，mTICI 分级为 3 级（图 48C、图 48D）。

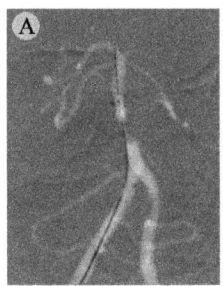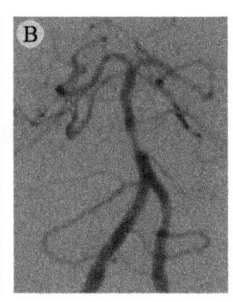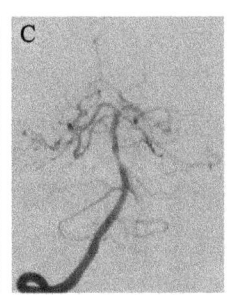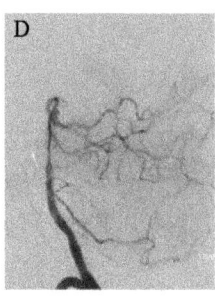

A、B：沿微导丝送入 CERENOVUS PROWLER SELECT PLUS 微导管至基底动脉末端，撤出微导丝，经微导管送入 Enterprise 2 自膨支架（4 mm×23 mm）至基底动脉中段狭窄病变处，准确对位后释放支架，造影示支架完全覆盖狭窄段，与管壁贴合良好；C、D：复查造影提示残余狭窄明显改善，狭窄率约 20%，mTICI 分级为 3 级。

图 48　支架置入基底动脉重度狭窄处

术后 1 天，患者呈嗜睡状态，NIHSS 评分为 7 分。复查头颅 CTA 提示基底动脉局限性中度狭窄，远端血流通畅（图 49）。

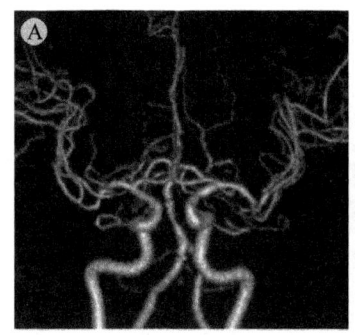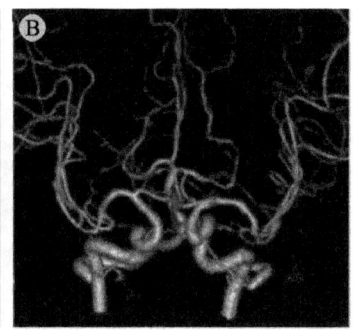

图 49　术后 1 天复查头颅 CTA（彩图见彩插 24）

术后 4 天，患者神志清，轻度构音障碍，右侧肢体肌力较前好转，NIHSS 评分为 4 分，转入康复科继续进行肢体功能康复训练。

（3）大梗死核心 LVO 的血管内介入治疗

患者，女，75 岁，主因"发现左侧肢体无力伴言语不清 10 小时"入院，既往有高血压、糖尿病、冠心病、心脏瓣膜病、房颤病史，否认吸烟、饮酒史。发病后 2 小时于当地医院行标准剂量替奈普酶静脉溶栓治疗后未见好转。转入上级医院后 NIHSS 评分为 13 分。NCCT 提示右侧大脑半球大面积低密度影，ASPECTS 为 1 分（图 50）。头颅 CTA 提示右侧大脑中动脉闭塞（图 51A），头颅 CT 灌注提示右侧大脑半球大面积低灌注（图 51B）。考虑诊断为脑梗死，右侧大脑中动脉急性闭塞，具有血管内介入治疗指征。

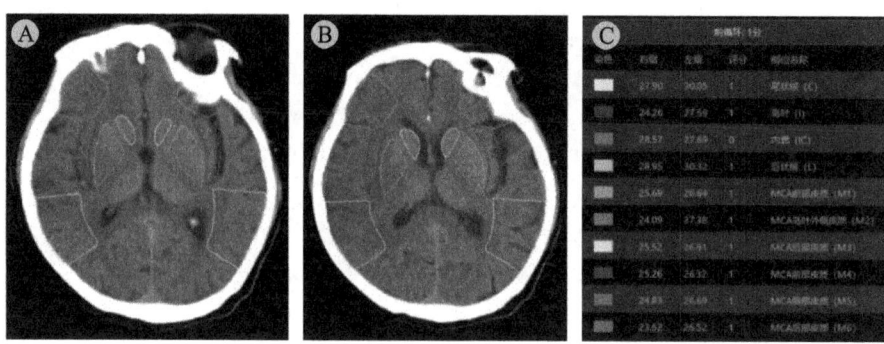

A、B：NCCT 提示右侧大脑半球大面积低密度影；C：ASPECTS 为 1 分。
图 50　术前 NCCT 评估及 ASPECTS（彩图见彩插 25）

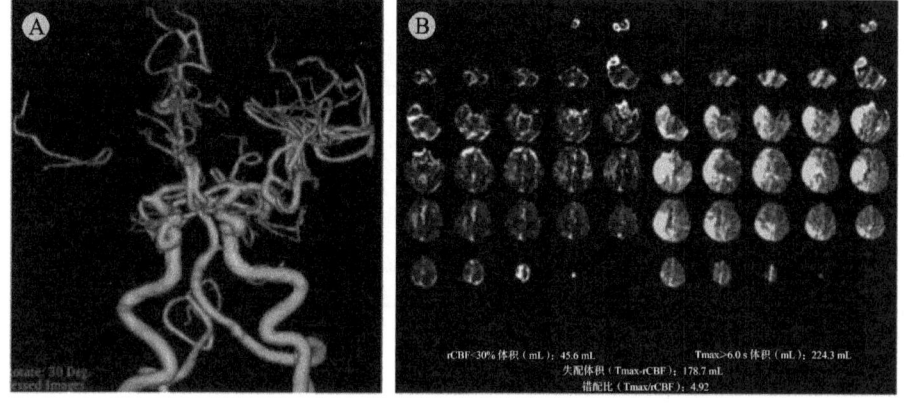

A：头颅 CTA 提示右侧大脑中动脉 M1 段近段未显影；B：头 CT 灌注提示右侧大脑半球低灌注，rCBF < 30% 体积为 45.6 mL，Tmax > 6.0 s 体积为 224.3 mL，错配体积为 178.7 mL，错配比为 4.92。
图 51　术前头颅 CTA 及头颅 CT 灌注评估结果（彩图见彩插 26）

患者进一步完善全脑血管造影检查，提示右侧大脑中动脉 M1 段近段闭塞（图 52）。

急性缺血性脑卒中动脉取栓治疗新观点

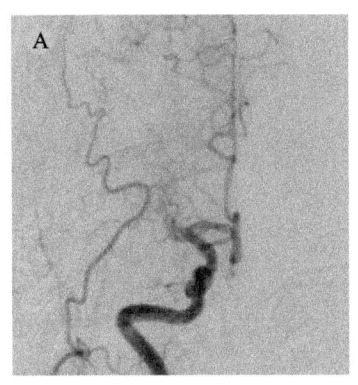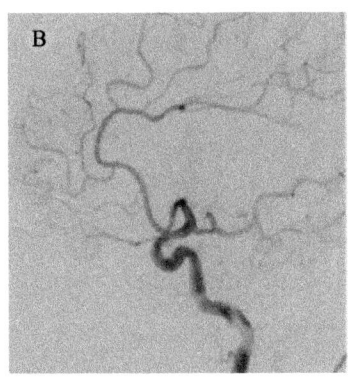

图 52　术前全脑血管造影检查提示右侧大脑中动脉 M1 段近段闭塞，未见明确前向血流，远端侧支代偿差，TICI 分级为 0 级

微导丝携带微导管小心通过闭塞血管，经微导管手推注射少许对比剂，证实微导管头端在血管真腔（图 53A）。经微导管释放 Solitaire X 取栓支架（6 mm×40 mm）（图 53B）。采用支架结合抽吸取栓后血管成功再通（图 53C）。

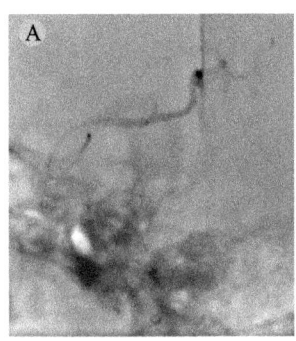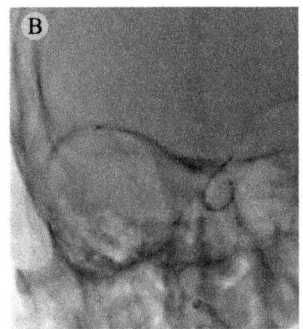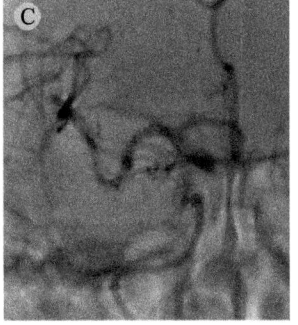

A：Synchro-14 微导丝携带 Rebar-18 微导管小心通过右侧大脑中动脉 M1 段闭塞病变，撤出微导丝，经微导管手推注射少许对比剂，证实微导管头端在血管真腔；B：经微导管送入 Solitaire X 取栓支架（6 mm×40 mm）至右侧大脑中动脉 M1 段闭塞病变，对位准确后释放；C：采用支架结合抽吸取栓治疗后，复查造影提示闭塞血管成功再通。

图 53　机械取栓治疗过程

复查造影显示右侧大脑中动脉及其分支显影良好，mTICI 分级为 3 级（图 54）。

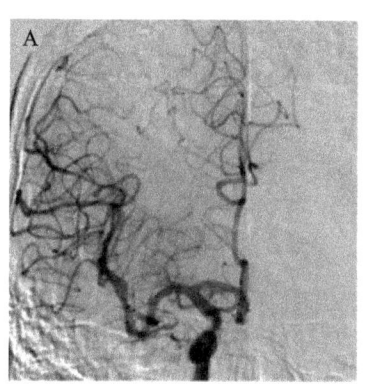 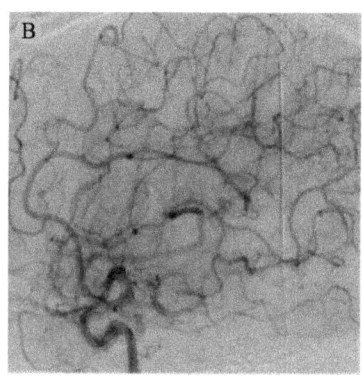

图 54　复查造影显示右侧大脑中动脉及其分支前向血流通畅，显影良好，mTICI 分级为 3 级

术后 1 天，患者呈嗜睡状态，NIHSS 评分为 12 分。复查头颅 CTA 提示大脑中动脉血流通畅，未见明确残余狭窄（图 55）。

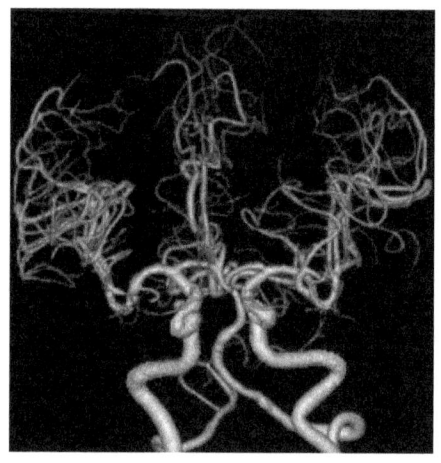

图 55　术后 1 天复查头颅 CTA（彩图见彩插 27）

术后 11 天，患者神志清，遗留左侧肢体无力，NIHSS 评分为 9 分，转入康复科继续进行肢体功能康复训练。

（马宁　整理）

颈动脉狭窄的非药物治疗：
支架还是剥脱？

70. 颈动脉狭窄与脑卒中风险

缺血性脑血管病是我国致死和致残率最高的疾病，颅外段颈动脉狭窄是引起缺血性脑卒中的常见原因之一，据国内外报道，颈动脉硬化占脑卒中病因的 15%～20%，约 50% 的脑卒中发生于颈动脉支配区。对于症状性颈动脉狭窄，在北美症状性颈动脉狭窄内膜切除术试验（the North American symptomatic carotid endarterectomy trial，NASCET）中，狭窄程度为 70%～79%，第 1 年脑卒中风险为 11%，第 2 年脑卒中风险为 26%；狭窄程度 ≥ 90%，第 1 年脑卒中风险为 35%。在规范药物治疗后无症状性颈动脉狭窄脑卒中风险远低于有症状性颈动脉狭窄，Chang 等回顾性队列研究结果显示未行手术干预的无症状性颈动脉重度狭窄（70%～99%）患者平均年脑卒中发生率为 0.9%（95%CI 0.7%～1.2%）。Kaplan-Meier 估计 5 年同侧脑卒中的发生率为 4.7%（95%CI 3.9%～5.7%）。同时，Howard 等研究提示脑卒中风险与同侧狭窄程度呈线性相关（$P < 0.0001$），70%～99% 狭窄患者的脑卒中风险高于 50%～69% 狭窄患者（OR 2.1，95%CI 1.7～2.5，$P < 0.0001$），80%～99% 狭窄患者的脑卒中风险高于 50%～79% 狭窄患者（OR 2.5，95%CI 1.8～3.5，$P < 0.0001$）。

71. 颈动脉狭窄的非药物治疗

颈动脉狭窄的非药物治疗方法主要有血管内介入治疗和外科手术颈动脉

内膜切除术（carotid endarterectomy，CEA）。退伍军人事务合作研究（The Veterans Administration Cooperative Study，VA）、无症状性颈动脉外科试验研究（asymptomatic carotid surgery trial，ACST）、无症状性颈动脉粥样硬化研究（asymptomatic carotid atherosclerosis study，ACAS）、欧洲颈动脉外科试验（the European carotid surgery trial，ECST）及NASCET等临床试验或研究奠定了CEA在颈动脉狭窄的非药物治疗中的"金标准"地位。颈动脉支架成形术（carotid artery stenting，CAS）作为近30余年迅速发展起来的颈动脉血运重建手段，由于其具有微创的优势，得到了快速发展。关于CEA与CAS孰优孰劣的争执一直未停止，在早期多项研究中提示CAS围手术期事件发生率较CEA高，现在CAS技术和材料的改进降低了其围手术期脑卒中发生率，但CAS能否取代CEA成为公认的标准治疗方法，临床上仍存在一定的争议。

72. 不同CEA与CAS对比研究的差异

回顾近20年关于CEA与CAS的对比研究，尽管随着技术及材料的更新，CAS也在不断改进，但围手术期不良事件发生率高始终是CAS无法回避的劣势（图56、图57），Lokuge等回顾了51项CEA和CAS的观察性队列研究，包括223 313例接受CEA的患者和72 961例接受CAS的患者。有症状和无症状患者的CEA围手术期脑卒中和死亡率随着时间的推移而降低。在2005年或之后完成招募的研究中，无论是症状性颈动脉狭窄抑或是无症状性颈动脉狭窄，其围手术期风险均明显降低（症状性颈动脉狭窄患者2005年之前和之后的风险：5.11% $vs.$ 2.68%，$P=0.002$；无症状性颈动脉狭窄患者2005年之前和之后的风险：3.17% $vs.$ 1.50%，$P<0.001$）。CAS的围手术期脑卒中和死亡率随时间推移并没有显著变化（有症状患者中为4.77%，无症状患者中为2.59%）。但各项研究招募期很长，事件发生率也存在很大异质性，造成这种差异的原因主要有以下6个方面。

颈动脉狭窄的非药物治疗：支架还是剥脱？

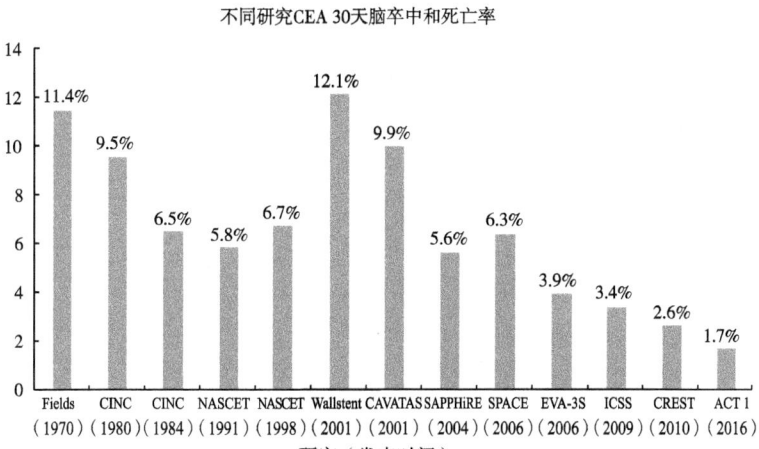

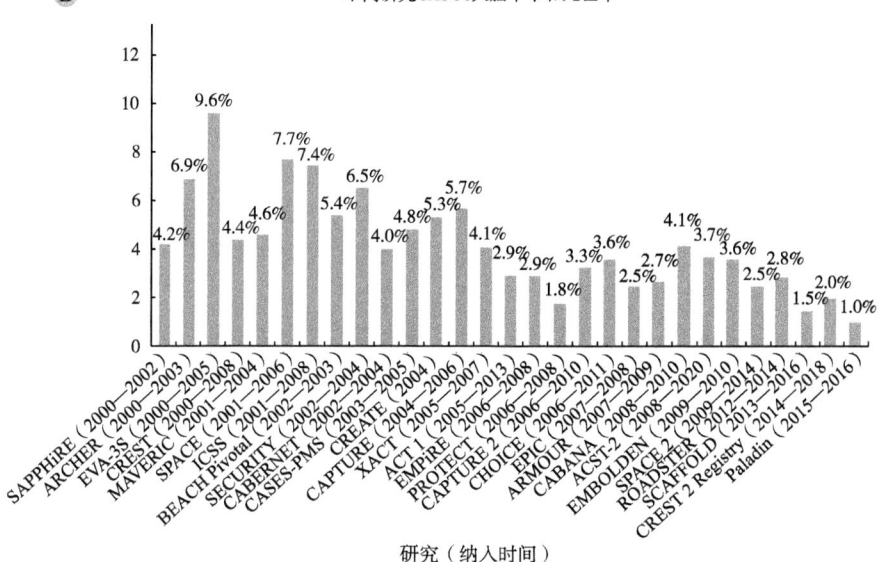

A：近50余年CEA临床预后；B：近20余年CAS临床预后。

图56 近50余年CEA与近20余年CAS的临床预后相当

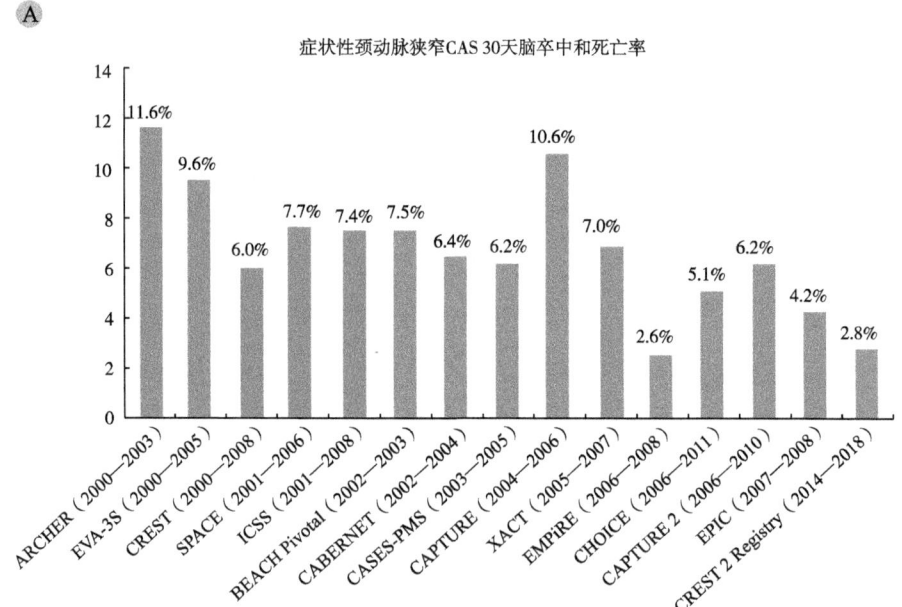

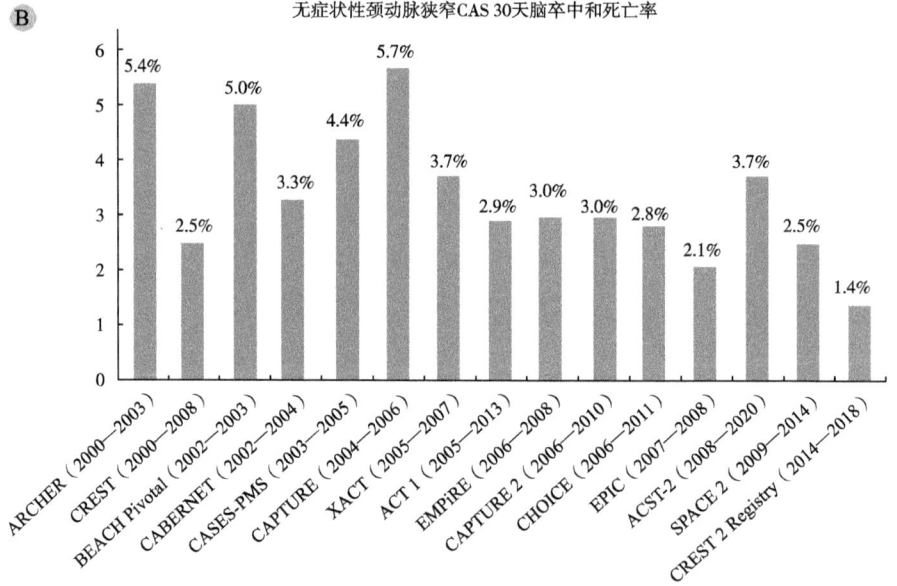

A：症状性颈动脉狭窄患者；B：无症状性颈动脉狭窄患者。

图 57 CAS 研究中的 30 天脑卒中和死亡率都在随着时间的推移、技术的更新而降低

图片来源：WHITE C J，BROTT T G，GRAY W A，et al. Carotid artery stenting：JACC state-of-the-art review. J Am Coll Cardiol，2022，80（2）：155-170.

（1）纳入标准不一致：这包括了对症状性狭窄的定义、评价标准及症状性颈动脉狭窄患者纳入病例所占比例等。例如，SAPPHIRE 试验纳入标准为狭窄程度＞50%的症状性或狭窄程度＞80%的无症状性颈动脉狭窄患者，其中症状性颈动脉狭窄患者比例为29%。CREST 也同样纳入了症状性及无症状性颈动脉狭窄，其中47.2%为无症状性颈动脉狭窄。SPACE 试验纳入标准为狭窄程度＞70%的症状性颈动脉狭窄患者，而同为研究症状性颈动脉狭窄的 ICSS，纳入标准为颈动脉狭窄程度＞50%。ACT Ⅰ试验均为无症状性颈动脉狭窄（表16）。症状性颈动脉狭窄脑卒中风险及手术风险远高于无症状性颈动脉狭窄，并且狭窄程度与脑卒中风险密切相关，这种纳入标准的不一致必然影响研究结果的可比性。

（2）终点事件不同：在 EVA-3S、SPACE、ICSS 中，心肌梗死都未作为主要终点事件。对心肌梗死的分析和观察也不一致，CREST 将心肌梗死作为主要终点事件之一是十分必要的，因为大量的研究表明，心肌梗死发生与患者的预后密切相关。此外，颅神经麻痹一直没有作为主要终点事件之一，在 CREST 中，CEA 组颅神经麻痹发生率为4.8%，CAS 组为0.3%。如果基于实际采用的治疗方式（PerProtocol），CAS 组没有颅神经麻痹发生，而 CEA 组的颅神经麻痹发生率为5.3%，1个月时有3.6%的患者、6个月时有2.1%的患者仍然遗留颅神经麻痹的症状，这些颅神经麻痹患者80%以上有运动功能障碍，并且颅神经麻痹还会导致多种功能的障碍，严重影响患者的生活质量。在 ACT Ⅰ试验中也有类似的发现（CEA 组和 CAS 组颅神经麻痹发生率分别为1.1%和0.1%，$P=0.02$）。

（3）CAS 中栓塞保护装置（embolic protection device，EPD）的使用和支架的选择：在 CREST 中，EPD 的使用率达到96.1%。回顾性的研究发现，采用 EPD 后 CAS 手术的并发症发生率降低，特别是症状性狭窄患者。CREST 中施行 CAS 者1131例，其中有24例术中未采用 EPD，围手术期终点事件发生率为20.8%，1073例采用了 EPD，围手术期终点事件发生率为5.3%，而相对应的1176例 CEA 的围手术期终点事件发生率为5.1%。并且，支架的选择对研究也有影响，部分研究中发现，对于症状性颈动脉狭窄患者，选择的支架不同，术后第 30 天的主要事件发生率差异显著（开环支架设计 vs. 闭环支架设计：7.0% vs. 2.2%，$P < 0.0001$），并且手术 30 天以后的主要事件发生率差异也同样显著（开环支架设计 vs. 闭环支架设计：6.3% vs.1.3%，$P < 0.0001$）。许多临床试验（如 ICSS 等）支架和保护装置的选择由手术者自行决定，器材的选择不同则会影响结果的可比性，在 CREST 和 ACT I 试验中都只采用了一种支架（分别为 RX Acculink 和 Xact 自膨式支架，其中 RX Acculink 为开环支架，Xact 为闭环支架），从而最大限度地避免器材选择所带来的影响，但何种支架及保护装置在治疗颈动脉狭窄方面更具安全性和有效性尚缺乏有力证据。

表 16 不同研究的对比

时间（年）	研究	EPD	症状性颈动脉狭窄	纳入病例	围手术期脑卒中/死亡率（%）		P	围手术期脑卒中/死亡/心肌梗死率（%）		P
					CEA	CAS		CEA	CAS	
2004	SAPPHIRE	95.6%	29%	334	8.4	5.5	0.36	20.2	12.2	0.004
2006	SPACE	27%	0	1200	6.3	6.8	0.09	-	-	-
2008	EVA-3S	91.9%	100%	527	3.9	9.6	0.01	-	-	-
2010	ICSS	72%	100%	1713	4.7	8.5	0.001	5.2	8.5	0.006
2010	CREST	96.1%	52.5%	2502	2.3	4.4	0.005	6.8	7.2	0.51
2013	ACT I	97.8%	0	1453	1.7	2.9	0.33	2.6	3.3	0.6

（4）手术者经验与培训：CEA 作为颈动脉狭窄的传统治疗方法，历经 70 余年，技术已日趋成熟，在拥有专业麻醉师、神经病学和重症监护支持、高容量血管中心及外科医师大量手术经验的积累等因素，可能有助于降低 CEA 手术风险。此外，被认为 CEA 高风险的患者越来越多地被转诊进行 CAS，这可能有助于在队列研究中降低 CEA 治疗患者的风险。而 CAS 只有 30 余年历史，在技术操作、器材选择、手术时机等方面还有待完善。相对于其他研究，CREST 对入选的 CAS 术者提出了更为严格的要求和更好的培训（通过认证的外科医师要求年手术量 12 台以上，无症状性患者并发症发生与死亡率＜3%，有症状患者＜5%，并在前期预试验期已经治疗了 1500 例患者）。而且，CREST 和 ACT I 都只采用了一种保护伞和支架（CREST 采用的是 RX Acculink 自膨式支架和 RX Accunet 保护伞，ACT I 试验中采用的

是 Xact 自膨式支架和 Emboshield、Emboshield Pro 或 Emboshield NAV6 保护伞），医师的培训和经验积累相对容易。这也就不难解释 CREST 中 CAS 的严重并发症发生率（死亡和严重卒中）逐年下降，2000—2004 年为 2.5%，2005 年为 2.5%，2006 年为 0.7%，2007 年为 0，2008 年为 0.6%。同样，围手术期死亡及脑卒中发生率也在逐步下降，对应为 4.4%、7%、4.6%、3.4% 和 1.8%。并且在不同中心无论是 CEA 组还是 CAS 组围手术期终点事件发生率无显著差异（图 58），ACT Ⅰ 中也要求参与试验的研究者必须有 25 台以上的手术经验。对术者和研究中心的严格入选标准避免了由术者经验差异导致的研究结果的偏倚。

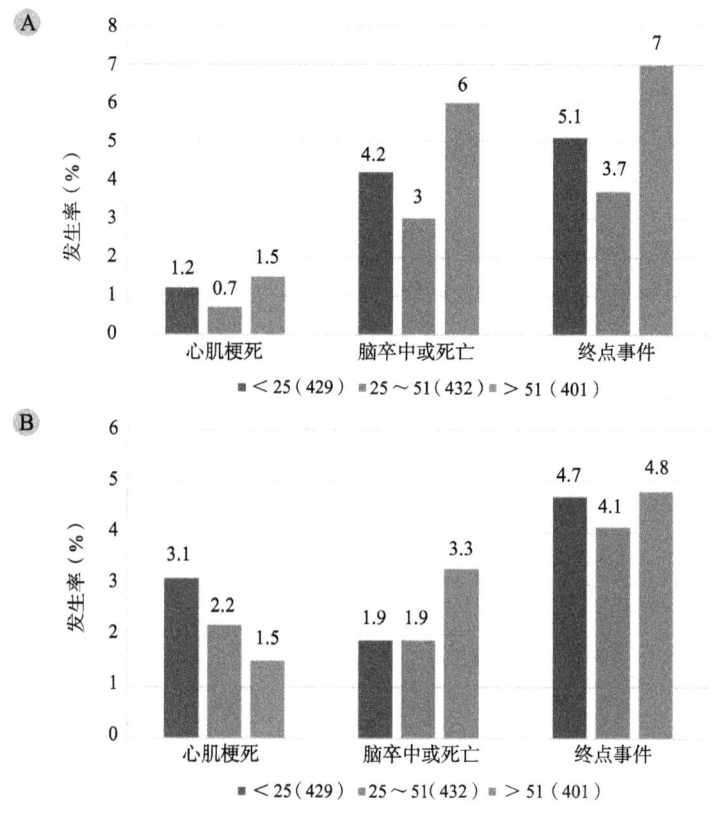

A：CAS 组；B：CEA 组。
注：各组 P 值统计学无显著差异；分组包括中心纳入病例 < 25 例、25 ~ 51 例、> 51 例。
图 58　CREST 研究中不同中心不同事件发生率（彩图见彩插 28）

（5）药物治疗方案的不同：目前研究的药物治疗方案多基于20世纪80—90年代的数据，而且关于CEA和CAS比较的研究跨越的时间一般比较长，药物治疗方案的改进明显降低了颈动脉狭窄患者脑卒中发生率，在较早进行的EVA-3S研究、ICSS中双抗并非强制使用，这也可能是2项研究围手术期脑卒中/死亡率较高的原因之一。近30余年来，随着他汀类降脂药在动脉粥样硬化性疾病中的广泛应用，他汀类降脂药物已经成为动脉粥样硬化性颈动脉狭窄药物治疗的基石之一，在ACST中，服用降脂药物的患者在围手术期后长期脑卒中的年发生率为0.6%，而未服用降脂药物的患者为1.5%。1993年ACST入组的第一年只有9%的患者服用降脂药物，81%的患者服用抗高血压药物。而到2003年入组结束时，81%的患者服用降脂药物，88%的患者服用抗高血压药物，不同研究中药物治疗方案的不同对围手术期及远期脑卒中发生率必然会有影响。

（6）评价方法和标准的不同：颈动脉超声因其无创、经济、实用等优势，在颈动脉狭窄的筛查及术后随访中发挥着很重要的作用，狭窄处血流频谱测量参数是量化评估血管狭窄及再狭窄的主要指标，但受支架类型、技术人员的操作水平等因素影响，而且颈动脉手术治疗后（尤其是支架植入）会改变颈动脉血管的生物力学特性，支架的构造不同（径向支撑力、网眼大小等），对血管顺应性/血流速度的影响也不同，有研究显示，闭环颈动脉支架植入术后超声收缩期峰值流速（peak systolic velocity，PSV）显著高于开环颈动脉支架（122 cm/s *vs.* 95.9 cm/s，*P*=0.007），因此需修正彩超诊断标准以避免高估支架内再狭窄的程度。但目前对于颈动脉术后再狭窄颈动脉超声诊断尚无统一标准，在ICSS随访过程中，对于中度以上再狭窄定义为超声PSV≥1.3 m/s，PSV≥2.1 m/s定义为重度再狭窄（≥70%）。与ICSS采用的标准类似，在EVA-3S试验3年随访中将超声PSV≥2.1 m/s定义为重度再狭窄，两个治疗组之间5年（CAS *vs.* CEA：4.2% *vs.* 2.3%）或者10年（CAS *vs.* CEA：8.3% *vs.* 5.0%）重度再狭窄发生率无明显差异。在CREST 3年随访时，将超声PSV≥2.1 m/s定义为重度再狭窄时，CAS组高于CEA组（14.8% *vs.* 10.5%，*P*=0.02），两组之间有统计学差异，而将超声PSV≥3.0 m/s定义为重度再狭窄时，CAS 与 CEA 两个治疗组之间无明显差异（6.0% vs. 6.3%，P=0.58）。不同试验中评价标准的不一致也造成了研究结果的差异。

73. 症状性颈动脉狭窄 CEA 和 CAS 的选择

2019 年 Thomas 等对 4 项大型随机对照（CAS vs. CEA）试验（EVA-3S、SPACE、ICSS 和 CREST）的个体化患者 – 水平数据进行了汇总分析，目的在于比较行 CAS 和 CEA 的症状性颈动脉狭窄患者的长期预后（图 59）。主要复合终点为随机 120 天内（围手术期风险）脑卒中或死亡率，或随机后 10 年同侧脑卒中发生率（术后风险）。在这 4 项试验中，共纳入了 4775 例患者，其中 4754 例（99.6%）患者随访时间最长为 12.4 年。21 例（0.4%）患者在随机分组后立即撤回同意书，故被排除。随访中位时间为 2.0～6.9 年。分配至 CEA 组的患者发生 129 例围手术期和 55 例术后终点事件，分配至 CAS 组的患者发生 206 例和 57 例。两组围手术期差异主要来自轻型脑卒中。围手术期后，两种治疗方法的同侧脑卒中年发生率相似：CEA 组为 0.60%（95%CI 0.46～0.79），CAS 组为 0.64%（95%CI 0.49～0.83）。尽管如此，围手术期和术后风险都显示 CEA 稍占优势，1 年、3 年、5 年、7 年和 9 年的治疗差异均为 2.8%（95%CI 1.1～4.4）～4.1%（95%CI 2.0～6.3）。CAS 组和 CEA 组术后随访的结果相似，表明两种方法的长期疗效稳定。对整个随访期（围手术期和术后的所有脑卒中）的亚组分析证实，与 CAS 相比，老年患者进行 CEA 治疗风险较低，而年轻患者进行 CAS 与 CEA 的风险相似（$P_{interaction}$=0.003）。吸烟（$P_{interaction}$=0.022）和对侧严重狭窄的存在（$P_{interaction}$=0.040）作为影响因素，与治疗有显著的相互作用。没有证据表明吸烟者的治疗存在差异（HR 0.93，95%CI 0.61～1.41），而在非吸烟者中，接受 CAS 治疗的风险更高（HR 1.61，95%CI 1.30～1.99）。同样，在没有对侧颈动脉狭窄的患者中，接受 CAS 治疗的风险更高（HR 1.69，95%CI 1.35～2.13），而没有证据表明对侧颈动脉重度狭窄患者对治疗效果有影响（HR 1.01，95%CI 0.65～1.58）。在术后随访期间，CAS 与 CEA 治疗差异在任何协变量定义的任何层内均不显著，并且没有证据表明任何协变量会改变治疗效果（或与治疗的相互作用）（$P_{interaction} \geqslant 0.134$），这些患者亚组在术后随访期间发生 CAS 和 CEA 的相似风险的概率似乎是一致的。但由于只有 112 例术后事件，应谨慎解释在此期间治疗差异的亚组分析结果。这项汇总分析表明，虽然长期随访结果（综合围手术期和术后风险）显示 CEA 仍稍占优势，但术后终点事件发生率的相似性表明，随着围手术期安全性的提高，对于症状性颈动脉狭窄，CAS 将来可能在围手术期和术后取得与 CEA 相似的结果。

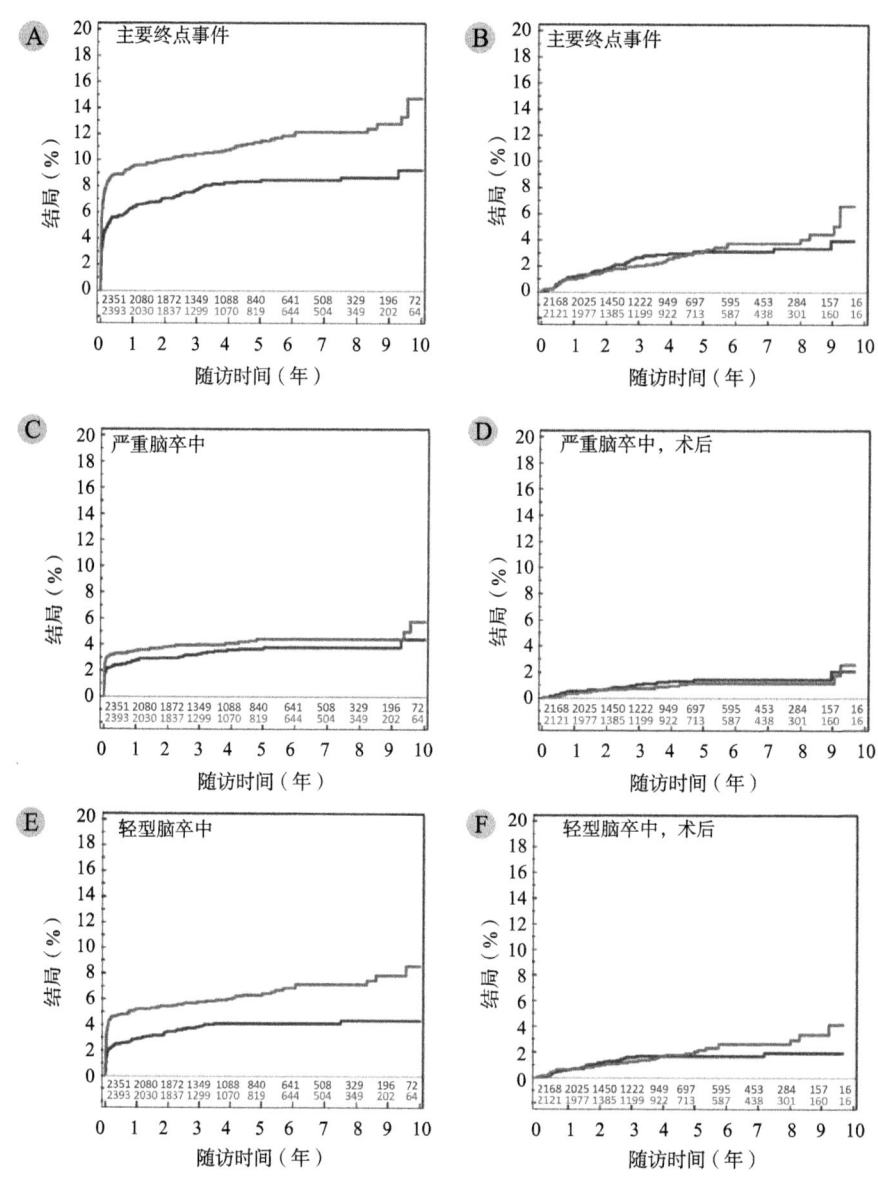

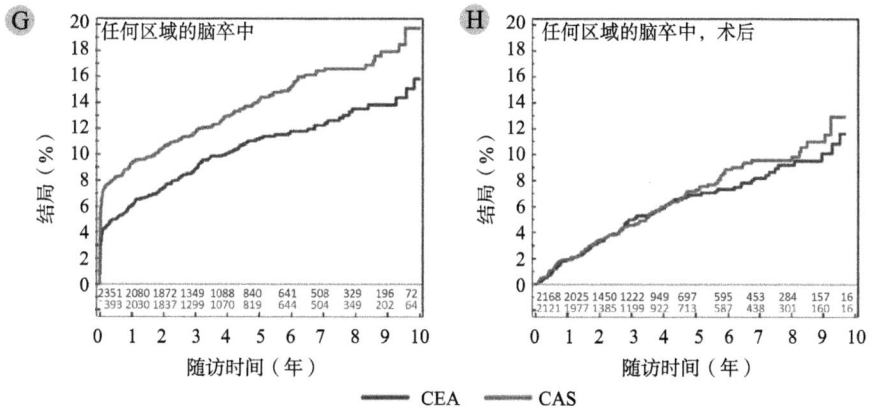

图59 A～H：主要结局事件发生率的 Kaplan-Meier 估计值（A 和 B）；次要结局严重脑卒中（C 和 D）、轻型脑卒中（E 和 F）和所有脑卒中（G 和 H）的发生率。对于每个结果，仅针对所有结果（包括围手术期和手术后事件；A、C、E 和 G）和手术后事件（即 120 天后）提供事件发生率估计值（B、D、F 和 H）（彩图见彩插 29）

图片来源：BROTT T G，CALVET D，HOWARD G，et al.Long-term outcomes of stenting and endarterectomy for symptomatic carotid stenosis：a preplanned pooled analysis of individual patient data.Lancet Neurology，2019，18（4）：348-356.

74. 无症状性颈动脉狭窄 CEA 和 CAS 的选择

在无症状性颈内动脉粥样硬化研究（asymptomatic carotid atherosclerosis study，ACAS）和无症状性颈动脉狭窄外科试验（asymptomatic carotid stenosis surgery trial，ACST）中均证实 CEA 与药物治疗相比可明显降低脑卒中风险。ACST-2 是迄今为止对比 CEA 和 CAS 在无症状性颈动脉狭窄治疗效果中，证据级别最高、样本量最大的多中心随机对照研究。2008 年 1 月 15 日—2020 年 12 月 31 日，来自 130 个中心的 3625 例无症状性颈动脉重度狭窄患者，1811 例分配至 CAS 组，1814 例分配至 CEA 组，这些患者均具有良好的依从性、良好的药物治疗和平均 5 年的随访期。总体而言，手术相关致残性脑卒中或死亡的发生率为 1%（CAS 组 15 人，CEA 组 18 人），2% 的患者发生非致残性手术相关脑卒中（CAS 组 48 人，CEA 组 29 人）。Kaplan-Meier 生存曲线分析每组 5 年非手术相关致死性或致残性脑卒中的发生率为 2.5%，任何脑卒中发生率（图 60）：CAS 组为 5.3%，CEA 组为 4.5%

（RR 1.16，95%CI 0.86～1.57，P=0.33）。其中 CAS 和 CEA 在致死性或致残性脑卒中的发生率方面没有差异。CAS 和 CEA 之间的差异主要反映了非致残性脑卒中发病率的差异。ACST-2 研究结果提示对于无症状性颈动脉狭窄患者，两种血运重建手术（CEA 和 CAS）可以自由选择，两组远期预后相当。

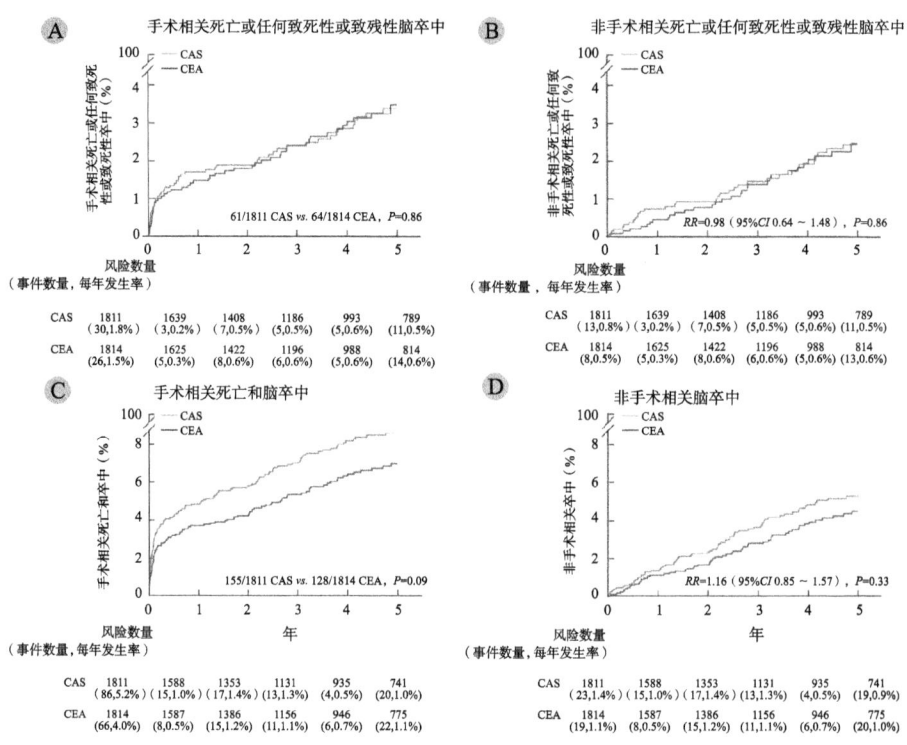

图 60　Kaplan-Meier 估计随机分配至 CAS 组与 CEA 组的无症状性颈动脉狭窄患者的 5 年结局（彩图见彩插 30）

图片来源：HALLIDAY A，BULBULIA R，BONATI L H，et al. Second asymptomatic carotid surgery trial（ACST-2）: a randomised comparison of carotid artery stenting versus carotid endarterectomy. Lancet, 2021, 398（10305）: 1065-1073.

在过去的 30 余年里，许多随机临床试验评估了 CEA 和 CAS 对无症状性颈动脉狭窄患者预防脑卒中的益处。目前关于 CEA 和 CAS 比较的临床试验中绝大部分有着类似的结论——虽然围手术期 CAS 脑卒中发生率高于 CEA，但两者远期预后差异不大。根据这些临床试验的结果，当前的国际指南建议对严重无症状性颈动脉狭窄患者可以考虑血管重建,前提是围手术期同侧缺血性脑血管事件的发生风险小于3%（Ⅱa级）。然而,由于最佳药物治疗的改进,现在无症状性颈动脉狭窄患者发生同侧缺血性脑血管事件的风险可能低于1%（1995年ACAS显示,接受药物治疗的患者每年同侧脑卒中发生率为2.2%,2004年的ACST-1风险约为1%）,这表明血管重建可能对某些患者有害。因此,无症状性颈动脉狭窄的治疗已成为一个具有争议的问题。包括Meta分析在内的多项研究表明,当筛选卒中高风险和血管重建获益的无症状性颈动脉狭窄患者时,严格评估颈动脉斑块特征比评估狭窄程度可能更有帮助。2020年12月来自加拿大的Joseph Kamtchum-Tatuene等在 *JAMA Neurology* 上公布了他们的Meta分析结果,目的在于评价风险导向筛选适合血运重建患者的相关性和可行性。该Meta分析纳入了前瞻性观察研究,主要结局和评价指标为高危斑块的患病率和同侧缺血性事件的年发病率。总的来说,该Meta分析纳入了64项研究共20 751例29～95岁的参与者（平均年龄范围为55.0～76.5岁;男性比例为45%～87%）。在所有参与者中,高危斑块的汇总患病率为26.5%（95%*CI* 22.9%～30.3%）。最常见的高危斑块特征：785例受试者中为新生血管（43.4%,95%*CI* 31.4%～55.8%）,12 364例受试者中为斑块回声（echolucency）（42.3%,95%*CI* 32.2%～52.8%）,3728例受试者中为富含脂质的坏死核心（36.3%,95%*CI* 27.7%～45.2%）。同侧缺血性脑血管事件的年总发生率为3.2/100（22个队列,10 381例参与者;平均随访期2.8年;范围0.7～6.5年）。高危斑块的患者每年发生同侧缺血性脑血管事件的概率（4.3/100,95%*CI* 2.5/100～6.5/100）高于无高危斑块的患者（1.2/100,95%*CI* 0.6/100～1.8/100）,*OR* 为 3.0（95%*CI* 2.1～4.3,$I^2 = 48.8\%$）。在以严重狭窄为重点的研究中（9个队列,2128例参与者;平均随访期2.8年;范围1.4～6.5年）,同侧缺血性脑血管事件每年的发生率为3.7/100（95%*CI* 1.9/100～6.0/100）。高危斑块患者（年发生率7.3/100,95%*CI* 2.0/100～15.0/100）同侧缺血性脑血管事件的发生率也高于无高危斑块的患者（1.7/100,95%*CI* 0.6/100～3.3/100）,*OR* 为

3.2（95%CI 1.7～5.9，I^2=39.6%）。研究结果提示在无症状性颈动脉狭窄患者中高危斑块很常见，同侧缺血性脑血管事件的发生风险高于目前公认的估计值。因此，基于目前的数据，针对无症状性颈动脉狭窄的治疗应该个体化，有必要对患者进行分层，以提供最佳的药物治疗，同时鉴别无症状性颈动脉狭窄患者的高危人群作为血运重建治疗的候选对象。除了由于狭窄严重程度而增加的风险外，我们还需要考虑颈动脉相关脑卒中的其他危险因素，如经颅多普勒微栓塞检测、脑成像上的无症状性栓塞性梗死、对侧 TIA 或脑卒中史、脑血管储备减少、斑块内出血、富含脂质的坏死核心、纤维帽破裂、斑块溃疡、斑块进展、斑块回声类型、斑块面积增加等（表17）。

表17 识别高危无症状性颈动脉狭窄患者的相关研究

高危因素	发表时间	结论
狭窄程度	2010	动脉狭窄程度与同侧脑卒中发生率相关：狭窄越严重，脑卒中发生率越高；狭窄 50%～69%、70%～89% 和 >90%，年脑卒中发生率分别为 0.8%、1.4% 和 1.9%
狭窄进展	2013	约 53.7% 的狭窄进展者出现脑缺血事件，对照组仅为 3.3%
狭窄进展	2014	狭窄进展者的同侧脑卒中发生率是无进展者的 2 倍
斑块形态	2013	存在斑块内出血或脂质核心坏死者更容易发生脑缺血事件
斑块形态	2011	溃疡斑块数量为 0 个、1 个、2 个和 ≥3 个者脑卒中/死亡率分别为 1.9%、4.4%、7.1% 和 18.2%
微栓子信号	2010	微栓子信号与同侧脑卒中发生率存在显著相关性（3.62% $vs.$ 0.7%，HR 5.57）
无症状性梗死灶	2009	狭窄程度 ≥60% 的 ACAS 患者中，CT 提示无症状性梗死灶者年脑卒中发生率显著高于无梗死病灶者（3.6% $vs.$ 1.0%）
脑血流储备	2012	狭窄程度 ≥70% 的 ACAS 患者中，脑血流储备受损与脑缺血事件发生风险增高有关（OR 3.86）

75. 高危颈动脉狭窄 CEA 和 CAS 的选择

Rao 等回顾性分析了 2011—2017 年在美国外科医师学会国家外科质量改进计划血管靶向数据库中接受 CEA 的所有患者的数据。通过预定义的变量确定具有高危解剖或生理特征的患者，按症状状态分层，并与正常风险患者进行比较。主要结局是 30 天内脑卒中/死亡。研究总共纳入 25 788 例接受 CEA 的患者（无症状性颈动脉狭窄占 60%）。在所有患者中，与正常风险患者相比，高危生理学（心力衰竭Ⅲ/Ⅳ级、4 周内心肌梗死、年龄＞80 岁、严重肺部疾病等）或解剖学（对侧颈动脉狭窄、既往颈部放射治疗、既往同侧 CEA 等）与 30 天脑卒中/死亡率较高相关（生理学：4.6% vs. 2.3%，$P<0.001$；解剖学：3.6% vs. 2.3%，$P<0.001$）。符合高危生理学或解剖学标准的患者心脏事件发生率也较高（生理学：3.1% vs. 1.6%，$P<0.001$；解剖学：2.3% vs. 1.6%，$P<0.01$），但只有高危解剖学患者颅神经损伤发生率较高（生理学：2.4% vs. 2.5%，$P=0.81$；解剖学：4.3% vs. 2.5%，$P<0.001$）。与正常风险患者相比，具有高危生理学或解剖学特征的无症状患者 30 天脑卒中/死亡率较高，尤其是生理学高危组（生理学：4.7% vs. 1.5%，$P<0.001$；解剖学：2.6% vs. 1.5%，$P<0.01$）。然而，在有症状的患者中，脑卒中/死亡的差异仅见于高危解剖学患者，而非高危生理学患者（生理学：4.6% vs. 3.4%，$P=0.12$；解剖学：4.8% vs. 3.4%，$P=0.01$）。根据目前的选择，在符合高危生理标准的无症状性颈动脉疾病患者中，真实世界中 CEA 后 30 天脑卒中/死亡率远高于 3% 的阈值。这些结果表明，在择期行 CEA 之前需要进行更好的患者选择和术前优化。但由于临床相关数据有限，目前并没有证据表明，对于 CEA 高危患者，选择 CAS 会有更好的结果。在临床实践中，对于伴有对侧颈动脉闭塞、同侧颈动脉的串联病变、心功能不全、近期心肌梗死等 CEA 高危因素的患者，术者倾向于选择 CAS；而对于血管解剖路径严重迂曲、具有不稳定斑块、病变钙化明显的患者，CEA 应该是更佳的选择（表 18）。

表 18　CEA 和 CAS 高危因素

CEA 高危因素		CAS 高危因素	
伴随疾病	解剖因素/病变特点	斑块形态/病变特点	血管解剖
冠心病、心绞痛或心律失常	既往 CEA 或颈部手术史	软，富含脂质斑块	髂动脉迂曲
充血性心力衰竭，心功能不全，心排血量低（EF＜30%）	既往放射治疗史	斑块长度＞15 mm	Ⅱ型或Ⅲ型弓
6 周内心肌梗死	双侧颈动脉硬化	薄纤维帽	牛角弓
30 天内拟行心脏手术	对侧颈动脉闭塞或喉神经麻痹	斑块内出血	主动脉弓存在病变
严重慢性肺功能不全	气管插管或造瘘	严重钙化	颈总动脉或颈内动脉严重迂曲
肾衰竭	串联病变	次全闭塞	
	颈动脉夹层	累及颈外动脉的分叉处病变	
	假性动脉瘤	迂曲成角病变	
	C_2 以上或锁骨以下水平病变	病变处存在新鲜血栓	

76. 年龄对 CEA 和 CAS 的影响

在选择 CEA 或者 CAS 时，年龄也是一个不可忽视的因素。随着中国老年人群病例的逐渐增加，老年颈动脉狭窄的患者也逐渐增多，对于这类患者是否行颈动脉血运重建是一个非常重要且富有挑战的决策。因为老年患者围手术期并发症发生率高，且老年患者的随机对照临床试验数据有限，所以行颈动脉血运重建需谨慎。在 ACST 试验中纳入年龄大于 75 岁的患者 650 例，结果表明，即使将 CEA 组患者围手术期的脑卒中及死亡例数剔除，CEA 组与药物治疗组比较，脑卒中的发生率也没有明显降低。尽管老年患者冠心病、肺功能不全的比例增加，增加了 CEA 手术风险，但在 CREST 中比较老年患者 CEA 和 CAS 的治疗效果，结果却显示老年患者中 CEA 效果仍然优于 CAS，脑卒中发生率较 CAS 组低。而且在对 SPACE、EVA-3S、ICSS 及 CREST 中症状性颈动脉治疗的 Meta 分析指出，年龄因素对 CAS 影响较 CEA 更为明显（图 61）。小于 65 岁人群中，CEA 与 CAS 围手术期（术后120天）不良事件发生率差异较小，而在70岁以后这种差异就明显增加（如在60～64岁组中围手术期年龄 HR：CEA 组为1.01，95%CI 0.54～1.9；CAS 组为1.79，95%CI 0.89～3.6；CAS 对 CEA 的风险比为1.07，95%CI 0.56～2.01。而在70～74岁组中年龄 HR：CEA 组为1.2，95%CI 0.68～2.13；CAS 组为4.01，95%CI 2.19～7.32；CAS 对 CEA 的风险比为2.09，95%CI 1.32～3.32），这可能与老年患者动脉粥样硬化斑块、钙化及血管迂曲程度更加严重相关，这些因素导致 CAS 围手术期因栓塞所致脑卒中发生率增加，但围手术期后年龄因素对两组影响均较小（图62、图63）。因此对于高龄症状性颈动脉狭窄患者，若无明显禁忌证，CEA 可能更加安全有效，而对于无症状性颈动脉狭窄高龄患者，是否需要手术干预还有待进一步研究证实。

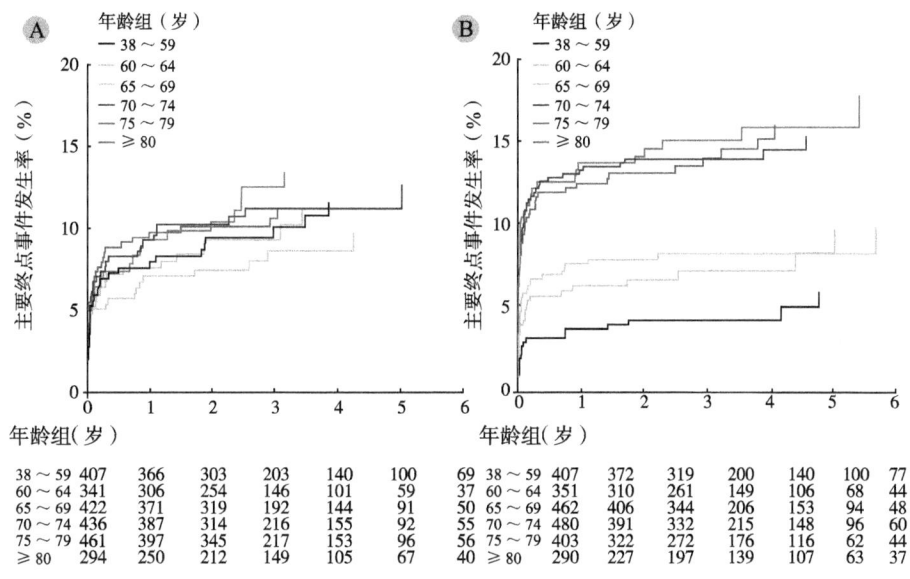

A：CEA 组；B：CAS 组。

图61 不同年龄组终点事件发生率（彩图见彩插31）

图片来源：HOWARD G，ROUBIN GS，JANSEN O，et al. Carotid stenting trialists' collaboration. Association between age and risk of stroke or death from carotid endarterectomy and carotid stenting：a meta-analysis of pooled patient data from four randomised trials. Lancet. 2016，387（10025）：1305-1311.

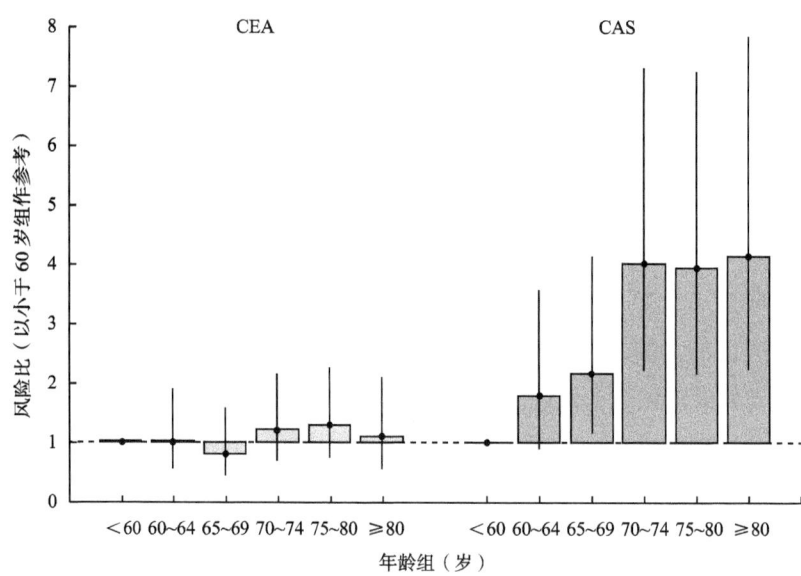

图62 围手术期年龄与预后相关性

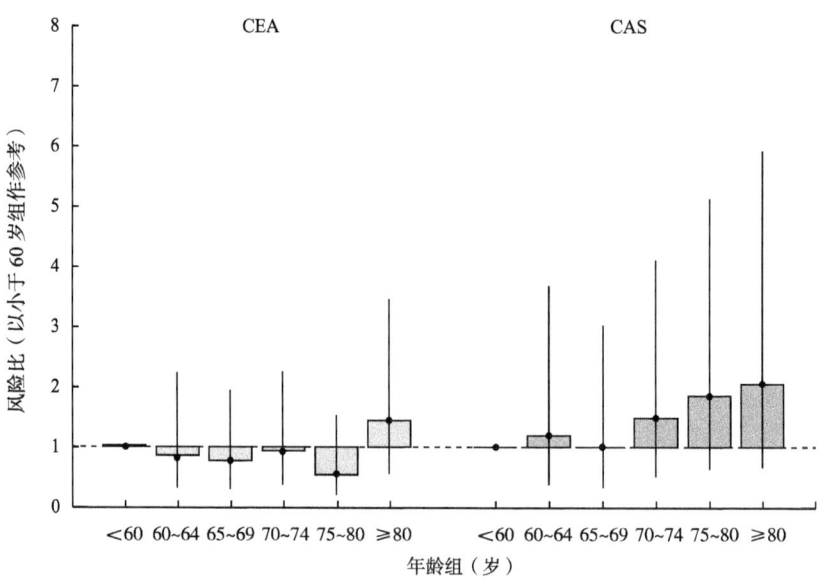

图63 围手术期后年龄与预后相关性

图片来源：VOEKS J H, HOWARD G, ROUBIN G, et al. Mediators of the age effect in the carotid revascularization endarterectomy versus stenting trial（CREST）. Stroke, 2015, 46（10）: 2868-2873.

77. 性别对 CEA 和 CAS 的影响

缺血性脑卒中在女性中普遍存在。男性和女性存在固有的生物学和其他差异，这会影响脑卒中的表现和结果，女性在缺血性脑卒中后的残疾率和死亡率高于男性。来自 NASCET 和 ASA 研究的数据显示，当狭窄程度 ≥ 70% 时，女性在 CEA 后缺血性脑卒中 5 年绝对风险降低（ARR 15.1%，P=0.007）与男性（ARR 17.3%，P < 0.001）相似。然而，当狭窄为 50%～69% 时，CEA 对有症状的女性（ARR 3.0%，P=0.94）没有益处，而对男性（ARR 10.0%，P=0.02）有益。在无症状性颈动脉狭窄的女性中，CEA 引起的缺血性脑卒中相对风险降低率明显低于男性（女性仅为 4%，男性为 51%，P=0.008）。后续分析还表明女性手术风险增加。与男性相比，症状性颈动脉狭窄女性患者在 CEA 后 30 天围手术期脑卒中发生率或死亡率更高（OR 1.50，95%CI 1.14～1.97，P= 0.004）。同样，与无症状性颈动脉狭窄男性患者（1.7%）相比，无症状性颈动脉狭窄女性患者 CEA 相关的围手术期脑卒中和死亡率（3.6%）也有所增加。与 CEA 相比，关于男性和女性之间 CAS 结局比较的证据较少。一项回顾性分析显示，CAS 术后男性和女性的 30 天围手术期脑卒中发生率（女性 2.1% vs. 男性 4.2%，P=0.48）或死亡率（女性 0 vs. 男性 0.70%，P=0.99）无显著差异。相比之下，在 CREST 中，与男性（4.3%）相比，女性（6.8%）CAS 围手术期综合终点事件发生率更高（P=0.064）。此外，与接受 CEA 的女性相比，分配到 CAS 治疗组的女性围手术期脑卒中事件发生率更高（HR 2.63，95%CI 1.23～5.65，P=0.013），而男性手术组之间的风险没有差异。

颈动脉血运重建的时机对于预防继发性脑卒中至关重要。理想情况下，手术应在缺血事件发生后 14 天内进行，CEA 的获益随着延迟而迅速下降。相关研究提示无论狭窄的严重程度如何，女性在最后一次缺血事件发生后 2 周内进行 CEA 时获益最大，缺血性脑卒中 ARR 从在 2 周内进行 CEA 时的 41.7% 下降到在事件发生后 2～4 周进行 CEA 时的 6.6%，4 周后进行 CEA 是有害的，ARR 为 −2.2%。这与男性形成鲜明对比，男性即使在最后一次症状事件发生后超过 12 周，手术仍然有益（CEA 在事件发生后 12 周的 ARR 为 20.4%）。

这些差异的原因可能是多因素的，有些是由于性别相关因素（即社会支持减少、缺乏疾病意识等），而另一些则可能是由性别之间的生物学差异造成的（斑块形态、成分的不同等）。同时需指出的是目前随机对照试验研究的数据女性代表性严重不足（≤30%），CAS-to-CEA 风险的性别差异方面，试验之间存在重大不一致。例如，ACAS 试验结果显示，女性颈动脉狭窄患者围手术期脑卒中和病死率为 3.6%，而男性为 1.7%；ACST 试验结果则分别为 4.2% 和 2.1%，以上均提示女性患者围手术期风险高于男性。在 EVA-3S 试验中（图 64A）女性的 CAS-to-CEA 相对风险为 0.58（95%CI 0.20～1.66），而男性为 2.39（95%CI 1.21～4.69），性别差异显著（W/M=0.24，95%CI 0.07～0.84）。相反，在 SPACE 试验中（图 64B），女性的 CAS-to-CEA 相对风险为 1.44（95%CI 0.68～3.05），男性为 1.01（95%CI 0.67～1.53），W/M=1.43，差异不显著（95%CI 0.61～3.37）。ICSS（图 64C）的结果与 EVA-3S 试验相似（即女性的风险低于男性），但性别差异没有达到统计学意义，W/M=0.62（95%CI 0.32～1.20）。CREST 结果与 SPACE 试验相似，女性的 CAS-to-CEA 相对风险高于男性，但无统计学意义（W/M=1.30，95%CI 0.58～2.91），虽然具体原因并不清楚，但性别因素对长期预后（主要终点事件）的影响在 CREST 中并未得到肯定（图 64D）。在 EVA-3S 试验和 ICSS 中，女性的 CAS 与 CEA 风险的 W/M 比值低于男性，但在 SPACE 试验和 CREST 中女性高于男性，有证据表明性别对试验的影响不一致（P=0.065）。因此，基于目前随机对照试验的数据，暂时无法确定性别对 CEA 或 CAS 有何影响，还有待进一步研究。

颈动脉狭窄的非药物治疗：支架还是剥脱？ 147

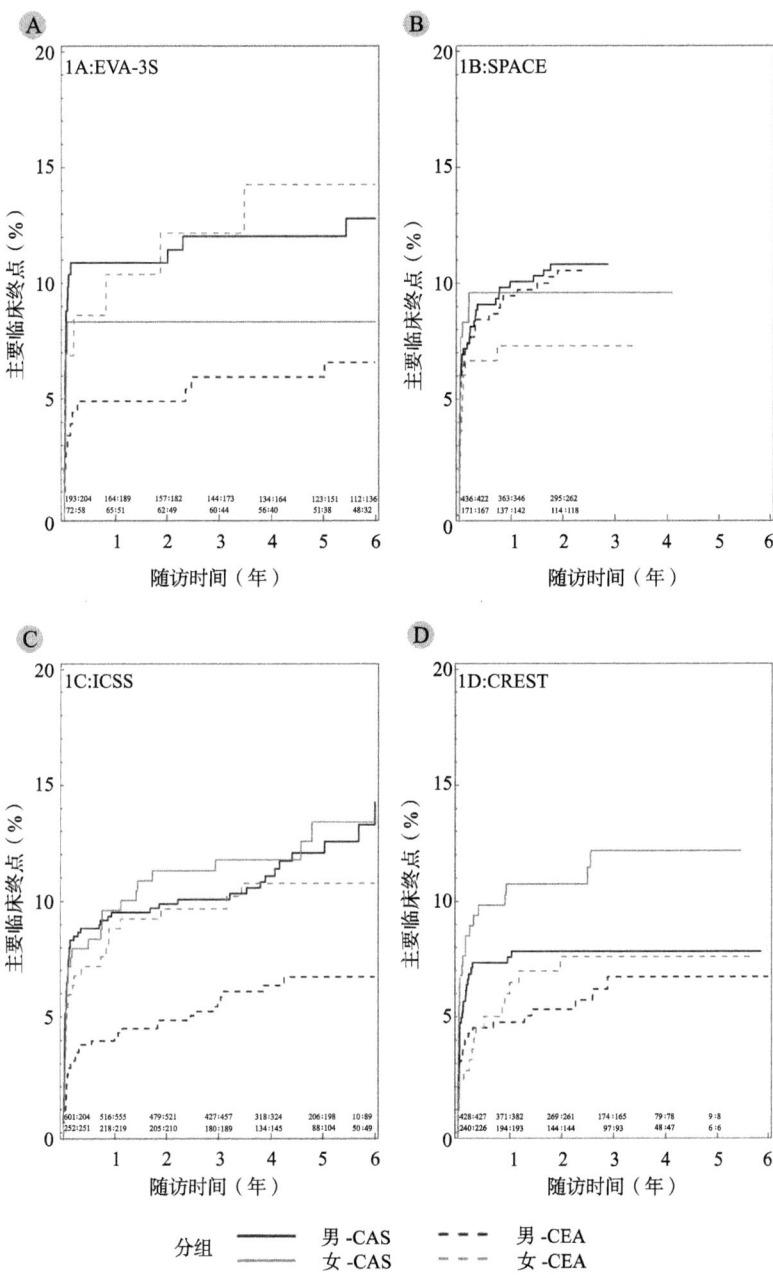

图64 通过Kaplan-Meier技术估计的个体试验的事件发生率，通过治疗和性别显示

图片来源：HOWARD V J, ALGRA A, HOWARD G, et al. Absence of consistent sex differences in outcomes from symptomatic carotid endarterectomy and stenting randomized trials. Stroke, 2021, 52 (2): 416-423.

78. 颈动脉狭窄患者 CEA 或 CAS 手术时机的选择

对于症状性颈动脉重度狭窄患者，在缺血性脑血管事件发病 2 周内脑卒中复发的风险最高。有研究结果显示 2～4 周接受 CEA 的患者，脑卒中复发风险下降 15.9%；5～12 周接受手术的患者，脑卒中复发风险下降 7.9%；12 周后接受手术的患者，脑卒中复发风险下降 7.4%。与之相似，对于颈动脉中度狭窄患者早期行 CEA 也可获益，并且多项临床研究也证实了及早行 CEA 的安全性和有效性。在 CREST 中，根据手术时间分为发病后 1～14 天组、发病后 15～60 天组及发病后 >60 天组，CEA 组围手术期死亡/脑卒中风险在不同分组并无明显差异（与发病后 1～14 天组相比，15～60 天组 HR 0.74，95%CI 0.22～2.49；>60 天组 HR 0.91，95%CI 0.25～3.33，P=0.89）（图 65），在 CAS 组中也得出同样的结论。同时，虽然早期干预治疗的效果是明确的，但超早期干预治疗的效果尚不清楚。一项回顾分析显示，在缺血性事件发生后 2 天内与 3～7 天进行 CEA 的患者相比，死亡和脑卒中发生率增高 4 倍（OR 4.24，95%CI 2.07～8.70，P < 0.001）（图 66）。相比之下，如果在发病后 2 周行 CEA，围手术期风险显著下降，但对脑卒中的预防作用也随之降低。因此，国外指南建议在 TIA 或非致残性脑卒中发病后 2 周内行 CEA。然而，在 14 天时间框架内进行 CEA 或 CAS，以平衡脑卒中复发和围手术期风险理想时间仍然存在不确定性。对于什么是"早期"或"紧急"颈动脉干预缺乏高质量的证据和共识定义，导致文献中的结果相互矛盾。患者症状、药物治疗和不同手术方法的异质性也导致了对出现神经系统症状的患者行 CEA 时机的两极分化的结论。而对于 CAS 干预治疗的时机选择则是一个极具争议的问题，不同研究中结果也不一致，目前指南推荐对于 TIA 或轻微脑卒中患者，如果没有早期血管重建术的禁忌证，可以在事件出现 2 周内进行干预。对于大面积脑梗死但保留部分神经功能的患者，应在梗死至少 2 周后再进行 CAS 治疗。

颈动脉狭窄的非药物治疗：支架还是剥脱？

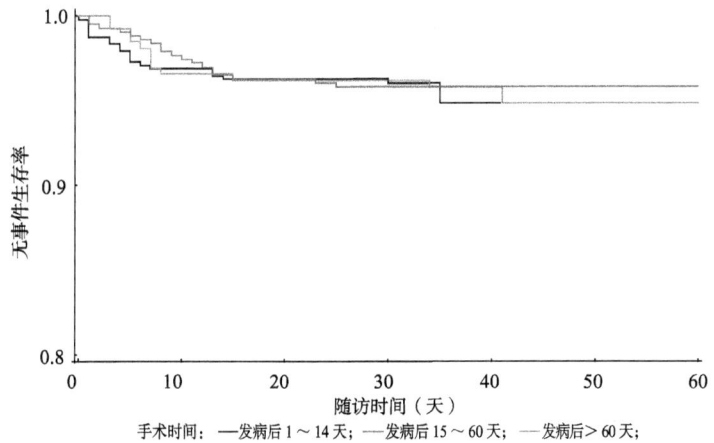

图 65　CREST 中不同手术时间对预后的影响（彩图见彩插 32）

图片来源：MESCHIA J F, HOPKINS L N, ALTAFULLAH I, et al. Time from symptoms to carotid endarterectomy or stenting and perioperative risk. Stroke，2015，46（12）：3540-3542.

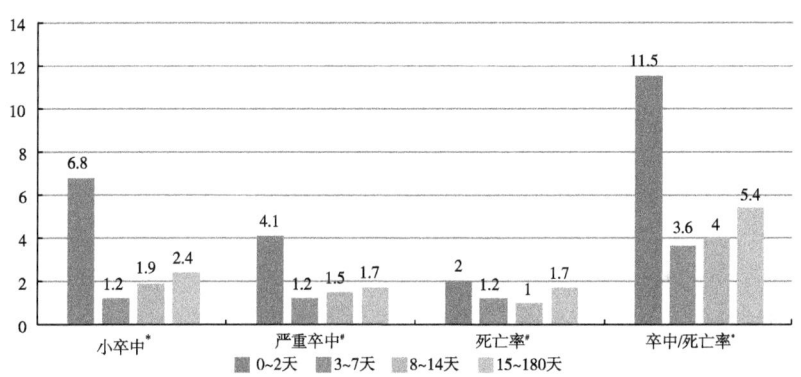

*：$P < 0.001$；#：P 值统计学无显著差异。
图 66　CEA 中不同手术时间脑卒中 / 死亡发生率（彩图见彩插 33）

　　Coelho 等对 CEA 和 CAS 的最佳时机进行了文献回顾，总共纳入了 71 项研究，涉及 232 952 例有症状的患者。研究结果显示：①当症状出现 ≤ 2 天时，与 CEA 相比，CAS 与更高的 30 天脑卒中发生率（OR 0.70，95%CI 0.58 ~ 0.85）和死亡率（OR 0.41，95%CI 0.31 ~ 0.53）相关。在不同的时间范围内分析了接受 CEA/CAS 的患者（≤ 2 天 vs. 3 ~ 14 天和 ≤ 7 天 vs. 8 ~ 14 天），加急 CEA 的 30 天脑卒中发生率为 1.4%（95%CI 0.9 ~ 1.8），而 3 ~ 14 天行 CEA 组为 1.8%

（95%CI 1.8～2.0），两组无统计学差异。加急 CAS（≤2天）与 3～14 天 CAS 组相比较，30 天脑卒中或心肌梗死发生率没有明显差异，但死亡率显著增加（OR 2.76，95%CI 1.39～5.50）。②与 8～14 天相比，在发病后 7 天内进行 CEA 与 30 天脑卒中发生率显著降低相关（OR 0.67，95%CI 0.54～0.84）。30 天死亡率（OR 1.86，95%CI 0.19～18.21）、30 天死亡/脑卒中（OR 0.79，95%CI 0.47～1.34），或 30 天心肌梗死（OR 1.94，95%CI 0.09～41.03）。CAS≤7 天与 8～14 天两组无显著差异。因此，颈动脉狭窄在症状出现 2 或 7 天内行 CEA 可能比经股 CAS 更安全。

近年，多项随机对照试验（CHANCE、POINT 和 FASTER）均证实，对于轻型缺血性脑卒中（NIHSS 评分≤3 分）或中高危 TIA（ABCD2 评分≥4 分）采用短期阿司匹林和氯吡格雷双抗治疗，可显著降低急性期缺血性脑卒中事件的发生概率，这同样也适用于合并颈动脉狭窄的缺血性脑卒中患者，对于此类患者，过于积极的颈动脉干预能否获益仍是一个值得商榷的问题。同时，颈动脉干预的时机也需要考虑患者缺血性脑卒中发病机制，颈动脉狭窄所致反复发作的 TIA 或进展性脑梗死发病多是由动脉-动脉栓塞引发，但常合并重度狭窄所致低灌注。有研究指出，对于这类患者急性期行 CEA 死亡/脑卒中发生率均较高（进展性脑梗死组为 20.0%，95%CI 12.5～28.6；反复 TIA 组为 9.0%，95%CI 4.3～15.1）；而对于症状稳定的缺血性脑卒中患者，围手术期脑卒中风险无明显差异。对于此类症状尚不稳定的患者早期是否需行 CEA 目前还有待研究。

79. CAS 技术与材料改进

CAS 围手术期脑卒中发生，其栓子主要来源于两个方面：①主动脉弓及弓上血管内导管、导丝操作，尤其是对于一些高龄合并主动脉弓动脉粥样硬化的患者；②支架植入后斑块或血栓突出支架网眼，尤其是一些不稳定斑块。针对这两个原因，CAS 在技术和材料方面均有所改进。

（1）经颈动脉血运重建术（transcarotid artery revascularization，TCAR）

联合血流逆转系统是一种新的手术方案，原理为暴露颈总动脉后直接进入颈总动脉操作，与经股动脉颈动脉支架植入术（transfemoral carotid artery stenting，TFCAS）相比，消除了导丝、导管在主动脉弓及弓上血管操作的风险，从而降低了栓塞的发生率，直视下阻断颈总动脉后开启血流逆转系统，在血流逆转系统保护下行颈动脉血运重建，降低期间栓子脱落到颅内循环的风险。同时，与 CEA 相比创伤性小，发生颅神经损伤概率低，并且 TCAR 联合血流逆转系统为 CEA 高危患者（有对侧颈动脉闭塞、同侧颈动脉串联狭窄率＞70%、高位颈动脉狭窄、CEA 术后颈动脉再狭窄、需要治疗的双侧颈动脉狭窄等）提供了一种相对安全的血运重建选择。

Malas 等对 TCAR 与 CEA 和 TCAR 与 TFCAS 的患者随访 1 年后进行了一对一的倾向评分匹配分析。在研究期间，共有 41 548 例患者接受了 CEA，5725 例患者接受了 TCAR，6064 例患者接受了 TFCAS，并记录了 1 年的结果。这些队列在基线人口统计学和合并症方面非常匹配。在 4180 对 TCAR 与 CEA 匹配的患者中，30 天脑卒中、死亡和脑卒中/死亡率无显著差异。然而，TCAR 与较低的 30 天脑卒中/死亡/心肌梗死发生率相关（2.30% *vs.* 3.25%，*RR* 0.71，95%*CI* 0.55～0.91，*P*=0.008），其主要原因是心肌梗死的风险较低（0.55% *vs.* 1.12%，*HR* 0.49，95%*CI* 0.30～0.81，*P*=0.004）。1 年时，未观察到同侧脑卒中或死亡率有显著差异（6.49% *vs.* 5.68%，*HR* 1.14，95%*CI* 0.95～1.37，*P*=0.157）。在 TCAR 与 TFCAS 组的 4036 对配对中，与 TFCAS 相比，TCA 与较低的围手术期脑卒中或死亡率相关（1.83% *vs.* 2.55%，*HR* 0.72，95%*CI* 0.54～0.96，*P*=0.027）。1 年时，TCAR 和 TFCAS 的同侧脑卒中或死亡率相当（6.07% *vs.* 7.07%，*HR* 0.85，95%*CI* 0.71～1.01，*P*=0.07）。是否为症状性颈动脉狭窄并未改变 TCAR 与 CEA 的关联。然而，无症状性颈动脉狭窄患者在 1 年时 TCAR 与 TFCAS 相比具有良好的结果（*HR* 0.78，95%*CI* 0.62～0.98，*P*=0.033）。在这项倾向得分匹配分析中，在 TCAR 和 CEA 之间或 TCAR 和 TFCAS 之间未观察到同侧脑卒中/无死亡生存率存在显著差异。与 TFCAS 相比，TCAR 的优势似乎主要在围手术期，这使其成为颈动脉狭窄手术高危患者的合适微创选择。有必要进行更大规模的研究，以及更长的随访时间和再狭窄数据的收集，以确认 TCAR 的中长期益处和持久性。

（2）不同的支架设计对 CAS 结果的影响仍存在争议。第一代传统的单层颈动脉支架（FGS），特别是那些具有开环设计和大网眼的支架，支架植入后通过支架网眼的斑块脱垂与脑栓塞风险和相关的缺血性事件相关，而为了最大限度地减少动脉粥样硬化斑块脱垂并减少 CAS 中的不良神经系统事件，已经开发了双层网状支架（第二代支架，SGS）。第二代颈动脉支架可通过限制围手术期和抑制围手术期脑栓塞来改善 CAS 结果。Mazurek 等对 FGS 和 SGS 的临床研究进行了系统回顾和 Meta 分析，研究纳入了 112 项研究的 68 422 例患者（68.2% 为男性，44.9% 有症状）。SGS 和 FGS 30 天 DSM（death, stroke, myocardial infarction）分别为 1.30% 和 4.11%（$P < 0.01$）。在 SGS 中，Casper/Roadsaver 支架和 CGuard 支架均降低了 30 天 DSM（绝对百分比分别降低了 2.78 和 3.03，$P=0.02$ 和 $P < 0.001$），而 Gore 支架是中性的。与闭环 FGS 相比，SGS 显著改善了临床结局（30 天脑卒中发生率 0.6% vs. 2.32%，$P=0.014$；DSM 1.3% vs 3.15%，$P < 0.01$）。在 12 个月随访时，与 FGS 相关，Casper/Roadsaver 支架降低了同侧脑卒中发生率（−3.25%，$P < 0.05$），但增加了再狭窄率（+3.19%，$P=0.04$）。CGuard 支架显示脑卒中发生率和再狭窄率均降低（−3.13%，−3.63%；$P=0.01$，$P < 0.01$），而 Gore 支架结果是中性的，其 12 个月的联合终点事件发生率没有显著降低是由于再狭窄率的增加抵消了脑卒中发生率的相对益处。因此，结合目前相关研究，第二代颈动脉支架在 CAS 中的应用价值值得肯定，但还需要进一步进行针对临床终点的大规模随机试验。

80. CEA 和 CAS 复合手术

颈动脉狭窄最常见于颈内动脉起始段，在远端和（或）近端（颈总动脉或无名动脉）也可发现病变。该类型病变发生率较低，只占颈动脉系统病变的 0.6%，对于此类串联病变，单纯 CEA 或 CAS 治疗风险高、处理难度大。而在 1999 年，Pappada 等尝试对颈部串联病变行 CEA 和 CAS 复合手术并取得了成功。颈动脉狭窄和闭塞性病变的复合手术技术是指术中按照常规操作方法显露颈动脉分叉部，在行颈动脉内膜切除的同时，在 X 线辅助下根据合并病变的位置，在手术部位近、远端狭窄或闭塞节段同期行球囊扩张或支架植入术，以达到血管重建的目的。该联合术式的优点：① CEA 术中对血流的阻断，在不放置远端保护装置的情况下，可避免因处理无名 / 颈总动脉近端病变引起栓子脱落造成的远端脑栓塞；②近距离逆向处理颈总 / 无名动脉病变，可减少主动脉弓迂曲对操作造成的困难，有助于对严重迂曲颈动脉患者操作时的力量传导；③对于合并 C_2 以上或锁骨以下水平的串联病变，CEA 处理较为困难，可联合 CAS。Sfyroeras 等对 13 项研究中 133 例颈动脉串联病变患者复合手术治疗结果做 Meta 分析，技术成功率为 97%，术后 30 天死亡率和脑卒中发生率分别为 0.7% 和 1.5%；随访 12～36 个月，5 例患者脑缺血症状复发，17 例患者死亡，10 例患者出现近端病变再狭窄（4 例为症状性狭窄，7 例发生在单纯球囊扩张患者中），2 例出现 CEA 再狭窄；证实了该技术的可行性和有效性。而 Wang 等进行回顾分析比较了围手术期（术后 30 天）单纯 CEA 与 CEA+IPE（Ipsilateral，Proximal endovascular）的安全性（表 19），研究结果显示，与 CEA 相比，CEA+IPE 围手术期脑卒中发生率有所增加（1.4% vs.3.0%，P=0.01），两组之间死亡率无明显差异（0.5% vs.1.0%，P=0.23），对于术前无症状性颈动脉狭窄，CEA 与 CEA+IPE 围手术期脑卒中及死亡率几乎类似，无统计学差异，提示此类患者进行复合手术是安全的。而对于术前症状性颈动脉狭窄患者，复合手术组脑卒中及死亡率明显增加（脑卒中发生率：4.9% vs. 1.9%，P=0.002；脑卒中及死亡率：6.0% vs. 2.4%，P=002），在风险调整后，与脑卒中 / 死亡率相关的危险因素包括糖尿病（OR 1.2，P=0.001）、症状性颈动脉狭窄（OR 1.7，P＜0.001）、复合手术（OR 1.9，P=0.02）及冠状动脉粥样硬化性心脏病（OR 1.2，P=0.01）。该研究中无论是症状性还是无症状性颈动脉狭窄患者，CEA+IPE 组中男性患者、吸烟史、慢性心力衰竭、慢性阻塞性肺疾病、双侧颈动脉狭窄等所占比例均较单纯 CEA 组高，这对最终结论是否有所影响还值得探讨。而且，症状性颈动脉狭窄本身是治疗的强烈适应证，对于此类合并近端血管串联病变的患者，依靠单纯传统 CEA 或者血管内介入治疗并不能获得理想的治疗效果，理论上来说通过 CEA+CAS（或者单纯球囊扩张）复合手术，能使 CEA 与 CAS 互补，为患者实施更合理的治疗方案。当然作为多学科融合的技术，复合手术仍处于起步阶段，对于复杂颈动脉狭窄或闭塞性病变具有一定应用前景，尚需要更多的经验积累，通过大样本的随机对照临床研究长期随访评价其疗效和安全性。

表 19　CEA 与 CEA+IPE 围手术期脑卒中及死亡风险

	总病例数（n=66 519），比例（%）			无症状性颈动脉狭窄（n=39 402），比例（%）			症状性颈动脉狭窄（n=27 049），比例（%）		
	CEA n=66 115	CEA+IPE n=404	P	CEA n=39 181	CEA+IPE n=221	P	CEA n=26 867	CEA+IPE n=182	P
脑卒中	927（1.4）	12（3.0）	0.01	422（1.1）	3（1.4）	0.52	504（1.9）	9（4.9）	0.002
死亡	360（0.5）	4（1.0）	0.23	177（0.5）	0（0）	0.33	189（0.7）	4（2.2）	0.04
脑卒中及死亡	1219（1.8）	14（3.5）	0.02	566（1.4）	3（1.4）	0.91	652（2.4）	11（6.0）	0.002

81. 药物治疗对颈动脉血运重建术的影响

目前关于 CEA 与 CAS 比较的临床试验中绝大部分有着类似的结论——虽然围手术期 CAS 脑卒中发生率高于 CEA，但远期预后差异不大，两者难分伯仲。CAS 相关技术及材料的改进，进一步提升了 CAS 的地位，并在一定程度上撼动了 CEA 传统意义上"金标准"的位置。对于绝大部分需要非药物治疗的颈动脉狭窄患者，选择 CEA 或者 CAS 均是合理的。相对于 CEA 与 CAS 之争，两者更大的挑战其实来源于第三者——最佳药物治疗（best medical treatment，BMT），因为目前关于颈动脉狭窄的非药物治疗的临床试验多面临着同样的问题：是否无论哪一种手术干预手段都优于单独的药物治疗？相关研究都是在药物治疗并不理想的时代开始招募患者。研究的药物治疗方案基于 20 世纪 80—90 年代的数据。在 CREST 中，84% 的患者存在血脂异常，而在无症状性颈动脉狭窄患者中只有 74% 在 4 年后低密度脂蛋白低于 100 mg/dL，随着指南的不断更新，现代药物治疗方案已经有所改变——以收缩压低于 140 mmHg、低密度脂蛋白低于 70 mg/dL 为目标，糖化血红蛋白要求更低，他汀类药物使用更为积极。并且，生活方式干预，包括戒烟、饮食及运动也已经成为标准建议。

SPACE-2 试验是一项国际多中心随机对照试验。研究对象年龄为 50～85 岁，颈总动脉远端或颅外颈内动脉无症状性狭窄 ≥ 70% 的患者。SPACE-2 最初设计为三臂试验，CEA+BMT *vs.* CAS+BMT *vs.* BMT（随机分配比例为 2.9∶2.9∶1），后因入组缓慢提前终止入组，并拆分为两个子研究，分别为 CEA+BMT *vs.* BMT（SPACE-2a）和 CAS+BMT *vs.* BMT（SPACE-2b）；两个子研究都是 1∶1 的随机化。主要疗效终点为 30 天内任何脑卒中或死亡率或 5 年内同侧缺血性脑卒中发生率，主要安全终点为 CEA 或 CAS 术后 30 天内的任何脑卒中或死亡。研究分为两个假设，首先证明 CEA 和 CAS 优于 BMT；随后证明 CAS 相对于 CEA 的非劣效性。2009 年 7 月 9 日—2019 年 12 月 12 日，有 513 例受试者被随机分配，其中 203 例（40%）分配至 CEA+BMT 组、197 例（38%）分配至 CAS+BMT 组、113 例（22%）分配至 BMT 组。中位随访时间为 59.9 个月（IQR 46.6～60.0）。30 天内任何脑卒中或死亡及 5 年同侧缺血性脑卒中（主要疗效终点）发生率：CEA+BMT 组为 2.5%（95%*CI* 1.0～5.8），CAS+BMT 组为 4.4%（95%*CI* 2.2～8.6），BMT 组为 3.1%（95%*CI* 1.0～9.4）。Cox 比例风险检验显示：CEA+BMT 和 CAS+BMT 的主要疗效终点风险与单独使用 BMT 相比无差异（CEA+BMT *vs.* BMT：*HR* 0.93，95%*CI* 0.22～3.91，*P*=0.93；或 CAS+BMT *vs.* BMT：*HR* 1.55，95%*CI* 0.41～5.85，*P*=0.52）。无法证明 CEA 或 CAS 优于 BMT，因此未进行非劣效性检验。在术后 30 天内，CEA 组和 CAS 组均发生了 5 例脑卒中，无死亡病例。在 5 年随访期间，CAS+BMT 组和 BMT 组中均发生了 3 例同侧脑卒中，CEA+BMT 组中未发生。在 5 年随访期内，未发现 CEA+BMT 或 CAS+BMT 在 30 天内发生脑卒中或死亡或同侧脑卒中的情况优于 BMT（图 67）。但值得注意的是 SPACE-2 提前终止入组，目前的样本量远低于试验最初设计的样本量，因此无法判断三者无统计学差异是否由样本量低造成。而且 SPACE-2 的 BMT 可能并非最佳，入组人群的 LDL 的控制没达到现有指南标准推荐的 1.8 mmol/L；即使是 BMT，LDL 也仅达到了 2.51 mmol/L；对于血压的控制，也没有达到指南要求。因此，对该研究结果的解读应谨慎，关于更严格的 BMT 是否会带来更优的结局，我们期待 CREST-2 结果的发布。

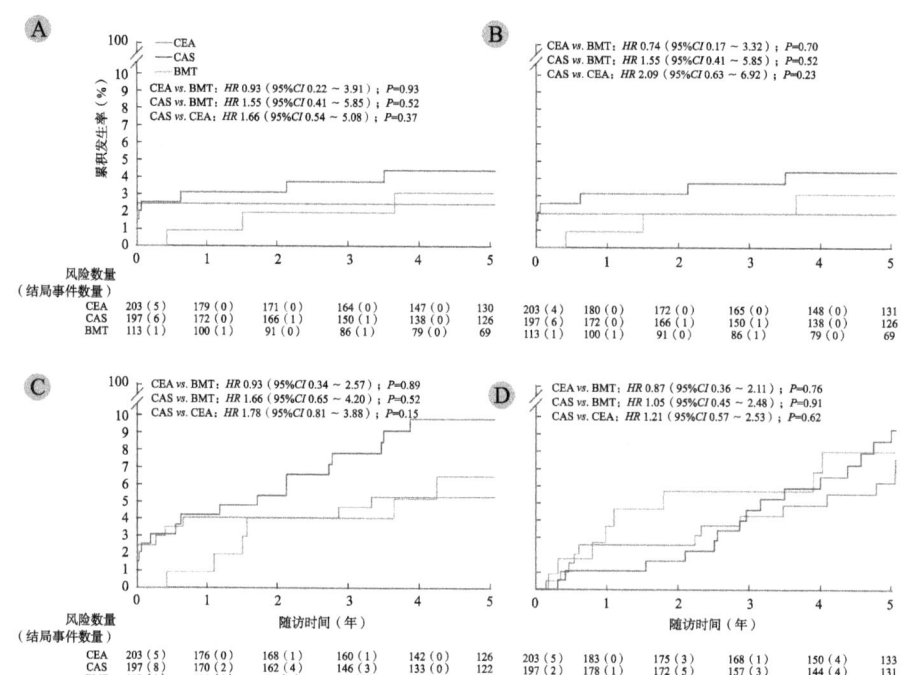

A：主要事件；B：同侧缺血性脑卒中；C：任何缺血性或出血性脑卒中；D：全因死亡。显示了 5 年内的累积发生率在 CEA 或 CAS 治疗的患者干预后和 BMT 治疗的患者随机分组后计算 A～C 部分的发生时间，所有组在随机分组后计算 D 部分的事件发生时间。

图 67　5 年内主要终点事件的累积发生率 Kaplan-Meier 曲线（彩图见彩插 34）

图片来源：REIFF T, ECKSTEIN H H, MANSMANN U, et al. Carotid endarterectomy or stenting or best medical treatment alone for moderate-to-severe asymptomatic carotid artery stenosis: 5-year results of a multicentre, randomised controlled trial. Lancet Neurol, 2022, 21 (10): 877-888.

尽管 SPACE-2 试验结果值得商榷，CREST-2 结果尚未公布，但 BMT 明显降低了脑卒中发生率已是不争的事实，这也同样适用于合并颈动脉狭窄的患者。根据目前已有的临床数据可以推断未来需要非药物治疗的颈动脉狭窄患者比例会逐渐降低（尤其是针对无症状性颈动脉狭窄），而且 CEA 或 CAS 治疗不再只以狭窄程度作为单一衡量标准，更多地需要考虑斑块性质、斑块形态等因素，新的诊断技术（高分辨率磁共振、生物学标志物等）也会用于筛选需要干预的患者。

综上所述，对于颈动脉狭窄的治疗，CEA、CAS 和 BMT 三驾马车将会并驾齐驱，对于颈动脉狭窄，更多的应强调个体化及精准治疗。同时，在临床工作中还有许多亟待解决的问题需要我们去探索和研究，在如何根据患者的不同情况采取合理的干预措施及积极的预防手段等方面还有待进一步完善和规范。

（高峰　邱利君　整理）

脑血管病氯吡格雷药物基因组

82. 缺血性脑卒中抗血小板治疗目前存在的问题与机制分析

急性轻型缺血性脑卒中或 TIA 患者再发缺血事件的风险升高，在脑血管事件发生后的 90 天内再发脑卒中的风险升高尤为显著。抗血小板治疗是缺血性脑卒中二级预防治疗的核心，有多种抗血小板药物用于缺血性脑卒中和 TIA 二级预防：阿司匹林、氯吡格雷、阿司匹林和双嘧达莫复方制剂、西洛他唑及新一代 P2Y12 抑制剂替格瑞洛。其中，阿司匹林仍旧是抗血小板治疗的基石，氯吡格雷单药治疗的证据也比较充分。联合抗血小板药物治疗的临床研究主要针对高危非致残性脑血管病事件人群及症状性颅内外动脉狭窄的人群开展。CHANCE 研究证实氯吡格雷联合阿司匹林双抗短期应用 21 天，随后氯吡格雷单药治疗方案优于标准治疗（阿司匹林单药），说明对于轻型脑卒中（NIHSS 评分 ≤ 3 分）和中高危 TIA（ABCD2 评分 ≥ 4 分），更强的抗血小板治疗能够让患者有额外获益。瑞典乌普萨拉临床研究中心的首席研究员 Lars Wallentin 表示，替格瑞洛不同于传统的噻吩吡啶类氯吡格雷，无须代谢激活直接快速起效，不受 CPY2C19 基因多态性影响。血小板抑制和患者结局（platelet inhibition and patient outcomes，PLATO）研究发现，对于急性冠状动脉综合征（acute coronary syndrome，ACS）患者，替格瑞洛组在联合终点事件包括心血管死亡、心肌梗死、脑卒中发生率方面，明显低于氯吡格雷组（9.8% vs. 11.7%，$P=0.0003$），且总出血事件两组无显著差异。PEGASUS 研究发现，对于心肌梗死后 1～3 年的稳定型冠心病患者，更长治疗时长（约 30 个月）的替格瑞洛相比阿司匹林显著降低心血管死亡/心肌梗死/脑卒中的发生率。PLATO 研究脑卒中亚组结果显示，无论之前是否有脑卒中病史，替格瑞洛组的复合终点事件发生率、总死亡率均低于氯吡格雷组，且不增加出血的风险。因此，在脑卒中患者中，观察替格瑞洛是否能够获益的阿司匹林或替格瑞洛治疗急性脑卒中或短暂性脑缺血发作及患者预后（acute stroke or transient ischemic attack treated with aspirin or ticagrelor and patient outcomes，SOCRATES）研究应运而生，遗憾的是该研究的主要结局（脑卒中、心肌梗死和死亡联合事件）未达到统计学差异，两组的出血发生率也无显著差异，即替格瑞洛并不优于阿司匹林。替格瑞洛和阿司匹林治疗急性脑卒中或 TIA 预防脑卒中和死亡（the acute stroke or transient ischemic attack treated with ticagrelor and aspirin for prevention of stroke and death，THALES）试验在非心源性轻、中度脑卒中或高危 TIA 患者中将替格瑞洛联合阿司匹林与阿司匹林单药进行了比较，发现替格瑞洛联合阿司匹林能够降低 30 天内脑卒中（缺血性和出血性）或死亡的联合事件风险。但是，THALES 研究对照组采用阿司匹林单药治疗，替格瑞洛联合阿司匹林是否优于氯吡格雷联合阿司匹林的答案仍不明朗，基于基因的精准抗血小板治疗的 CHANCE-2 研究成了第一个"吃螃蟹"的随机对照研究。

83. 药物基因影响氯吡格雷疗效

氯吡格雷是不可逆的 P2Y12 受体拮抗剂，选择性抑制 ADP 与血小板膜表面 P2Y12 受体结合，继而抑制 ADP 介导的糖蛋白 GP Ⅱ b/ Ⅲ a 复合物的活化，从而抑制血小板活化。氯吡格雷是无活性前体药物，肠道吸收的原型药超过 85% 经羧酸酯酶（carboxylesterase，CES）水解以无活性羧酸衍生物从肠道排出体外，仅不到 15% 进入血液循环，在肝脏细胞色素 450 酶（cytochrome P450，CYP450）作用下经过两步氧化生成活性产物：首先在肝脏 CYP2C19、CYP2B6 及 CYP1A2 同工酶作用下氧化为 2-氧-氯吡格雷（2-oxo-clopidogrel），其中仅 50% 在 CYP2C19、CYP3A4/A5、CYP2B6、CYP2C9 等同工酶作用下进一步氧化为有活性的硫醇衍生物（R-130964）与 P2Y12 受体结合，在体内发挥抗血小板作用，另外 50% 被酯酶（esterases）灭活（图 68）。其中，CYP2C19 在氯吡格雷活化中起着最关键的作用，贡献率约为 40%。氯吡格雷并不能使所有患者受益，部分患者对氯吡格雷无反应或反应差，用药后达不到预期效果，这被称为氯吡格雷抵抗现象。存在氯吡格雷抵抗的患者具有较高的脑卒中复发率、心血管缺血事件发生率及血管事件相关死亡率，谓之"临床抵抗"；服用氯吡格雷者同时进行血小板功能检测，若提示血小板活性抑制不足，则谓之"生化抵抗"。近年来，多数学者更倾向于用"血小板反应多样性（variability of response，VOR）""血小板高反应性（high on-treatment platelet reactivity，HTPR）"取代"抵抗"。血小板对氯吡格雷反应多样性的原因复杂，但遗传差异是最关键的内在因素。药物基因组学（pharmacogenomics）正是从遗传角度寻找药物吸收、转运、代谢、清除、效应的基因特征，研究不同个体及人群对药物反应的差异，为精准个体化治疗提供客观证据，也有望为新药研发提供生物学靶点。理论上，药物代谢酶相关基因、药物结合受体相关基因、药物转运膜通道相关基因及信号传导相关基因均有可能影响氯吡格雷疗效（图69）。吸收相关基因腺苷三磷酸结合盒转运体B亚家族成员1（ATP-binding cassette sub-family B member 1，ABCB1）、代谢活性相关基因（*CYP2C19*、*CYP3A4*、*PON1*、*CES1*等）及生物活性相关基因（*P2Y12*、*ITGB3*）多态性成为氯吡格雷药物基因组研究重点。

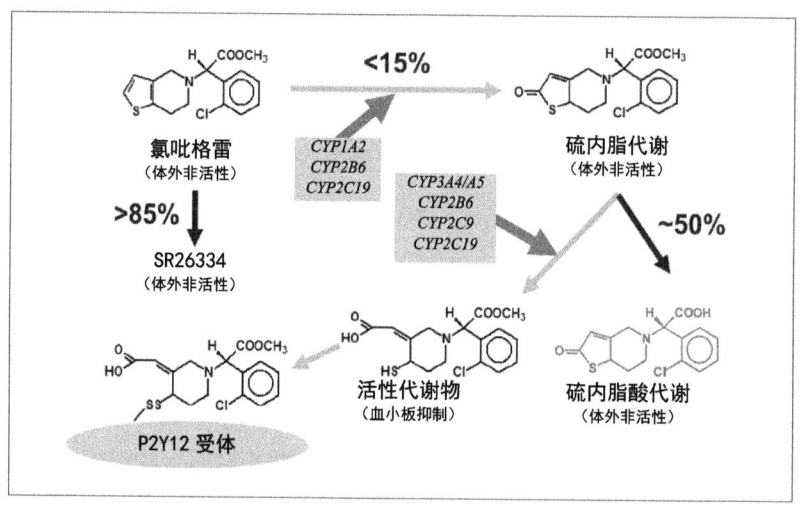

图68 氯吡格雷体内代谢示意

图片来源：TRENK D，KRISTENSEN S D，HOCHHOLZER W，et al. High on-treatment platelet reactivity and P2Y12 antagonists in clinical trials.Thromb Haemost，2013，109（5）：834-845.

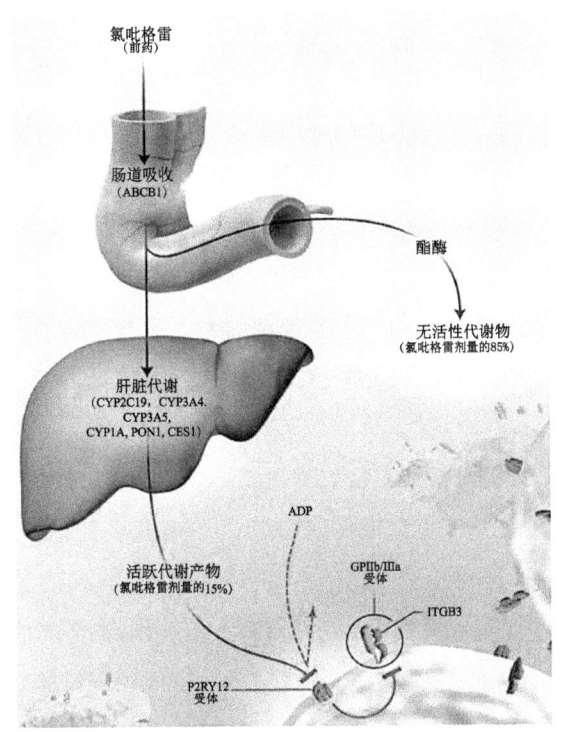

图 69　氯吡格雷药物基因示意（彩图见彩插 35）

图片来源：SIMON T，VERSTUYFT C，MARY-KRAUSE M，et al. Genetic determinants of response to clopidogrel and cardiovascular events. N Engl J Med，2009，360（4）：363-375.

84. *CYP2C19* 基因是与氯吡格雷疗效密切相关的重要遗传因素

CYP2C19 基因位于 10q24.1 至 q24.3，有 9 个外显子。它是与氯吡格雷疗效最密切相关的药物基因，也是唯一达到全基因组关联检验界值（$P < 10^{-8}$）的氯吡格雷疗效相关基因。*CYP2C19* 的等位基因根据功能差异可分为 3 类：①野生型等位基因（wild-type allele）为 *1，即未携带基因变异者，酶活性正常；②功能缺失（loss-of-function，LOF）等位基因，如 *2～*8 及 *10，可导致酶活性下降，肝脏代谢氯吡格雷能力减弱，活性产物浓度下降；③功能增强（gain-of-function，GOF）等位基因为 *17，位点变异酶活性增强，活

性代谢产物浓度上升。根据不同等位基因组合，*CYP2C19* 基因又分为不同代谢基因型：①正常代谢基因型（normal metabolizer，NM）：*1/*1，未携带任何 LOF 等位基因；②中间代谢基因型（intermediate metabolizer，IM）：携带一个 LOF 等位基因，如 *1/*2～*8；由于 *4～*8 极少见，因此常见的 IM 为 *1/*2 和 *1/*3；③慢代谢基因型（poor metabolizer，PM）：携带两个 LOF 等位基因，主要为 *2/*2、*2/*3 和 *2/*3；④快代谢基因型（rapid metabolizer，RM）：携带一个 *17 等位基因者，为 *1/*17；⑤超快代谢基因型（ultra-rapid metabolizer，UM）：携带两个 *17 等位基因者，为 *17/*17。其中，*CYP2C19*2*、*CYP2C19*3* 及 *CYP2C19*17* 等位点变异与氯吡格雷血小板反应性变异的关联最为密切。*CYP2C19*2*（dbSNPrs4244285）为该基因 5 号外显子 681G＞A 变异，是最常见的 LOF 等位基因，约占 95%；*CYP2C19*3*（dbSNPrs4986893）是 4 号外显子的 636G＞A 变异。携带 *CYP2C19*2* 或 *CYP2C19*3* 者 CYP2C19 酶活性下降，体内有效代谢产物浓度比非携带者低 1/3，减弱氯吡格雷对血小板的抑制作用，表现为氯吡格雷治疗后血小板高反应性。多个 Meta 研究分别对 FAST-MI、TRITON-TIMI38、CLARITY-TIMI28、EXCELSIOR、AFIJI、RECLOSE、ISAR、CLEAR-PLATELETS 及 Intermountain 等重要研究的近万名心血管患者进行了 Meta 分析，结果证实携带 LOF 等位基因会降低氯吡格雷临床疗效，心血管事件、脑卒中、血管病死亡及冠状动脉支架内血栓形成的风险增加 1.5～4 倍，同时还存在剂量 – 效应关系。与仅携带 1 个 LOF 等位基因的患者相比，携带 2 个 LOF 等位基因的患者复发风险进一步增加。*CYP2C19*17*（dbSNPrs12248560）是基因 5' 侧翼区 -806C＞T 变异，能特异性结合核蛋白，明显增加基因转录水平，增强 CYP2C19 酶活性，使体内有效代谢产物浓度增加。携带 *CYP2C19*17* 变异的心脏病患者对氯吡格雷反应增强，治疗后血小板聚集率降低，心血管缺血性事件发生风险降低，但出血风险有所增加。基于上述研究，临床药物基因组学实施联盟（Clinical Pharmacogenetics Implementation Consortium，CPIC）与荷兰药师协会荷兰药物基因组学工作组（Dutch Pharmacogenetics Working Group，DPWG）用药指南均对 *CYP2C19* 基因多态性对氯吡格雷疗效影响的证据做出

ⅠA 级评价。美国 FDA 及欧洲药品管理局（European Medicines Agency, EMA）均提示携带 *CYP2C19* LOF 等位基因患者氯吡格雷疗效降低，急性冠状动脉综合征或经皮冠状动脉介入治疗（percutaneous coronary intervention, PCI）后心脑血管事件发生率更高，建议医护人员给此类患者换用其他抗血小板药物或调整氯吡格雷的剂量。尽管如此，*CYP2C19* 基因仍仅能部分解释氯吡格雷药物的疗效差异，也有不少研究未能观察到心血管病患者应用氯吡格雷对疗效的影响。更为重要的是，依然缺乏 *CYP2C19* 基因变异与缺血性脑卒中患者应用氯吡格雷疗效相关性的高质量循证证据。

（1）Meta 分析进一步证实 *CYP2C19* 基因变异显著降低缺血性脑卒中和 TIA 患者应用氯吡格雷的疗效

新近对 15 个研究共 4762 例使用氯吡格雷治疗的缺血性脑卒中和 TIA 患者进行的氯吡格雷药物基因数据 Meta 分析表明：与非携带者相比，携带任何 *CYP2C19* LOF 等位基因的脑卒中患者脑卒中复发风险增加 92%（*RR* 1.92，95%*CI* 1.57～2.35）、新发血管事件风险增加 51%（*RR* 1.51，95%*CI* 1.10～2.06），而出血风险无明显差异（*RR* 0.89，95%*CI* 0.58～1.35）。*CYP2C19* 基因变异对氯吡格雷疗效的影响存在"量效"关系，仅携带 1 个 LOF 等位基因的患者脑卒中复发风险增加 79%（*RR* 1.79，95%*CI* 1.45～2.22），而携带 2 个 LOF 等位基因的患者脑卒中复发风险增加 152%（*RR* 2.52，95%*CI* 1.93～3.30）。Meta 分析结果证实，*CYP2C19* 基因变异显著降低缺血性脑卒中和 TIA 患者应用氯吡格雷的疗效，进一步支持基因分型对于预测缺血性脑卒中患者应用氯吡格雷疗效的重要性。

（2）*CYP2C19* 基因变异对亚洲人应用氯吡格雷疗效的影响更为明显，应高度关注

CYP2C19 基因变异对氯吡格雷药物疗效的影响也存在种族差异。心血管病患者氯吡格雷药物基因 Meta 分析表明，与欧美患者相比，携带 *CYP2C19* LOF 等位基因的亚洲患者联合双抗治疗时新发血管事件风险增加更为显著（欧美患者 *OR* 1.28，95%*CI* 1.00～2.64；亚洲患者 *OR* 1.89，95%*CI* 1.32～2.72）。新近的缺血性脑卒中和 TIA 的 Meta 分析也提示，*CYP2C19* 基因变异显著降

低亚洲、高加索人群应用氯吡格雷的疗效，然而对于非裔人群应用氯吡格雷的疗效并无影响。亚洲人群 CYP2C19 LOF 等位基因携带率远高于欧美人群（61%～74% vs. 18%～36%），应用氯吡格雷无效的问题更为突出。因此，在亚洲人群中进行氯吡格雷药物基因检测对于预判疗效、指导药物选择具有重要临床价值，可以避免一半左右的患者接受无效或者不必要的治疗。

（3）新型 P2Y12 受体拮抗剂替格瑞洛的疗效不受 CYP2C19 基因变异影响

替格瑞洛是新型的可逆性 P2Y12 受体拮抗剂。与氯吡格雷比较，它的突出优势在于不需经肝脏代谢而直接作用于血小板 ADP 受体，CYP2C19 酶活性对其疗效无明显影响。替格瑞洛比氯吡格雷起效更快，同时具有更显著的血小板抑制作用。RESPOND 研究证实 CYP2C19 基因变异不影响替格瑞洛在体内的药物浓度。Ⅲ期临床试验 PLATO 研究在 18 624 例 ACS 患者中对替格瑞洛与氯吡格雷的疗效进行头对头比较。结果发现，与氯吡格雷联合阿司匹林双抗比较，替格瑞洛联合阿司匹林双抗治疗 12 个月可更有效地降低血管原因死亡、心肌梗死及脑卒中的主要复合终点事件发生率（9.8% vs.11.7%，HR 0.84，95%CI 0.77～0.92），同时有效降低全因死亡率（4.5% vs. 5.9%，HR 0.78，95%CI 0.69～0.89）及心血管原因死亡率（4.0% vs. 5.1%，HR 0.79，95%CI 0.69～0.91）；而且伴有脑卒中或 TIA 既往史的 ACS 患者的全因死亡率还有进一步降低的趋势。PLATO 研究基因亚组分析证实替格瑞洛疗效不受 CYP2C19 基因变异影响，不论何种基因分型，替格瑞洛的疗效均优于氯吡格雷；尤其是对于携带 CYP2C19 LOF 等位基因的 ACS 患者，使用替格瑞洛替代氯吡格雷可以显著降低心肌梗死、脑卒中和血管原因死亡的发生率。

（4）CHANCE 药物基因研究表明 CYP2C19 基因变异影响轻型脑卒中和 TIA 患者应用氯吡格雷的疗效

CHANCE 药物基因研究是基于随机对照研究的预设亚组研究，在 CHANCE 的 114 家分中心中，有 73 家分中心的 3010 例轻型脑卒中和 TIA 患者参与了该研究。对 CYP2C19*2、CYP2C19*3 和 CYP2C19*17 等 3 个最常见的基因变异位点进行 Sequenom MassARRAY 质谱分析检测，共有 2933 例患者获得完整的基因分型数据。CHANCE 药物基因亚组分析中，脑卒中复发率、出血风险与CHANCE研究大致相同,阿司匹林单抗治疗组脑卒中复发率为11.4%,联合氯吡格雷与阿司匹林双抗治疗脑卒中复发率下降至8.3%。2933例轻型脑卒中和TIA患者中,约58.8%至少携带一个 *CYP2C19* LOF 等位基因(*2 或 *3)。*CYP2C19*2* 和 *CYP2C19*3* 位点有 GG、GA、AA 3种基因型,而 *CYP2C19*17* 位点仅有 CC 和 CT 2种基因型,未检测到纯合变异 TT 基因型。*CYP2C19*2* 变异最为常见,高达52.5%(GA 基因型42.8%,AA 基因型9.7%);*CYP2C19*3* 变异约为9%(GA 基因型8.9%,AA 基因型0.1%);中国人群中 *CYP2C19*17* 变异相对罕见,CT 基因型频率为2%。CHANCE 药物基因研究进一步证实,并非所有轻型脑卒中和 TIA 患者都能从氯吡格雷联合阿司匹林抗血小板治疗中获益。对 *CYP2C19* 进行基因分型发现,只有正常代谢基因型患者联合抗血小板治疗可有效降低48%的脑卒中复发风险与新发血管事件风险(*HR* 0.52,95%*CI* 0.35~0.76,*P* < 0.001)。中间代谢基因型患者与慢代谢基因型患者接受联合抗血小板治疗不仅无法有效降低临床复发风险,而且有增加出血风险的可能(*HR* 3.8,95%*CI* 1.25~11.55,*P*=0.02)。同时发现,只有在不携带 *CYP2C19* LOF 等位基因的患者中,联合抗血小板治疗可使脑卒中复发风险降低至6.4%,与单用阿司匹林治疗相比相对风险降低49%(*HR* 0.51,95%*CI* 0.35~0.75,*P* < 0.001);携带 *CYP2C19* LOF 等位基因的患者,联合抗血小板治疗与单用阿司匹林的疗效无明显差别,分别为9.4%和10.8%。对于终点事件的进一步分析发现,*CYP2C19* 基因变异对于进展性缺血性脑卒中风险的影响最为显著。对复发缺血性脑卒中进行病因分型,*CYP2C19* 基因变异对于大动脉粥样硬化性脑卒中风险的影响较小,对血管闭塞性脑卒中风险的影响更为显著。*CYP2C19* LOF 等位基因对出血风险的影响并不明显。由于 *CYP2C19*17* 基因变异罕见,超快代谢基因型患者事件发生率极低,无法分析 GOF 等位基因对氯吡格雷疗效的影响。这一研究结果对于临床治疗有重要的指导价值,对于 *CYP2C19* 基因型为正常代谢基因型的轻型脑卒中和 TIA 患者,氯吡格雷可发挥良好的作用且不增加出血风险,在阿司匹林基础上联合氯吡格雷的获益可额外增加17%;而基因型为慢代谢或中间代谢基因型者,联合氯吡格雷治疗的效果则显著降低甚至不获益。因此,以基因分型指导氯

吡格雷治疗可更精确地筛选适宜人群，提高疗效，降低无效治疗比例。

（5）站在巨人肩膀上的CHANCE-2研究

CHANCE、POINT和THALES是急性高危非致残性缺血性脑血管事件（high-risk non-disabling ischemic cerebrovascular events，HR-NICE）双抗临床试验领域最重要的3项试验。面对THALES研究的结果，结合CHANCE和POINT的结果，临床医师即将面临这样的困惑，对于HR-NICE人群，联合治疗应该选择替格瑞洛还是氯吡格雷。首先，在CHANCE和POINT研究中的阿司匹林联合氯吡格雷治疗缺血性脑卒中复发风险相对降低幅度高于THALES试验中的阿司匹林联合替格瑞洛（分别为32%、25%和17%）；其次，阿司匹林联合替格瑞洛的主要出血事件发生率高于阿司匹林联合氯吡格雷，尤其是颅内出血；另外，CHANCE和POINT的联合分析发现阿司匹林联合氯吡格雷显著降低残疾和致死性脑卒中发生率，但是THALES试验中阿司匹林联合替格瑞洛却没有显著差异。彼时，在选择替格瑞洛还是阿司匹林的问题上，目前的临床研究结果还不能够回答，Ⅱ期临床试验急性非致残性脑血管事件高危人群血小板反应性（platelet reactivity in acute stroke or transient ischemic attack，PRINCE）研究试图揭开谜团，研究结果发现，与氯吡格雷联合阿司匹林相比，替格瑞洛联合阿司匹林显著降低了非致残性缺血性脑血管事件患者的血小板高反应性。CHANCE-2研究是基于药物基因组的Ⅲ期临床试验，其目的是探索在携带CYP2C19 LOF等位基因的患者中用替格瑞洛替代氯吡格雷的双抗治疗是否有更好的临床结局，这项研究计划纳入6396例急性HR-NICE患者，也是针对全球脑血管病的第一个基于药物基因组进行干预的临床试验。

（6）CHANCE-2研究入组人群与研究设计

在上述背景之下，在40岁以上携带CYP2C19 LOF等位基因的HR-NICE患者中开展了CHANCE-2研究。本研究的患者纳入标准包括携带CYP2C19 LOF等位基因（通过下文中的床旁检测系统确定）、年龄≥40岁、NIHSS评分≤3分的急性非致残性缺血性脑卒中患者（评分范围0~42分，评分较高表明脑卒中较严重）或ABCD2评分≥4分（基于年龄、血压、临床特征、TIA持续时间，以及是否患糖尿病的脑卒中风险评分；评分范围

0~7分,评分较高表明脑卒中风险较高)的高危TIA患者,并且可在最后报告患者状况正常的时间点后24小时内开始接受试验药物治疗。

在患者发病后24小时内,我们以1∶1的比例将符合纳入标准并且携带 *CYP2C19* LOF 等位基因的患者随机分配至替格瑞洛-阿司匹林治疗组或氯吡格雷-阿司匹林治疗组。替格瑞洛-阿司匹林治疗组患者接受氯吡格雷安慰剂和替格瑞洛(第1日负荷剂量180 mg,第2~90日每日2次,每次90 mg)治疗。氯吡格雷-阿司匹林治疗组患者接受替格瑞洛安慰剂和氯吡格雷(第1日负荷剂量300 mg,第2~90日每日75 mg)治疗。两组所有患者均接受开放标签阿司匹林(第1日负荷剂量75~300 mg,第2~21日每日75 mg)治疗。完成3个月试验治疗后,患者根据当地研究者的意见接受标准治疗,并且再接受9个月随访,我们在这期间继续收集结局和安全性事件数据(图70)。

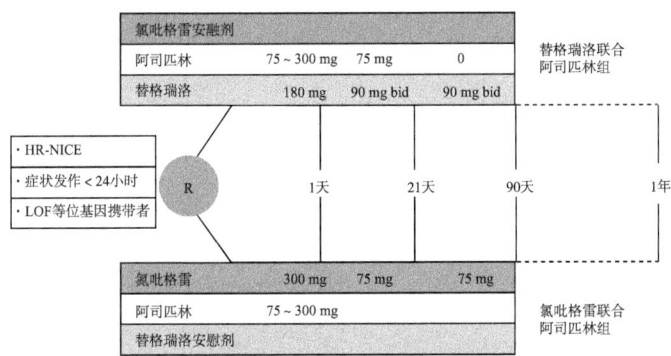

图70 CHANCE-2 研究设计

(7)CHANCE-2 研究结果

共计11 255例患者接受筛选,6412例患者被纳入试验,其中3205例被分配到替格瑞洛-阿司匹林组,3207例被分配到氯吡格雷-阿司匹林组(图71)。患者中位年龄为64.8岁,女性占33.8%,98.0%为汉族。替格瑞洛-阿司匹林组3205例患者中的191例(6.0%)和氯吡格雷-阿司匹林组3207例患者中的243例(7.6%)发生了主要结局事件(90日内新发缺血性或出血性脑卒中)(*HR* 0.77,95%*CI* 0.64~0.94,*P*=0.008)(图72、表20)。将非血管原因死亡作为竞争风险,对主要结局进行的事后分析获得了与主要分析相似的结果（HR 0.80，95%CI 0.66～0.96）。在次要结局方面（其置信区间未进行多重比较校正），替格瑞洛-阿司匹林组156例患者（4.9%）和氯吡格雷-阿司匹林组205例患者（6.4%）在30日内有新发脑卒中（HR 0.75，95%CI 0.61～0.93）（表20）。替格瑞洛-阿司匹林组229例患者（7.1%）和氯吡格雷-阿司匹林组293例患者（9.1%）发生了血管事件（HR 0.77，95%CI 0.65～0.92）。替格瑞洛-阿司匹林组189例患者（5.9%）和氯吡格雷-阿司匹林组238例患者（7.4%）发生了缺血性脑卒中。其他次要结局见表20。

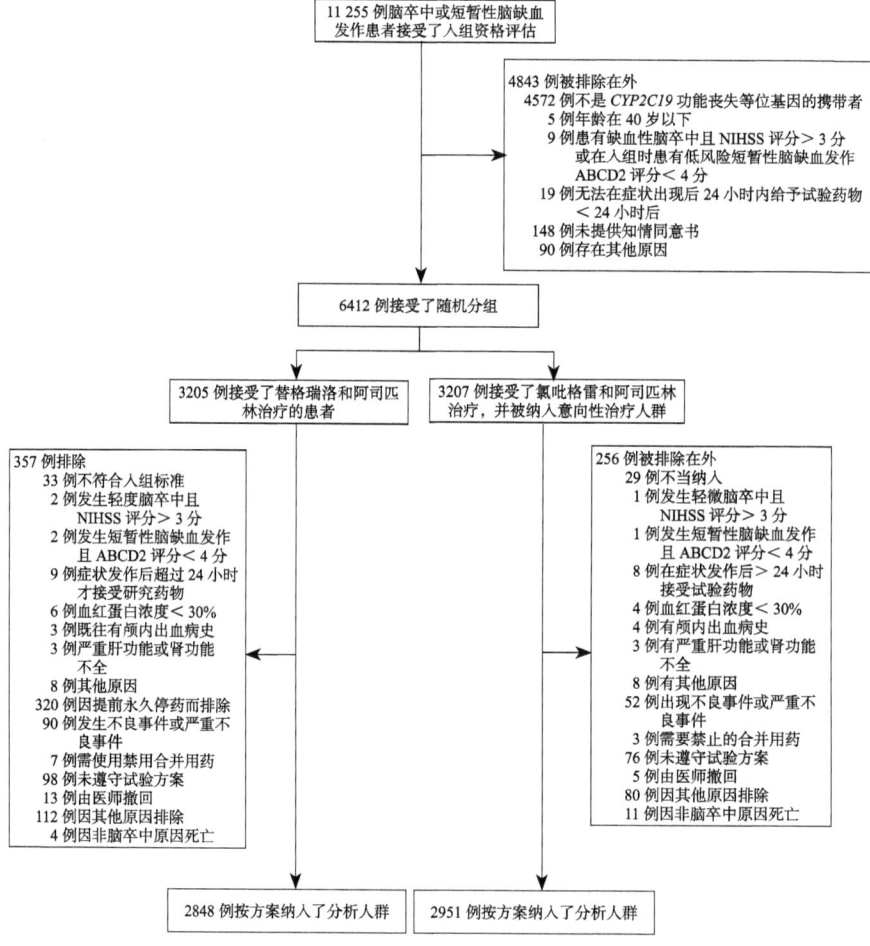

图71 CHANCE-2研究患者的纳入和随机分组

图片来源：WANG YJ, MENG X, WANG AX, et al. Ticagrelor versus clopidogrel in CYP2C19 loss-of-function carriers with stroke or TIA. N Engl J Med, 2021, 385 (27): 2520-2530.

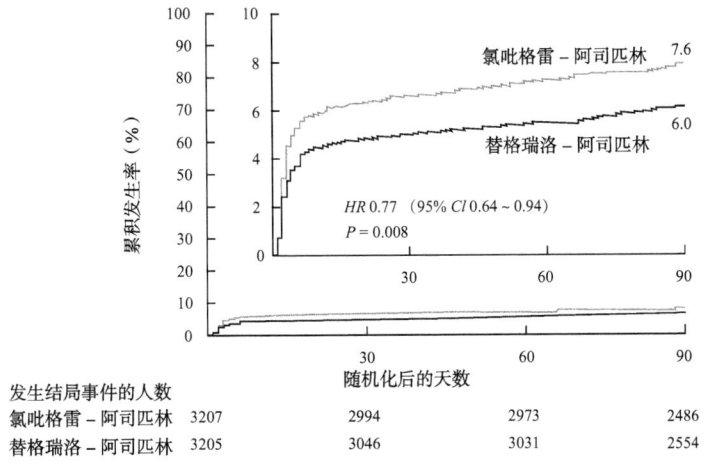

图72 脑卒中的累积发生率

图片来源：WANG YJ, MENG X, WANG AX, et al. Ticagrelor versus clopidogrel in CYP2C19 loss-of-function carriers with stroke or N Engl J Med, 2021, 385（27）：2520-2530.

表20 疗效和安全性结局

结局	替格瑞洛-阿司匹林（n=3205）		氯吡格雷-阿司匹林（n=3207）		风险比或比值比（95%CI）☆	P Value
	发生事件的患者	发生率	发生事件的患者	发生率		
	n	%	n	%		
主要结局						
卒中	191	6.0	243	7.6	0.77（0.64～0.94）	0.008
次要结局						
Stroke within 30 days	156	4.9	205	6.4	0.75（0.61～0.93）	
Vascular event §§	229	7.2	293	9.2	0.77（0.65～0.92）	
Ischemic stroke	189	5.9	238	7.4	0.78（0.65～0.95）	
Stroke with any disabilitys	97	3.1	92	2.9	1.02（0.77～1.36）	
Ordinal stroke or TIA‖					0.79（0.66～0.94）	
Fatal stroke：score of 6 on modified Rankin scale	4	0.1	8	0.2		
Severe stroke：score of 4 or 5 on modified Rankin scale	30	0.9	21	0.7		
Moderate stroke：score of 2 or 3 on modified Rankin scale	63	2.0	63	2.0		
Mild stroke：score of 0 or 1 on modified Rankin scale	94	2.9	151	4.7		
TIA	34	1.1	40	1.2		
无中风或短暂性脑缺血发作	2980	93.0	2924	91.2		

续表

结局	替格瑞洛-阿司匹林 ($n=3205$)		氯吡格雷-阿司匹林 ($n=3207$)		风险比或比值比 (95%CI) ☆	P Value
	发生事件的患者	发生率	发生事件的患者	发生率		
	n	%	n	%		
主要安全性结局						
严重或中度出血☆☆	9	0.3	11	0.3	0.82（0.34~1.98）	0.66
致命性出血	3	0.1	3	0.1	0.97（0.20~4.81）	
颅内出血	3	0.1	6	0.2	0.49（0.12~1.96）	
次要安全性结局						
任何出血	170	5.3	80	2.5	2.18（1.66~2.85）	
轻度出血☆☆	161	5.0	69	2.2	2.41（1.81~3.20）	
死亡	9	0.3	18	0.6	0.50（0.22~1.11）	

注：Stroke within 30 days：30天内脑卒中；Vascular event：血管事件；Ischemic stroke：缺血性脑卒中；Stroke with any disability：患有"任何残疾"的脑卒中；Ordinal stroke or TIA：有序的脑卒中和短暂性脑缺血发作变量；Fatal stroke: score of 6 on modifed Rankin scale：致死性脑卒中：mRS 评分6分； Severe stroke: score of 4 or 5 on modified Rankin scale：重度脑卒中：mRS评分4或5分；moderate stroke: score of 2 or 3 on modified Rankin scale：中度脑卒中：mRS评分2或3分； Mild stroke: score of 0 or 1 on modifed Rankin scale：轻度脑卒中：mRS评分为0或1分；TIA：短暂性脑缺血发作。

☆对于有序的脑卒中或短暂性脑缺血发作变量用 cOR。对于其他结局，显示的是 HR。

†脑卒中或TIA的发病率为粗估计值，而其他结局的发病率为 Kaplan–Meier 估计值，即90天内发生事件的患者比例。

‡由于缺乏针对多重比较中置信区间宽度校正的预先指定计划，无法从次要结局结果中得出明确结论。

§ 血管事件为缺血性脑卒中、出血性脑卒中、TIA、心肌梗死或血管性死亡的复合结局。

¶若患者 mRS 评分大于1，则定义为致残性脑卒中。评分范围为0~6分，其中0~1分表示无残疾，2~5分表示残疾程度增加，6分表示死亡。

‖严重程度采用六级有序量表评估，该量表综合考虑后续脑卒中或TIA事件及3个月时 mRS 评分。

☆☆严重或中度出血与轻度出血的定义依据冠状动脉闭塞性病变中链激酶和组织型纤溶酶原激活剂全球应用标准（GUSTO 标准）。

（8）CHANCE-2 研究结论

在携带 CYP2C19 LOF 失活等位基因的中国轻型缺血性脑卒中或 TIA 患者中，应用替格瑞洛后的90日脑卒中风险略低于氯吡格雷。两组的重度或中度出血风险无差异，但替格瑞洛组的出血事件总数超过氯吡格雷组。急性轻型缺血性脑卒中或 TIA 患者在初始事件发生后3个月内再次发生脑卒中的风险为5%~10%。CHANCE 和 POINT 研究证明，在减少轻型脑卒中或 TIA 患者的后续事件方面，氯吡格雷联合阿司匹林双抗血小板治疗比阿司匹林单药治疗更有效。然而，氯吡格雷是前体药物，需要通过肝脏 CYP450 转化为其活性代谢物。氯吡格雷用于 CYP2C19 LOF 等位基因携带者脑卒中二级预防的效果较差，而这一 LOF 等位基因存在于25%的白种人患者和60%的亚洲裔患者中。

（9）CHANCE-2 研究提供了预防轻型脑卒中和 TIA 患者复发的基因指导策略

2022 年 3 月 1 日，加拿大麦克马斯特大学 Raed A. Joundi 教授受邀为 *Annals of Internal Medicine* 针对 CHANCE-2 研究结果撰写评论。Raed A. Joundi 教授认为在携带 *CYP2C19* LOF 等位基因的脑卒中或 TIA 患者中使用替格瑞洛相对氯吡格雷更能降低 90 天脑卒中复发率，与单抗治疗相比，轻度缺血性脑卒中或 TIA 患者发病后 12～24 小时内接受双抗治疗（CHANCE 和 POINT 研究中使用阿司匹林联合氯吡格雷；THALES 试验中使用阿司匹林联合替格瑞洛）能够降低 20%～30% 的脑卒中复发风险。CHANCE 研究亚组分析结果显示，阿司匹林联合氯吡格雷可降低非 *CYP2C19* LOF 携带者的脑卒中复发风险，但在 LOF 等位基因携带者中未发现此疗效。替格瑞洛不需要经过代谢激活，因此可能对 LOF 等位基因携带者更有益。

CHANCE-2 研究在中国汉族人群中使用床旁基因检测技术识别出携带 LOF 等位基因（约 60% 筛出率）的轻度脑卒中或 TIA 患者，这些患者接受阿司匹林联合替格瑞洛或阿司匹林联合氯吡格雷的抗血小板治疗。替格瑞洛联合阿司匹林治疗可减少脑卒中复发（大多为轻型脑卒中）；增加轻度出血率（5.0% *vs.* 2.2%），但并未增加重度出血或颅内出血率；呼吸困难的发生率更高（1.2% *vs.* 0.2%）。

与经皮冠状动脉介入治疗的患者缺乏获益相比，CHANCE-2 研究的结果有望成为预防轻型脑卒中或 TIA 患者复发的基因指导策略。然而，该研究结果的广泛推广在以下几个方面将受限：非亚洲裔人群 LOF 等位基因的携带率较低；替格瑞洛耐受性；快速基因检测的可及性、可实施性和成本。在广泛采用这种治疗策略之前，需要在其他人群中进行进一步的临床试验和成本效益研究。

（10）CHANCE-2 研究中患者获益与风险的时程分析

CHANCE-2 研究的时程分析提示，与氯吡格雷联合阿司匹林相比，替格瑞洛联合阿司匹林降低严重缺血事件风险 [绝对风险降低 1.34%（0.29%～2.39%）] 主要发生在第 1 周，并在接下来的 3 周仍保持但有所减弱 [第 2 周绝对风险降低 0.11%（–0.24%～0.45%）；第 3 周绝对风险降低 0.14%

（-0.11%～0.38%）；第4周绝对风险降低0.04%（-0.18%～0.25%）]。替格瑞洛联合阿司匹林组的中重度出血风险始终较低。在任何出血事件方面，替格瑞洛联合阿司匹林组在第1周就出现出血风险的增加[0.87%（0.25%～1.50%）]，在后续的3周内稳定保持[第2周绝对风险升高1.21%（0.75%～1.68%）；第3周绝对风险升高0.33%（-0.05%～0.72%）；第4周绝对风险升高0.23%（-0.03%～0.49%）]（图73）。对于携带 *CYP2C19* LOF等位基因的轻型缺血性脑卒中或TIA患者，替格瑞洛和阿司匹林的获益主要在第1周，在接下来的2周也有较小获益。该分析不支持缩短替格瑞洛联合阿司匹林的21天双联抗血小板治疗（dual antiplatelet therapy，DAPT）方案。

时程分析增加了对DAPT益处和风险时间过程的了解，可从中获得一些经验：首先，无论是否回到最近提出的"急性缺血性脑血管综合征"一词，TIA仍然是一种紧急情况。一致的获益时间进程提醒我们，任何延迟启动DAPT或其他预防干预措施都有可能使患者错过早期预防脑卒中的黄金机会。其次，脑卒中复发的前负荷风险和DAPT的前负荷获益结合低，但随着时间推移不断累积的出血风险的模式表明，目前的证据不支持缩短治疗持续时间，应在最初最有帮助的几周继续行DAPT。将DAPT延长到这个急性期之后可能会增加额外的出血风险，而不会产生额外的获益。

（11）CHANCE-2研究改写临床药物基因组学实施联盟国际指南

2022年1月16日，临床药物基因组学实施联盟（Clinical Pharmacogenetics Implementation Consortium，CPIC）在线更新了 *CYP2C19* 基因型与氯吡格雷治疗的临床指南，本次更新扩展了 *CYP2C19* 基因型指导抗血小板治疗的适应证，提高了对 *CYP2C19* 中间代谢基因型患者的推荐强度。在神经血管疾病方面，对于 *CYP2C19* 中间代谢基因型患者（氯吡格雷活性代谢物生成减少；治疗时血小板反应性增加；不良心脑血管事件发生风险增加），若有临床适应证且无禁忌证，可以考虑用标准剂量的P2Y12抑制剂替代（中等推荐）。其他不受 *CYP2C19* 基因变异影响的P2Y12抑制剂包括替格瑞洛和噻氯匹定。普拉格雷禁用于有脑卒中或TIA病史的患者。对于脑血管疾病，基于 *CYP2C19* 不同基因型，CPIC指南提出抗血小板治疗建议（表21）。

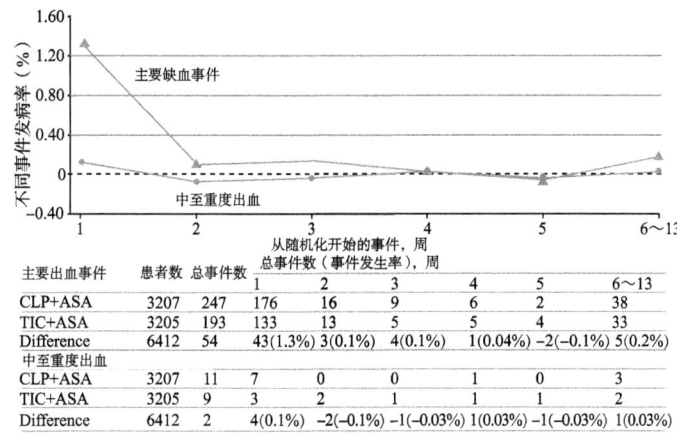

结局	时间间隔	替格瑞洛-阿司匹林 总数	发生事件数 (%)	氯吡格雷-阿司匹林 总数	发生事件数 (%)	Risk difference (95% CI), %	风险比
主要缺血事件和中-重度出血的复合事件	Day 1~7	3205	135 (4.21)	3207	183 (5.71)	-1.49 (-2.56~ -0.43)	0.73
	Day 1~14	3205	150 (4.68)	3207	199 (6.21)	-1.53 (-2.64~ -0.42)	0.74
	Day 1~21	3205	156 (4.87)	3207	208 (6.49)	-1.62 (-2.75~ -0.49)	0.74
	Day 1~28	3205	161 (5.02)	3207	215 (6.70)	-1.68 (-2.83~ -0.53)	0.74
	Day 1~35	3205	165 (5.15)	3207	217 (6.77)	-1.62 (-2.78~ -0.46)	0.75
	Day 1~90	3205	200 (6.24)	3207	257 (8.01)	-1.77 (-3.03~ -0.52)	0.77
主要缺血事件[a]	Day 1~7	3205	133 (4.15)	3207	176 (5.49)	-1.34 (-2.39~ -0.29)	0.75
	Day 1~14	3205	146 (4.56)	3207	192 (5.99)	-1.43 (-2.53~ -0.34)	0.75
	Day 1~21	3205	151 (4.71)	3207	201 (6.27)	-1.56 (-2.67~ -0.44)	0.74
	Day 1~28	3205	156 (4.87)	3207	207 (6.45)	-1.59 (-2.72~ -0.46)	0.74
	Day 1~35	3205	160 (4.99)	3207	209 (6.52)	-1.53 (-2.66~ -0.39)	0.76
	Day 1~90	3205	193 (6.02)	3207	247 (7.70)	-1.68 (-2.92~ -0.44)	0.77
中-重度出血[b]	Day 1~7	3205	3 (0.09)	3207	7 (0.22)	-0.13 (-0.32~ 0.07)	0.43
	Day 1~14	3205	5 (0.16)	3207	7 (0.22)	-0.06 (-0.27~ 0.15)	0.72
	Day 1~21	3205	6 (0.19)	3207	7 (0.22)	-0.03 (-0.25~ 0.19)	0.86
	Day 1~28	3205	6 (0.19)	3207	8 (0.25)	-0.06 (-0.29~ 0.17)	0.75
	Day 1~35	3205	7 (0.22)	3207	8 (0.25)	-0.03 (-0.27~ 0.21)	0.88
	Day 1~90	3205	9 (0.28)	3207	11 (0.34)	-0.06 (-0.34~ 0.21)	0.82
任何出血	Day 1~7	3205	67 (2.09)	3207	39 (1.22)	0.87 (0.25~ 1.50)	1.73
	Day 1~14	3205	114 (3.56)	3207	48 (1.50)	2.06 (1.29~ 2.83)	2.41
	Day 1~21	3205	138 (4.31)	3207	62 (1.93)	2.37 (1.52~ 3.22)	2.30
	Day 1~28	3205	150 (4.68)	3207	67 (2.09)	2.59 (1.71~ 3.47)	2.30
	Day 1~35	3205	155 (4.84)	3207	72 (2.25)	2.59 (1.69~ 3.49)	2.19
	Day 1~90	3205	170 (5.30)	3207	80 (2.49)	2.81 (1.86~ 3.76)	2.18

注：[a] 主要缺血事件定义为缺血性卒中和非出血性死亡的复合事件。
[b] 根据全球应用链激酶和组织型纤溶酶原激活物治疗闭塞冠状动脉（GUSTO）标准定义中度或重度出血。

图73 绝对治疗差异的时程分析

图片来源：PAN T S，MENG X，JIN A M，et al. Time course for benefit and risk with ticagrelor and aspirin in individuals with acute ischemic stroke or transient ischemic attack who carry CYP2C19 loss-of-function alleles：a secondary analysis of the CHANCE-2 randomized clinical trial. JAMA Neurology，2022，79（8）：739-745.

表21 氯吡格雷用于神经血管适应证时，基于 CYP2C19 表型的抗血小板治疗建议

CYP2C19 基因型	意义	治疗建议	推荐等级	其他考虑
超快代谢基因型	氯吡格雷活性代谢物生成增加；治疗时血小板反应性降低	无推荐	无推荐	无
快代谢基因型	氯吡格雷活性代谢物生成正常或增加；治疗时血小板反应性正常或降低	无推荐	无推荐	无
正常代谢基因型	氯吡格雷活性代谢物形成正常；治疗时血小板反应性正常	如果考虑使用氯吡格雷，使用标准剂量（75 mg/d）	强推荐	无
疑似中间代谢基因型/中间代谢基因型	氯吡格雷活性代谢物生成减少；治疗时血小板反应性增加；不良心脑血管事件风险增加	若有临床适应证且无禁忌证，可以考虑标准剂量的P2Y12抑制剂替代	中等推荐	其他不受 CYP2C19 基因变异影响的 P2Y12 抑制剂包括替格瑞洛和噻氯匹定。普拉格雷禁用于有脑卒中或短暂性脑缺血发作病史的患者
疑似慢代谢基因型/慢代谢基因型	氯吡格雷活性代谢物生成显著减少；治疗时血小板反应性增加；不良心脑血管事件风险增加	如果可能的话，避免使用氯吡格雷。若有临床适应证且无禁忌证，可以考虑标准剂量的P2Y12抑制剂替代	中等推荐	其他不受 CYP2C19 基因变异影响的 P2Y12 抑制剂包括替格瑞洛和噻氯匹定。普拉格雷禁用于有脑卒中或短暂性脑缺血发作病史的患者

（12）CYP2C19 基因分型在指导缺血性脑卒中或短暂性脑缺血发作后抗血小板治疗中的作用

来自其他人群的研究证据仍有限，但在我国汉族人群中，携带 CYP2C19 LOF 等位基因的缺血性脑卒中或 TIA 患者接受氯吡格雷治疗显著增加了未来血管事件的发生风险。因此，在东亚人群中，有足够的证据支持将 CYP2C19 基因分型用于指导缺血性脑卒中或 TIA 患者的临床诊疗。同时，将药物遗传学扩展到常规临床实践，有助于促进今后更进一步的研究，并将改善现有的二级预防策略。

CHANCE 研究亚组分析结果显示，阿司匹林联合氯吡格雷可降低 LOF 等位基因携带者的脑卒中复发风险，但在 LOF 等位基因携带者中未发现此疗效。另外，CHANCE-2 研究在中国汉族人群中筛选出携带 LOF 等位基因的轻度脑卒中或 TIA 患者，这些患者接受替格瑞洛联合阿司匹林或氯吡格

雷联合阿司匹林的抗血小板治疗。研究证实，与氯吡格雷联合阿司匹林治疗相比，替格瑞洛联合阿司匹林治疗可显著降低 LOF 等位基因携带者 90 天内的脑卒中复发风险（6.0% *vs.* 7.6%，*HR* 0.77，95%*CI* 0.64～0.94）。以上结果为基因分型指导的抗血小板治疗实践提供了宝贵的高质量证据。考虑到 CHANCE-2 研究并未设置不携带 LOF 等位基因的对照组，研究暂无法独立证明替格瑞洛联合阿司匹林治疗的优势是由于替格瑞洛较氯吡格雷具有更好的疗效（支持替格瑞洛联合阿司匹林治疗的广泛推广），抑或是由于在 LOF 等位基因携带者中氯吡格雷的疗效受到了 *CYP2C19* 活性的干扰（支持基因分型指导的抗血小板治疗）。这一问题还需要未来进一步研究加以证实。此外，未来还应当进一步开展卫生经济学分析，以明确基因分型指导的抗血小板治疗的成本效益。

（13）急性轻型脑卒中或短暂性脑缺血发作患者双抗治疗后的出血风险

CHANCE-2 研究发现在携带至少一个 *CYP2C19* LOF 等位基因的患者中，使用替格瑞洛联合阿司匹林相对氯吡格雷联合阿司匹林会进一步降低脑卒中复发风险，但是同时也伴随着出血事件的增加。在 6412 例研究对象中，90 天随访共有 250 例发生了出血事件，并且出血事件大多数发生在 21 天内的双抗治疗期。最常见的出血为皮肤淤斑、鼻出血及牙龈出血。多因素分析结果显示使用替格瑞洛联合阿司匹林（*HR* 2.21，95%*CI* 1.68～2.89）及吸烟（*HR* 1.43，95%*CI* 1.05～1.92）是增加患者出血的主要危险因素（图74）。亚组分析结果发现，替格瑞洛联合阿司匹林在年龄＜65 岁（*HR* 2.87，95%*CI* 1.95～4.22）及没有糖尿病（*HR* 2.65，95%*CI* 1.88～3.73）的患者中会比氯吡格雷联合阿司匹林导致更多出血事件的发生，交互作用的 *P* 值分别为 0.04 和 0.03。

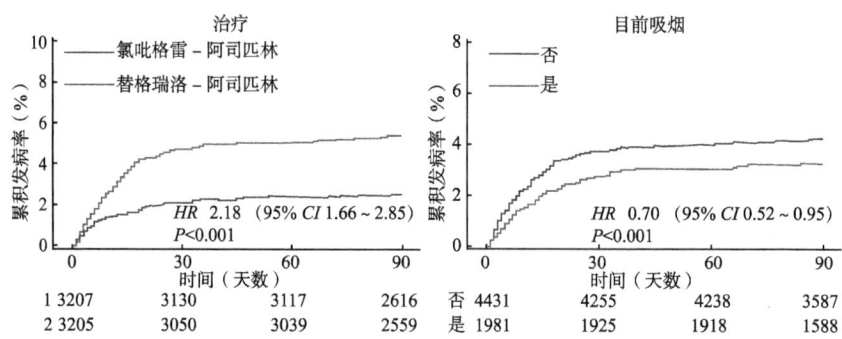

图 74 CHANCE-2 研究中治疗方式及吸烟与出血事件发生率的 Kaplan-Meier 曲线（彩图见彩插 36）

图片来源：WANG A X, MENG X, TIAN X, et al. Bleeding risk of dual antiplatelet therapy after minor stroke or transient ischemic attack. Ann Neurol，2022，91（3）：380-388.

（14）肾功能对急性小卒中或短暂性脑缺血发作患者中替格瑞洛联合阿司匹林及氯吡格雷联合阿司匹林的疗效及安全性影响

肾功能损伤与血小板功能异常相关，抗血小板治疗可以降低肾功能损伤患者的血栓风险，但同时会增加出血的风险。这可能会影响肾功能损伤的脑卒中患者抗血小板治疗的风险/获益比。因此，明确不同肾功能状态脑卒中患者的最佳抗血小板策略至关重要。CHANCE-2 肾功能亚组研究基于 CHANCE-2 研究探究不同肾功能状态对脑卒中患者双抗治疗的疗效与安全性的影响。主要疗效指标为 90 天内脑卒中复发，主要安全性结局为 90 天内中重度出血事件。该研究中，根据肾小球滤过率将 6378 例研究对象分为正常肾功能、轻度肾功能下降及中重度肾功能下降 3 组。研究结果显示，对于脑卒中复发结局，双抗治疗与肾功能状态存在一定的交互作用，替格瑞洛与阿司匹林双抗治疗相比于氯吡格雷与阿司匹林治疗，可以有效降低肾功能正常患者的脑卒中复发率（HR 0.63，95%CI 0.49～0.81），而在轻度（HR 0.98，95%CI 0.69～1.39）及中重度（HR 1.31，95%CI 0.48～3.55）肾功能下降的患者中未见显著获益（图 75）。对于安全性结局，不同肾功能状态下，替格瑞洛-阿司匹林双抗治疗均未显著增加中重度出血风险。上述结果提示，肾功能正常的脑卒中患者更加受益于替格瑞洛-阿司匹林的双抗治疗，在临床中使用替格瑞洛-阿司匹林或者氯吡格雷-阿司匹林的双抗治疗时，评估患者的肾功能状态能为脑卒中患者的双抗治疗提供个性化指导策略。

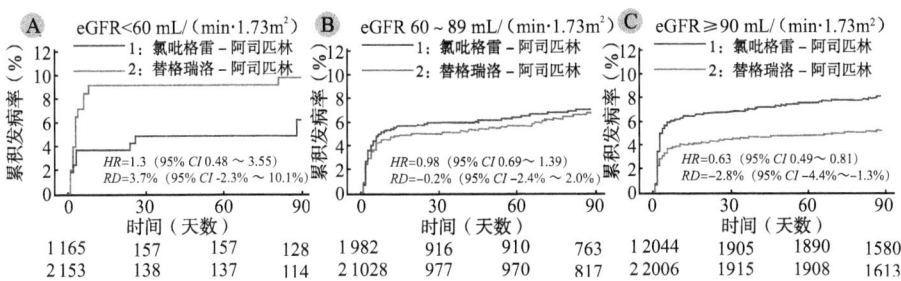

图 75 不同肾功能状态人群中双抗治疗脑卒中复发风险（彩图见彩插 37）

图片来源：WANG A X, XIE X W, TIAN X, et al. Ticagrelor-aspirin versus clopidogrel-aspirin among CYP2C19 loss-of-function carriers with minor stroke or transient ischemic attack in relation to renal function: a post hoc analysis of the CHANCE-2 trial. Ann Intern Med, 2022, 175（11）: 1534-1542.

（15）替格瑞洛的临床应用范围

1）替格瑞洛是一种新型 P2Y12 受体抑制剂，与氯吡格雷相比，具有起效迅速、停药后血小板功能恢复快、能有效减少心血管不良事件的发生等优势，自问世以来，受到了广泛关注，其应用策略一直是临床医师讨论的热点问题。

2）急性 ST 段抬高型心肌梗死患者的临床应用建议：①替格瑞洛应尽早使用，推荐在首次医疗接触时给予负荷剂量 180 mg，然后维持剂量 90 mg，2 次 / 日；②若患者无法整片吞服，可将替格瑞洛碾碎冲服或通过鼻胃管给药；③替格瑞洛应与阿司匹林联合使用至少 12 个月。

3）非 ST 段抬高型急性冠状动脉综合征（non-ST-segment elevation myocardial infarction- acute coronary syndrome，NSTE-ACS）患者临床应用建议：①对于缺血风险中高危及计划行早期侵入性诊治的患者，应尽快给予替格瑞洛（负荷剂量 180 mg，维持剂量 90 mg，2 次 / 日）；②对于行早期保守治疗的患者，推荐应用替格瑞洛（负荷剂量 180 mg，维持剂量 90 mg，2 次 / 日）；③替格瑞洛应与阿司匹林联合使用至少 12 个月。

4）拟行冠状动脉旁路移植术（coronary artery bypass grafting，CABG）的 ACS 患者临床应用建议：① ACS 患者择期行 CABG，术前常规停用替格瑞洛 5 天；如患者存在缺血高危因素（如左主干或近端多支病变），可不停用替格瑞洛；出血和缺血风险均较高时，可于术前 5 天停用替格瑞洛，用静脉血小板糖蛋白 Ⅱ b/ Ⅲ a 受体抑制剂进行过渡治疗。②术后认为安全时应尽快恢复使用替格瑞洛。③CABG 术后优先推荐阿司匹林联合替格瑞洛治疗。

5）ACS 特殊人群临床应用建议：①对于血栓事件发生风险相对较高的 ACS 患者，如糖尿病、慢性肾脏病及复杂冠状动脉病变患者等，抗血小板治疗首选替格瑞洛（负荷剂量 180 mg，维持剂量 90 mg，2 次 / 日）与阿司匹林联合应用至少 12 个月；②对于肾功能不全的患者，替格瑞洛无须根据肾功能调整使用剂量，鉴于替格瑞洛在接受透析治疗的患者中使用经验较少，使用时需谨慎；③对于 ≥ 75 岁的高龄患者，鉴于其出血风险较高，使用替格瑞洛时需评估出血风险；④对于已知 CYP2C19 中间代谢基因型、慢代谢基因型的患者或血小板功能检测提示有残余高反应者，如无出血高危因素，在进行双联抗血小板治疗时应优先选择替格瑞洛。

6）ACS 和（或）PCI 后行非心脏外科手术患者临床应用建议：①抗血小板治疗方案的调整应充分权衡外科手术的紧急程度和患者出血及血栓的风险，需多学科医师会诊选择优化的治疗方案；②对于支架植入术后 4～6 周行紧急非心脏外科手术的患者，建议继续行双联抗血小板治疗，除非出血的相对风险超过预防支架血栓的获益；③择期手术尽量推迟至裸金属支架植入 4 周后（最好 3 个月）、药物洗脱支架（drug eluting stent，DES）植入 12 个月后（新一代 DES 植入术后 6 个月）；④对于心脏事件发生风险较低的患者，术前 5～7 天停用阿司匹林和替格瑞洛，术后保证止血充分后重新用药；⑤对于心脏事件发生风险较高的患者，建议不停用阿司匹林，替格瑞洛停用 5 天，其中出血风险低者，建议不停用阿司匹林和替格瑞洛。

（16）替格瑞洛如何与其他药物联用

1）与阿司匹林联用：阿司匹林维持剂量 > 100 mg 会降低替格瑞洛减少复合终点事件的临床疗效，因此，在给予任何替格瑞洛初始剂量后，阿司匹林维持剂量为 75～100 mg/d。

2）与质子泵抑制剂（proton pump inhibitors，PPIs）联用：替格瑞洛可直接作用于腺苷二磷酸（adenosine diphosphate，ADP）受体的活性成分，药物清除主要经 CYP3A4 代谢，尚未发现经 CYP2C 酶的代谢途径。因此，替格瑞洛无论是否联用 PPIs，都不影响其抗血小板疗效。

3）与 GP Ⅱ b/ Ⅲ a 抑制剂联用：在 PLATO 研究中，替格瑞洛与静脉 GP Ⅱ b/ Ⅲ a 抑制剂短期联用，未观察到与这些药物有关的不良反应。

4）与其他心血管药物联用：替格瑞洛与其他心血管药物（如肝素、β受体阻滞剂、血管紧张素转化酶抑制剂、钙通道阻滞剂）合用不会增加不良事件的发生率。

（17）替格瑞洛的安全性

1）出血风险：PLATO 研究发现替格瑞洛并不增加主要出血风险，主要原因为替格瑞洛与 P2Y12 受体的结合具有可逆性，可完全离开受体。因此，可快速恢复血小板的原有功能，降低出血风险。临床应用建议：①评估出血风险，综合考虑既往出血病史、合并出血高危疾病、现有检查结果与出血风险评分。②出血高危患者，如近期遭受创伤/进行手术、凝血功能障碍、活动性或近期胃肠道出血、有活动性病理性出血、有颅内出血病史或中重度肝损害的患者禁用替格瑞洛。③有上消化道出血病史、≥75 岁，联用华法林、类固醇、非甾体抗炎药，以及幽门螺杆菌感染的患者应合用 PPIs。④对于近期接受过冠状动脉造影、PCI、CABG 或其他手术操作且服用替格瑞洛的患者，一旦出现低血压，即使未发现出血迹象，仍应怀疑出血的可能。⑤替格瑞洛使用过程中发生的出血，根据出血部位及严重程度进行处理：轻微出血应尽可能采用局部压迫或药物止血，除非出血风险大于缺血风险，否则不建议停用替格瑞洛；严重或危及生命的出血，应停用 P2Y12 受体拮抗剂，在积极对症支持治疗的基础上，使用止血药物或输注血小板；出血控制后，当临床判断安全时，应尽快恢复替格瑞洛的使用。

2）呼吸困难：少数患者出现呼吸困难与使用替格瑞洛相关，呼吸困难的发生可能与细胞外腺苷水平升高有关，但症状多为轻、中度，多在早期单次发作，无须停药即可缓解。研究者认为，替格瑞洛对肺功能无不良影响，但如果患者出现新的、持续的或加重的呼吸困难，应对其进行仔细研究，如果无法耐受，则应停止使用替格瑞洛。临床应用建议：①有哮喘/慢性阻塞性肺疾病病史的患者慎用替格瑞洛；②替格瑞洛治疗过程中如患者出现呼吸困难，应首先评估呼吸困难的严重程度、是否加重，排除原患疾病及其他原因导致的呼吸困难；③如果呼吸困难加重或患者无法耐受，排除其他原因后考虑停止替格瑞洛治疗；④如果呼吸困难较轻且患者能耐受，继续行替格瑞洛治疗，并对其进行密切观察。

3）心动过缓临床应用建议：①在心动过缓事件风险较高的患者中，如患有病态窦房结综合征、二度或三度房室传导阻滞或心动过缓相关晕厥但未装起搏器者，应用替格瑞洛的临床经验有限，使用时需谨慎；②尚无证据显示替格瑞洛不能与引起心动过缓的药物联用；③替格瑞洛引发的心室长间歇常可自行缓解，通常无须特殊处理，但应密切关注。

4）痛风临床应用建议：①对于既往患有高尿酸血症或痛风性关节炎的患者需慎用替格瑞洛；②不建议尿酸性肾病患者使用替格瑞洛。

（18）之前使用氯吡格雷者如何改用替格瑞洛

1）PLATO研究中，替格瑞洛组46.1%的患者之前使用氯吡格雷治疗（其中79.1%使用氯吡格雷负荷剂量），无论之前是否使用氯吡格雷负荷剂量治疗，且无论治疗策略（侵入或非侵入）如何，替格瑞洛均较氯吡格雷在复合缺血事件终点方面显示出显著的优势。因此，2014年欧洲心脏病学会和欧洲心胸外科协会联合发布的血运重建指南对于NSTE-ACS推荐抗血小板治疗，替格瑞洛（负荷剂量180 mg，维持剂量90 mg，2次/日）可用于有缺血中高风险且无禁忌证的患者，且不受初始治疗策略的影响（Ⅰ级推荐，B级证据）。2012年替格瑞洛中国说明书指出，患者从氯吡格雷换成替格瑞洛，血小板聚集抑制率（inhibition rate of platelet aggregation，IPA）绝对升高26.4%，可更强地抑制血小板聚集，且无须再次应用负荷剂量治疗；而将替格瑞洛换为氯吡格雷，IPA绝对值下降24.5%。已接受过负荷剂量氯吡格雷的ACS患者，可改用替格瑞洛，其心血管获益不受基因型影响，携带*CYP2C19* LOF等位基因者也可获益。

2）临床应用建议：①已接受氯吡格雷负荷剂量的ACS患者，需要换用替格瑞洛时，可给予起始负荷剂量180 mg，维持剂量90 mg，2次/日，不增加出血风险；②除非存在严重的不良反应或出血，否则不建议将替格瑞洛换为氯吡格雷，如须换用，无出血时建议给予300～600 mg负荷剂量。

3）漏服的对策：①替格瑞洛治疗过程中应尽量避免漏服；②漏服1次，并不会影响抗血小板效果，无须补服。

（19）氯吡格雷是缺血性脑卒中抗血小板单药治疗的一线用药

抗血小板治疗是缺血性脑卒中二级预防治疗的核心，有多种抗血小板药物用于缺血性脑卒中和TIA的二级预防：阿司匹林、氯吡格雷、阿司匹林和双嘧达莫复方制剂、西洛他唑及新一代P2Y12抑制剂替格瑞洛。其中，阿司匹林仍旧是抗血小板治疗的基石，氯吡格雷单药治疗的证据也比较充分。

（20）发病24小时内的轻型脑卒中或TIA患者应积极给予氯吡格雷联合阿司匹林抗血小板治疗

抗血小板治疗是一把双刃剑。联合抗血小板治疗可以进一步降低缺血事件的复发率，但是同时也会增加出血风险。如何找到平衡点是关键问题。为了解决这个难题，加利福尼亚大学旧金山分校的S.Claiborne Johnston教授及笔者分别组织了一项大型的临床试验，即针对欧美人群的POINT研究与针对中国人群的CHANCE研究。CHANCE研究是缺血性脑卒中联合抗血小板研究的里程碑，在CHANCE研究之前国内外指南均未推荐对缺血性脑卒中患者进行联合抗血小板治疗。氯吡格雷治疗动脉粥样硬化性血栓形成（management of atherothrombosis with clopidogrel in high-risk patients with recent transient ischemic attacks or ischemic stroke，MATCH）研究结果表明，与氯吡格雷单药治疗比较，氯吡格雷75 mg联合阿司匹林75 mg不仅未能降低新发TIA和缺血性脑卒中患者的血管事件复发风险，反而增加了严重出血风险。氯吡格雷用于动脉粥样硬化性血栓形成高危患者及对缺血事件的稳定、处理和规避（clopidogrel for high atherothrombotic risk and ischemic stabilization, management, and avoidance，CHARISMA）研究则表明，对于伴有明显心血管疾病或多重风险因素的患者，在阿司匹林基础上联合氯吡格雷治疗，心肌梗死、脑卒中或心血管性死亡的风险并未降低，出血风险却有增加的趋势。这两个研究提示超过90天的联合抗血小板治疗不仅未能进一步降低缺血性脑卒中复发风险，反而增加了出血的风险。随后的3个探索性临床试验——氯吡格雷与阿司匹林减少有症状性颈动脉狭窄栓子（the clopidogrel and aspirin for reduction of emboli in symptomatic carotid stenosis，CARESS）研究、氯吡格雷联合阿司匹林与单独使用阿司匹林用于减少急性症状性颈动脉或颅内动脉狭窄患者栓塞事件（clopidogrel plus aspirin versus aspirin alone for reducing embolisation in patients with acute symptomatic cerebral or carotid artery stenosis，CLAIR）研究和快速评估脑卒中及TIA防止早期再发项目（fast assessment of stroke and transient ischaemic attack to prevent early recurrent，FASTER）研究均提示发病早期行短期双联抗血小板治疗，效果可能优于单抗治疗，但由于尚缺乏大样本临床试验，故彼时未能改变指南推荐。CHANCE研究是在中国完成的多中心、随机、双盲、双模拟、安慰剂对照研究，入组了5170例发病24小时内的轻型脑卒中（NIHSS评分≤3分）和中高危TIA（ABCD2评分≥4分）患者。所有患者被随机分配到两个不同的治疗组：①氯吡格雷（负荷剂量300 mg，继以75 mg/d）联合阿司匹林（75 mg/d）治疗21天，之后单独应用氯吡格雷（75 mg/d）至90天；②单独使用阿司匹林（75 mg/d）90天。比较两种治疗方案在90天内脑卒中复发风险、血管事件发生风险及出血风险的差异。结果显示，阿司匹林单抗治疗90天脑卒中复发风险为11.7%，联合双抗治疗复发风险为8.2%。接受双抗治疗的轻型脑卒中或TIA患者90天脑卒中发生风险相对降低32%（HR 0.68，95%CI 0.57～0.81，$P<0.001$），而出血风险未明显增加。在CHANCE研究结果正式发表后，陆续发表了数篇Meta分析对双联抗血小板治疗缺血性脑卒中的有效性及安全性进行评估。中国香港黄家星教授完成的Meta分析纳入发病3天内的非心源性脑卒中和TIA患者进行分析，得出与CHANCE研究类似的结论。Bruce Ovbiagele教授和国内焉传祝教授的Meta分析对双抗疗程进行了评估，结果证实3个月以内的短程双抗治疗可有效降低脑卒中复发风险且不增加出血风险，持续1年以上的双抗治疗未能进一步降低脑卒中风险，但大大增加了出血风险。澳大利亚Jolanta Siller-Matula教授和国内彭英教授的Meta分析为扩展双抗使用范围提供了证据，脑血管疾病（cerebrovascular disease，CVD）患者或高危血管病患者联合抗血小板治疗同样能有效预防脑卒中发生。

POINT研究是国际多中心、随机、双盲临床试验，共纳入发病12小时内的4881例轻型脑卒中（NIHSS评分≤3分）或中高危TIA（ABCD2评分≥4分）患者。该研究主要结果显示氯吡格雷+阿司匹林联合治疗90天，可以降低主要缺血性事件发生风险（HR 0.75，95%CI 0.59～0.95，P=0.02），但同时增加主要出血风险（HR 2.32，95%CI 1.10～4.87，P=0.02）。对比CHANCE研究和POINT研究结果，POINT研究治疗方案增加出血风险，主要与联合抗血小板疗程及药物剂量有关。①联合抗血小板疗程为90天，大大长于CHANCE研究的21天；②药物剂量较高，氯吡格雷首次剂量为600 mg，阿司匹林的剂量范围为50～325 mg。因此，此类患者采用短程、低剂量联合抗血小板治疗方案整体获益更多。CHANCE研究和POINT研究结果为国内外指南的修订提供了高级别的循证医学证据，目前对轻型脑卒中及中高危TIA患者给予早期、短程的双联抗血小板治疗（CHANCE研究治疗策略）是国际公认的最佳治疗方案。中国、美国均对指南进行推荐意见更新：发病24小时内，具有脑卒中中高复发风险（ABCD2评分≥4分）的急性非心源性TIA或轻型缺血性脑卒中（NIHSS评分≤3分）患者，应尽早给予氯吡格雷联合阿司匹林治疗21天（Ⅱa级推荐，B级证据）。鉴于发病数天或数年内的轻型脑卒中或TIA长期（2～3年）行氯吡格雷联合阿司匹林抗血小板治疗会增加相关出血风险，故不推荐常规应用。

（21）血糖控制水平影响 *CYP2C19* 基因变异对于轻型脑卒中和TIA患者氯吡格雷疗效的预测价值

中国人群中糖尿病患者比例高、血糖控制不良的现象非常突出，针对这一特点对CHANCE研究数据进行深入分析发现：①中国缺血性脑卒中和TIA患者中，糖尿病患者比例约31%，空腹血糖受损患者比例约8%，两者均与不良预后密切相关；②血清糖化白蛋白（glycated albumin，GA）是短期血糖控制的重要标志物，中国缺血性脑卒中和TIA患者中约有63%的患者GA水平高于15.5%，提示血糖控制不良。GA水平不仅是影响轻型脑卒中和TIA患者氯吡格雷疗效的重要标志物，还将影响 *CYP2C19* 基因变异与氯吡格雷疗效的相关性。不携带 *CYP2C19* 基因变异的轻型脑卒中和TIA患者，若 GA 水平控制良好，在阿司匹林单药治疗基础上联合氯吡格雷治疗，脑卒中复发风险将下降 77%（HR 0.23，95%CI 0.10～0.49），远远高于整体人群脑卒中复发风险的降低幅度（32%，HR 0.68，95%CI 0.57～0.81），双抗的获益可额外增加 45%。研究提示，同时监测患者的 CYP2C19 基因分型与血糖控制水平，可以进一步提高预测缺血性脑卒中和 TIA 患者氯吡格雷疗效的准确性。

（22）皮质下梗死患者氯吡格雷疗效是否受 CYP2C19 基因变异的影响有待进一步研究证实

皮质下小卒中的二级预防（the secondary prevention of small subcortical strokes study，SPS3）探讨长期双联抗血小板治疗皮质下梗死患者的有效性及安全性。该研究入组了发病 6 个月内的皮质下梗死患者 3020 例，随机分配到阿司匹林治疗组和氯吡格雷联合阿司匹林治疗组，平均随访 3.4 年。SPS3 基因亚组研究对 493 例患者进行 CYP2C19 基因分型（表 22），CYP2C19 基因变异对于皮质下梗死患者氯吡格雷疗效无明显影响（OR 1.8，95%CI 0.76～4.30）。进行种族分层后发现，携带 CYP2C19 LOF 等位基因显著增加皮质下梗死高加索患者的脑卒中复发率（OR 5.1，95%CI 1.08～24.9），但对于非裔（OR 3.45，95%CI 0.80～14.9）和西班牙裔患者无明显影响。由于该研究是小样本亚组分析，所以结论有待进一步研究证实。

表 22　SPS3 研究 CYP2C19 基因型分布频率

CYP2C19 基因型	高加索人（N=176）n（%）	非裔（N=73）n（%）	西班牙人（N=244）n（%）	整体（N=493）n（%）
基因型不明	57（32）	25（34）	44（18）	126（26）
正常代谢基因型	78（44）	26（36）	156（64）	260（52）
中间代谢基因型	34（19）	18（25）	42（17）	94（19）
慢代谢基因型	7（4）	4（5）	2（1）	13（3）
正常代谢基因型/基因型不明	135（77）	51（70）	200（82）	386（78）
中间代谢基因型/慢代谢基因型	41（23）	22（30）	44（18）	107（22）

CHANCE-2 研究预设的病因亚组分析提示共有 1750 例腔隙性脑梗死

患者，其中879例采用替格瑞洛联合阿司匹林治疗，871例采用氯吡格雷联合阿司匹林治疗。对比使用氯吡格雷联合阿司匹林的腔隙性脑梗死患者，使用替格瑞洛联合阿司匹林能够降低3个月的脑卒中风险（49%，HR 0.51，95%CI 0.33～0.79）。而其他病因的患者中两种治疗方案没有显著的疗效差异（图76）。

（23）发生高危非致残性脑血管病事件推荐进行基因分型，以指导脑卒中患者精准抗血小板治疗新策略

对发病在24小时内的非心源性轻型缺血性脑卒中（NIHSS评分≤3分）或中高危TIA（ABCD2评分≥4分）患者，有条件的医疗机构推荐进行$CYP2C19$基因快检，明确是否为$CYP2C19$ LOF等位基因携带者，以决定下一步的治疗方案。对发病在24小时内的非心源性轻型缺血性脑卒中（NIHSS评分≤3分）或中高危TIA（ABCD2评分≥4分）患者，如已完成$CYP2C19$基因检测，且为$CYP2C19$ LOF等位基因携带者，推荐给予替格瑞洛联合阿司匹林治疗21天，此后继续使用替格瑞洛（90 mg，2次/日）单药治疗。

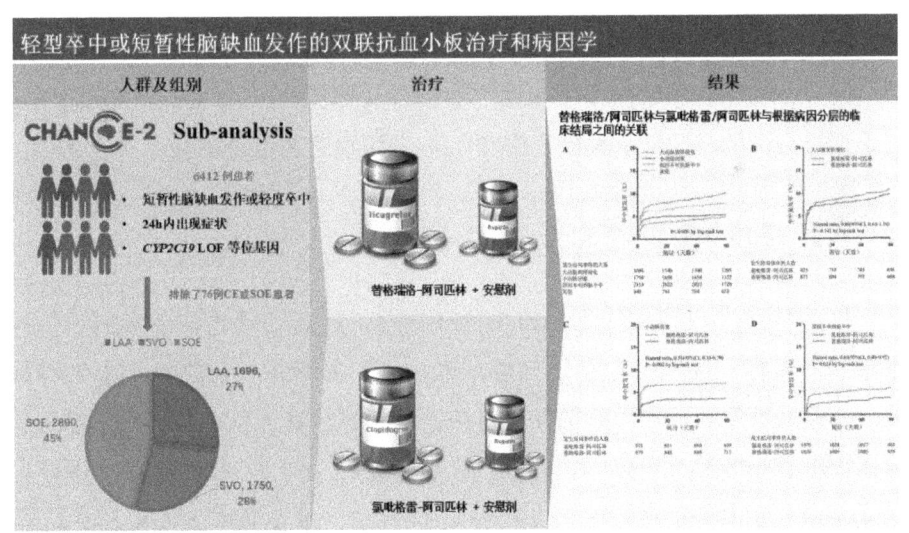

图76　CHANCE-2研究预设病因亚组分析结果

（谢雪微　潘岳松　整理）

糖代谢异常的干预

85. 糖代谢异常与缺血性脑血管病相关

糖代谢异常是一种严重危害人类健康的疾病，并与高血糖、死亡、感染、伤口愈合不良及心血管并发症和住院天数增加等不良临床结局相关。在过去的几十年中，虽然研究者对于糖代谢异常的认识逐渐加深（尤其是在病理生理机制及药物研发进展方面），但是糖代谢异常仍然是一个严重的公共卫生问题，成年人糖代谢异常的患病率逐年升高。缺血性脑血管病主要包括缺血性脑卒中（cerebral ischemic stroke，CIS）和TIA，每年全球发病人数高达1.4亿。而在缺血性脑血管病患者中糖代谢异常的发病率很高，同样合并糖代谢异常的患者也更容易发生缺血性脑血管病事件。更有研究发现，合并糖代谢异常的患者更容易出现缺血性脑血管病的复发，因此对于糖代谢异常的干预很有可能成为缺血性脑卒中和TIA二级预防的重要手段。

86. 糖代谢异常的定义

目前对糖代谢异常的定义尚无统一标准。广义的糖代谢异常应包括高血糖和低血糖。高血糖包括已知糖尿病、新诊断糖尿病、妊娠期显性糖尿病、妊娠期糖尿病、糖尿病前期、应激性高血糖、药源性高血糖等。糖尿病前期即糖调节受损（impaired glucose regulation，IGR），包括空腹血糖受损（impaired fasting glucose，IFG）和糖耐量减低（impaired glucose tolerance，IGT）。目前对高血糖的定义尚无统一标准，但美国临床内分泌医师学会（American Association of Clinical Endocrinologists，AACE）、美国糖尿病协会（The American Diabetes Association，ADA）、美国医师协会（American

College of Physicians，ACP)、《中国成人住院患者高血糖管理目标专家共识》等均建议将任意时点血糖＞7.8 mmol/L 作为高血糖的诊断标准。既往研究发现，非糖尿病患者中联合检测空腹血糖（fasting plasma glucose，FPG）和餐后 2 小时血糖，糖代谢异常检出率为 45.7%，其中糖尿病和 IGR 检出率分别为 16.5% 和 29.2%。低血糖的诊断标准为糖尿病患者血糖＜3.9 mmol/L，非糖尿病患者血糖＜2.8 mmol/L。低血糖是糖尿病患者药物治疗过程中的严重不良反应，可导致死亡率增加、心律失常、脑葡萄糖代谢受损、炎性细胞因子和氧化应激增加等不良临床结局，并增加医疗负担及医疗资源的利用。Gómez-Huelgas 等研究表明，1997—2007 年，住院糖尿病患者原发性低血糖（低血糖为入院主要原因）的发生率为 1.7%，继发性低血糖（低血糖发生在住院期间）的发生率为 2.8%，且继发性低血糖可能与住院糖尿病患者死亡率升高和住院时间延长有关。

87. 糖代谢异常的诊断和筛查方法

（1）糖尿病的诊断是通过检测血浆葡萄糖水平来进行的，以 FPG、餐后 2 小时血糖和（或）口服葡萄糖耐量试验（oral glucose tolerance test，OGTT）为标准。《中国 2 型糖尿病防治指南（2013 年版）》仍采用 WHO（1999 年）糖尿病诊断标准和糖代谢分类。低血糖的诊断标准为糖尿病患者血糖＜3.9 mmol/L，非糖尿病患者血糖＜2.8 mmol/L。2009 年 ADA、国际糖尿病联盟（the International Diabetes Federation，IDF）及欧洲糖尿病研究协会（European Association for the Study of Diabetes，EASD）推荐使用 HbA1c ≥ 6.5% 作为糖尿病的诊断标准。ADA 于 2010 年通过这一标准。

较 FPG、OGTT 而言，HbA1c 不需要空腹即可检测，且其受患者日常干扰较小，在应激、疾病状态时具有更高的分析稳定性。但不同种族的患者 HbA1c 的水平也可能不同，且 HbA1c 检测需要更多的成本投入，故其在发展中国家作为诊断标准较为受限。我国尚缺乏 HbA1c 诊断切点的研究，因此未将其作为糖尿病诊断标准。

（2）糖代谢异常的主要筛查方法包括应用预测糖尿病风险的筛查工具、FPG、OGTT等。有研究表明，非侵入性筛查工具如风险评分法、筛查问卷法、危险因素分类树法、风险计算器、回归方程式法等可提高糖代谢异常的筛查效率，节约筛查成本。然而，针对大面积人群筛查糖代谢异常时，非侵入性筛查工具较为适用，但对住院患者而言，FPG和OGTT更加便捷准确。单独使用FPG或餐后2小时血糖筛查会使一部分糖代谢异常患者漏诊。OGTT可提供多个时间点的血糖值，其中1小时血糖可反映胰岛素抵抗程度及β细胞功能，为个体化治疗奠定基础。此外，HbA1c应用于住院高血糖患者的筛查是很有意义的，它能够区分本身已存在的高血糖和应激性高血糖。

（3）众所周知，胰岛素抵抗是T2DM的特征。已有研究证实，胰岛素抵抗可增加脑卒中发生风险。在未患糖尿病的缺血性脑卒中患者中胰岛素抵抗的发生率为50%以上。胰岛素抵抗在代谢综合征的发病机制中也起着至关重要的作用，而糖代谢异常是胰岛素抵抗的主要临床表现。胰岛素抵抗指胰岛素介导的葡萄糖利用率降低，常见于T2DM患者。用于测定胰岛素敏感性的方法一般有两大类。一类为精确测定法，主要有：①高胰岛素正葡萄糖钳夹技术，该技术是公认的诊断胰岛素敏感性的"金标准"；②多次抽血的静脉葡萄糖耐量试验结合微小模型数学分析法；③胰岛素耐量试验或抑制试验等，这类方法操作比较复杂。另一类为简易估测法，根据空腹及糖负荷后胰岛素及血糖值计算得出各种指数来估测胰岛素抵抗，常用的有：①稳态模式评估法（homeostasis model assessment，HOMA）；②空腹胰岛素抵抗指数（insulin resistance index，IRI）。稳态模式评估法是假定肝脏和外周组织的胰岛素抵抗是相等的，按血葡萄糖和胰岛素在不同器官（包括胰腺、肝脏和周围组织）的相互影响而建立的数学模型。

此模型的计算公式仅涉及空腹血糖和空腹胰岛素，即稳态模型的胰岛素抵抗指数（homeostatic model assessment of insulin resistance，HOMA-IR）=空腹胰岛素（国际单位/升）×空腹葡萄糖（mmol/L）÷22.5。HOMA-IR与钳夹试验有很好的相关性，在流行病学调查中HOMA-IR是评价胰岛素抵抗的常用指标。评估胰岛素抵抗的方法中，HOMA-IR是一种方便、价廉的方法，且该方法与正葡萄糖钳夹技术的结果具有良好的相关性。但 HOMA-IR 在中国人群中的正常参考值范围尚未明确。

（4）既往研究显示 HOMA-IR 切点在亚洲人群与西方人群中存在显著的种族差异。此外，两项日本研究的 HOMA-IR 切点结果也不尽相同。这可能是在这些横断面研究中，参与者血糖情况随着时间推移而恶化或得到改善导致的。2016 年 9 月在 *PLoS One* 杂志上发表了一项在中国香港开展的为期 15 年的前瞻性研究，旨在建立区分糖代谢异常和 T2DM 的最佳稳态模型，以评估 HOMA-IR 的切点。本研究数据来自香港的心血管危险因素患病率研究（cardiovascular risk factor prevalence study，CRISPS），纳入 CRISPS-1（1995—1996 年）2895 例 24～75 岁受试者，之后进行长期随访，分别为 CRISPS-2（2000—2004 年）、CRISPS-3（2005—2008 年）、CRISPS-4（2010—2012 年）。

本研究中，糖代谢异常包括 IFG、IGT 和 T2DM，非糖尿病包括糖耐量正常（normal glucose tolerance，NGT）、IFG 和 IGT。研究包括两个部分：第一部分为横断面研究，针对 CRISPS-1 参与者，确定从 NGT 中区分出糖代谢异常患者，以及从非糖尿病患者中区分出 T2DM 患者的 HOMA-IR 最佳切点；第二部分为前瞻性研究，在 15 年随访期间未发生糖代谢异常的 872 例患者中，评估正常中国人群的 HOMA-IR 最佳参考值范围。横断面研究提示糖代谢异常和 T2DM 患者的 HOMA-IR 最佳切点为 1.37 和 1.97。从 NGT 人群中区分出糖代谢异常患者的 HOMA-IR 最佳切点为 1.37（敏感性 65.6%，特异性 71.3%），从非糖尿病人群中区分出 T2DM 患者的 HOMA-IR 最佳切点为 1.97（敏感性 65.5%，特异性 82.9%）。糖代谢异常和 T2DM 患者基线 HOMA-IR 的 ROC 曲线前瞻性研究提示正常中国人群 HOMA-IR 最佳参考值范围为 0.274～2.446。对 15 年随访期间始终为 NGT 的受试者进行分析，2.5% 和 95% 基线 HOMA-IR 分别为 0.274 和 2.446。重要的是，常用来确定切点的百分位阈值 75% 和 90% 所对应的基线 HOMA-IR 分别为 1.440 和 2.028，与横断面研究发现的最佳切点——糖代谢异常（1.4）和 T2DM（2.0）很接近。综上，在中国南方人群中，从 NGT 和非糖尿病人群中区分糖代谢异常和 T2DM 患者的 HOMA-IR 切点分别为 1.4 和 2.0，该切点值可作为胰岛素抵抗评估临床研究的有效参考。本研究的优势在于同时采用了横断面研究和前瞻性研究的方法，并结合 OGTT 数据，在 15 年随访期间持续 NGT 的人群中推导出 HOMA-IR 正常参考范围。

88."甜蜜"证据：吡格列酮既能降低缺血事件发生的风险，也能减少新发糖尿病

2016 年 2 月在国际卒中大会上，一项激动人心的研究公布了其研究结果，即脑卒中后胰岛素抵抗干预（insulin resistance intervention after stroke，IRIS）研究。该研究是由耶鲁大学 WalterN Kernan 等进行的一项多中心、双盲试验。该研究最后纳入了 3876 例患者，年龄≥ 40 岁，参加的研究中心分别位于美国、加拿大、澳大利亚、以色列、英国、德国及意大利 7 个国家。入组缺血性脑卒中或 TIA 患者，并且使用胰岛素抵抗稳态模型评估（HOMA-IR > 3.0）后被认为具有胰岛素抵抗。排除了具有糖尿病病史或者基线空腹血糖≥ 126 mg/dL 的受试者。其他排除标准包括心力衰竭或者有明确的膀胱癌危险因素 / 病史。随机分为吡格列酮组（1939 例，目标剂量为每日 45 mg）和安慰剂组（1937 例），平均随访时间为 4.8 年。基线数据表明，吡格列酮组的平均 FPG 为（98.3±10.0）mg/dL，而安慰剂组为（98.2±9.9）mg/dL。两组平均 HbA1c 水平都是（5.8±0.4）%。与预期结果相同，该研究人群中有相当数量的患者处于糖尿病前期：大约有 42% 的患者为 IFG（使用 ADA ≥ 100 mg/dL 的标准），65% 的患者 HbA1c ≥ 5.7%，根据 ADA 标准认为这些患者也具有糖尿病高患病风险。脑卒中之后进行基于证据的二级预防治疗非常普遍，大约有 92% 的患者使用抗血小板药物，超过 82% 的患者使用他汀类药物。血压也得到了很好的控制，在研究参与者中超过一半的人在使用肾素 - 血管紧张素系统阻滞剂。经过平均 4.8 年的随访之后，与安慰剂相比，吡格列酮可以使主要结局（致死性与非致死性脑卒中或心肌梗死）的相对风险降低了 24%（HR 0.76，95%CI 0.62 ～ 0.93，

$P=0.007$），绝对风险降低了2.8%。在多个亚组之间没有显著的异质性，包括年龄、性别、种族、体重指数、使用HOMA-IR测定的胰岛素抵抗程度及血糖指数和基于FPG或者HbA1c的指标。次要结局即糖尿病诊断也减少了52%（HR 0.48，95%CI 0.33～0.69，$P<0.001$），绝对风险降低了3.9%。不良反应方面，与在既往研究中观察到的一样，包括体重改变（第4年时治疗组体重增加了2.6 kg而安慰剂组体重下降0.5 kg）、水肿（发生率分别为36%、25%）与骨折（发生率分别为11.2%、7.5%）。令人感兴趣的是，心力衰竭发生率并没有增加。但是，该研究的排除标准包括存在心力衰竭的患者，所以在基线时就有心力衰竭的患者已经被研究排除在外，并且如果发生了显著的水肿，那么按照试验设计的强烈要求就要向下滴定研究药物的剂量。吡格列酮组与安慰剂组之间的癌症发生率也相似（分别为6.9%、7.7%）。

这项研究是首次尝试在有脑卒中病史的患者中应用吡格列酮，并证实吡格列酮可使这类患者的脑卒中复发和心脏病发生风险降低24%。该研究得出如下结论：①对于新近发生脑卒中和TIA的患者，如果没有糖尿病但是有胰岛素抵抗，接受吡格列酮治疗，其脑卒中和心肌梗死的发生率低于安慰剂组；②吡格列酮新发糖尿病比例降低，但是增加了体重、水肿和骨折的机会。IRIS研究的另一项发现是，对于没有糖尿病但有胰岛素抵抗的新发缺血性脑卒中和TIA患者，吡格列酮既能降低缺血事件发生的风险，也能减少新发糖尿病。在这个单一临床试验中，吡格列酮是预防缺血事件和糖尿病的首选药物。

迄今为止，所有旨在比较不同血糖控制目标的随机化临床试验（UKPDS、ACCORD、ADVANCE与VADT等）均未证实严格控制血糖可有大血管获益与周围神经获益，并且微血管获益也并不显著，严重微血管并发症（如致盲、终末期肾病与肾脏性死亡）均未减少。因此，降低血糖水平最为显著的获益是减少了急性高血糖事件的发生。然而，一些降糖药物却可以通过降糖之外的机制对患者大血管预后产生显著的有益影响。吡格列酮是唯一得到证实可以减少动脉粥样硬化事件的降糖药物。胰岛素抵抗是T2DM的主要病理生理机制，也是糖尿病患者发生大血管并发症的重要机制之一。有学者认为，胰岛素抵抗可能是 T2DM 与动脉粥样硬化性心血管病发生、发展的"共同土壤"。研究发现，胰岛素抵抗人群发生不良心血管事件的风险明显高于非胰岛素抵抗人群。正因如此，干预胰岛素抵抗被认为是防治糖尿病及其心血管合并症的重要靶点。

89. 吡格列酮的"前世今生"，老枝逢春吐新芽

十几年前，噻唑烷二酮类药物（thiazolidinediones，TZDs）是一种非常流行的降糖药物，吡格列酮也是其中之一。这些过氧化物酶体增殖物激活受体（peroxisome proliferator activated receptor，PPAR）γ 激动剂在 20 世纪 90 年代中期问世。当时的 T2DM 患者广泛使用的口服药物是二甲双胍与磺脲类药物。由于胰岛素抵抗是 T2DM 普遍的病理生理缺陷，并与 CVD 相关，而 TZDs 具有胰岛素增敏的特性，因此这类新型的药物被认为有可能具有对抗动脉粥样硬化的内在特性，似乎可以通过改善增加心脏病或脑卒中复发风险的体内代谢异常状态来防止心血管事件的发生。

第一种问世的 TZDs 是曲格列酮，它除了可以改善某些 CVD 危险标志物与替代物的情况（如 C 反应蛋白、甘油三酯及内皮功能的测量结果）之外，还可以改善支架内再狭窄。但是这种药物并没有在临床上维持足够长的时间来证实它在改善临床结局方面具有何种影响，且因该药物具有明显的肝脏毒性作用而渐渐退出历史舞台。第二种是罗格列酮，它也被证实对某些 CVD 危险中介物具有类似的有益影响。然而，因为 Nissen 与 Wolski 在 2007 年发表了一篇相关的 Meta 分析，该药物实际上也受到了广泛质疑，怀疑它可能会增加心肌缺血事件的发生率。随后的一项随机临床试验——评估罗格列酮对糖尿病患者心血管病预后和血糖控制影响（rosiglitazone evaluated for cardiac outcomes and regulation of glycemia in diabetes，RECORD）试验证实了罗格列酮对主要不良事件的影响是中性的，但是这已经太迟了，不足以挽救人们对这种药物的信任。第三种也是唯一的希望，就是吡格列酮，但是近年来该药物在临床上的应用似乎日趋减少，这可能是受到来自罗格列酮争论

的影响，同时人们也许还更加担心这类药物的其他已知不良反应，包括体重增加、水肿、心力衰竭及骨折等，这种应用上的减少似乎也无可非议。当有人提出吡格列酮有可能会增加膀胱癌的发生风险之后，TZDs的处方量开始暴跌。虽然随后的分析似乎已经消除了后面的这种忧虑，但是此药物在T2DM中的应用率一直没能够真正恢复。有调查显示吡格列酮在美国T2DM药物市场上的份额减少到了5%以下。但是IRIS研究结果的公布为该类药物的"重生"提供了强有力的证据。

在这个复杂的历史背景下，2005年事情出现了转机，一项使用吡格列酮治疗的大型随机临床试验——吡格列酮对大血管事件影响的前瞻性临床试验（prospective pioglitazone clinical trial in macrovascular events，PROactive）结果提示，5000多例既往已经出现明显大血管并发症并且使用其他药物治疗后仍然控制不佳的T2DM患者可以从这种药物中适度获益。然而，因为PROactive试验的主要结果，即包括周围血管疾病终点在内的多个终点混杂的复合终点并没有显著减少，所以试验结果只能被认为是假设产生的。此外，减少的心肌梗死与脑卒中看起来似乎在数字上被增加的心力衰竭住院率所抵消了。目前已知这类药物发生的不良反应与增加肾脏钠重吸收有关。在PROactive试验结果发表10多年之后，我们终于有了第二项大型试验，也就是上文中我们提到的新曙光——IRIS研究，但是有趣之处在于该研究与糖尿病无关。无论是心血管医师还是脑卒中医师都对胰岛素抵抗在血管疾病尤其是脑卒中方面有何影响产生多年的兴趣。该结果似乎可以强力支持PROactive试验的阳性结果，虽然这是在不同组的患者中进行的试验。因此，按照这种观点，我们有理由得出结论，那就是吡格列酮可以使糖尿病或者具有糖尿病风险的患者动脉粥样硬化相关并发症的发生减少。目前认为吡格列酮是唯一具有这种效应的降糖药物。有研究报道二甲双胍对发生CVD风险具有有益的影响，但是这些数据相当少，并且主要来自他汀类药物广泛使用之前的年代。最近发现恩格列净可以降低CVD患者的死亡率及心力衰竭住院率，但是似乎对动脉粥样硬化相关的终点（即心肌梗死与脑卒中）没有显著的影响。对于已经发生过脑卒中并且存在胰岛素抵抗的患者来说，特别是当他们还处于糖尿病前期时，在降低风险的治疗策略中可以考虑将吡格列酮作为首选治疗药物。现在制定脑卒中患者的二级预防指南时可以考虑使用该药物。实际上，吡格列酮减少缺血性事件再发的疗效与脑卒中后使用其他公认的预防性治疗药物相似，包括阿司匹林与他汀类药物。然而，除了脑卒中患者之外，IRIS 研究提出了另外一个重要的问题：在心脑血管疾病领域，其他类别的降糖药物是否存在同样的获益呢？这可能是作为神经科医师或脑卒中医师下一步最为关心的。以吡格列酮为代表的 TZDs 是改善胰岛素抵抗的有效药物，很多学者曾对其寄予厚望。但上市以后，此类药物命运多舛，历尽坎坷。在临床研究方面，此类药物一直未能得出清晰结论。RECORD 试验发现，经过二甲双胍或磺脲类药物充分治疗后血糖不能达标者，在二甲双胍或磺脲类药物治疗基础上加用罗格列酮或联合应用二甲双胍与磺脲类药物，对复合心血管终点事件发生率无影响。BARI2D 研究对象为伴冠心病的糖尿病患者，比较应用胰岛素增敏剂（二甲双胍或 TZDs）或胰岛素治疗可否延缓或阻止冠状动脉粥样硬化病变的发展，结果表明胰岛素增敏剂治疗组与胰岛素治疗组主要终点发生率无明显差异，但与磺脲类药物、格列奈类药物或胰岛素相比，胰岛素增敏剂能够更有效地降低糖尿病患者患外周动脉疾病的风险。上述研究提示，对于 T2DM 患者，应用 TZDs 治疗对大血管并发症的影响尚待进一步论证。在此背景下，IRIS 研究结果具有尤为重要的意义。该研究不仅证实吡格列酮治疗在脑卒中二级预防中具有重要价值，也证实了将胰岛素抵抗作为药物干预靶点的合理性，这使得 IRIS 研究成为继 UKPDS 和 EMPA-REG 研究之后又一项具有里程碑意义的降糖药物试验。

90. "危险证据"？被 FDA 警告的吡格列酮

2005 年，一项研究意外发现了吡格列酮组与安慰剂组在膀胱癌发病率上的不同。自此，科学家开始激烈讨论吡格列酮与膀胱癌之间的关系，但试验数据和结果未能达成统一的意见。2016 年，加拿大一项研究显示，降糖药吡格列酮会增加膀胱癌的发病风险，且随使用时间和服用剂量的增加而增加。研究者分析了英国临床实践研究数据库的 145 806 例 T2DM 患者数据，这些患者均在 2000—2013 年接受过降糖药物治疗。排除其他潜在影响因素，如年龄、性别、糖尿病病程、吸烟状况、饮酒状况等。结果显示，研究共纳入 689 616 例受试者，中位随访时间为 4.4 年，其中 622 例被新诊断为膀胱癌，年发病率为 90.2/10 万。与服用非 TZDs 的患者相比，吡格列酮使患者罹患膀胱癌的风险总体增加了 36%（每年 121/10 万与 89/10 万），且风险随服用时间和剂量的增加而增加。与之相对的是，在相似药物罗格列酮的应用中，未观察到与膀胱癌发病风险的关联（每年 86.2/10 万与 88.9/10 万）。这说明该关联的关键原因在于吡格列酮药物本身，而与 TZDs 无关。研究者强调，从绝对数值看，吡格列酮组罹患膀胱癌的风险并不高。但这一试验还是提醒临床医师和患者在评估整体风险和受益时，应对此保持清醒认知。

2015 年 7 月发表在 *The Journal of the American Medical Association* 杂志上的一项 10 年调查研究，由 James D Lewis 博士和他的同事对 3 个大的数据库进行分析，得出一个关于吡格列酮应用安全性的 10 年研究结果。这 3 个研究分别是：① 193 099 例 40 岁以上糖尿病患者的队列分析；②嵌套在第一个研究中的 464 例膀胱癌患者与 464 例相匹配控制患者的对照研究；③一项单独的 236 507 例糖尿病患者的队列研究，分析使用吡格列酮与不使用吡格列酮对 10 种癌症风险的影响。在 193 099 例成人糖尿病患者中，随访期间，有 34 181 例患者接受吡格列酮治疗，其中 1261 例（0.65%）患者被诊断为膀胱癌。使用吡格列酮和不使用吡格列酮糖尿病患者的膀胱癌年发病率分别为 89.8/10 万和 75.910/10 万，除去潜在的混淆因素外，两者的危险比为 1.06，无明显差别。第二项研究结果与第一项类似。第三项研究显示，236 507 例患者中 16%（38 190 例）曾使用吡格列酮，其中 6.8%（15 992 例）的患者已确诊某些癌症。吡格列酮的使用与前列腺癌（*HR* 1.13）和胰腺癌（*HR* 1.41）的发病风险增加有关，与其他的癌症并没有显著联系。10 年研究结果是令人欣慰的，但风险并不能被排除，这可能也是 FDA 的重要担忧。

吡格列酮占据了糖尿病患者使用药物的 1/4，在一个大规模的 10 年研究中，研究者并没有发现使用吡格列酮与膀胱癌的发病风险增加之间有显著统计学关联，这对临床医师和患者而言是安全的。但是研究者也不能排除吡格列酮会使膀胱癌发病风险小幅度增加的可能。该研究虽然能够检验使用吡格列酮4年及以上对膀胱癌的影响，但还不能确定使用更长时间吡格列酮与膀胱癌风险之间的关联。吡格列酮有助于T2DM患者更好地使用胰岛素。应用所有的药物都有风险和获益，吡格列酮也不例外，对患者来说，吡格列酮的使用与否取决于各种因素的平衡。这项研究可以帮助医师和糖尿病患者更好地了解吡格列酮的使用风险，从而更好地制定治疗方案。应美国FDA和EMA的要求，对使用吡格列酮的患者进行10年的随访观察。5年中期分析报告显示：接受吡格列酮治疗超过2年的患者，膀胱癌发生风险增加，风险比为1.4。既往有研究提示糖尿病药物吡格列酮似乎并不会增加膀胱癌的发病风险，但也有研究表明吡格列酮可能会增加前列腺癌和胰腺癌的发病风险。其他糖尿病药物也与胰腺癌发病相关，因为高血糖本身就是胰腺癌的早期表现之一。吡格列酮与前列腺癌和胰腺癌的发病风险增加是否有因果关系，仍待进一步研究。

吡格列酮是否增加癌症发生风险尚未完全确定，在科学界仍存在争议。虽然随着更大型并且更新研究的发表，人们对膀胱癌的忧虑减少了，但是美国FDA对于该药物的使用仍有担忧，临床医师同样应保持更为客观的态度。FDA发现吡格列酮用于治疗T2DM时，可能导致膀胱癌的发病风险增加，因此批准药品标签进行更新。FDA要求吡格列酮或含吡格列酮的复方制剂，其药品标签内容应包含关于增加膀胱癌发病风险的警告信息，并要求药品生产商继续完成为期10年的流行病学研究。FDA警告医护人员在治疗T2DM时，不应对患有膀胱癌的患者使用吡格列酮，同时在对有膀胱癌病史的患者使用吡格列酮之前应该慎重考虑其利与弊。FDA指出，如果患者在服用吡格列酮后，有血尿、小便灼烧感、疼痛等症状时，应该及时告知医护人员，因为这些症状可能是由膀胱癌引起的。

此外，吡格列酮可明显增加IGR治疗的骨折风险。一项研究表明，相较于安慰剂治疗，罹患脑血管病的IGR患者接受吡格列酮治疗后骨折风险增加。既往有关糖尿病人群的临床试验显示 TZDs 与骨折风险增加相关，相关机制的研究发现这类药物对骨有不良影响。IRIS 研究为骨折发生率、严重程度、机制及骨折时间提供了更为详细的信息。IRIS 研究结果显示，吡格列酮组 218 例参与者共发生 376 次骨折；安慰剂组 145 例参与者共发生 225 次骨折；吡格列酮组与安慰剂组 5 年首次骨折风险分别为 13.6% 和 8.8%（HR 1.53，95%CI 1.24～1.89）。两组高能量骨折风险均较低，两组低能量、需要手术或住院的非病理性骨折 RD 为 1.6%（HR 1.45，95%CI 1.03～2.09）。研究人员观察到，吡格列酮组相较于安慰剂组男性（HR 1.83，95%CI 1.36～2.48）和女性（HR 1.32，95%CI 0.98～1.78）骨折风险均增加。吡格列酮对具体骨骼及骨骼区域并无选择性影响，HR 从上肢骨折的 1.28（95%CI 0.9～1.82）到脊柱骨折的 2.07（95%CI 1.18～3.63）不等。研究人员指出，治疗依从性上两组均存在性别差异，吡格列酮组女性及男性 1 年内每天至少应用 30 mg 的依从率分别为 64% 和 76%；安慰剂组女性和男性的依从率分别为 77% 和 88%。本次分析表明，吡格列酮虽然可降低缺血性脑卒中或 TIA 后非糖尿病患者心血管疾病的发生风险，但骨折风险不应忽视。改善骨健康、预防跌倒有助于优化吡格列酮风险/获益比。

91. 缺血性脑血管病的血糖管理

糖尿病是脑卒中的独立危险因素，糖尿病或糖尿病前期会显著增加缺血性脑卒中的发生风险。约 40% 的急性缺血性脑卒中患者存在脑卒中后高血糖，且与不良预后相关。然而降低血糖是否能改善脑卒中患者的预后尚不明确，同时如何管理脑卒中后血糖也缺乏有力的证据支持。AHA/ASA 在发布的《急性缺血性卒中早期管理指南（2019 年版）》中推荐：急性缺血性脑卒中发病后 24 小时持续高血糖患者比血糖正常患者的预后更差，因此控制高血糖，使血糖水平保持在 140～180 mg/dL，并密切监测以防低血糖是合理的（Ⅱa 级推荐，C-LD 级证据）。《中国急性缺血性脑卒中诊治指南 2018》建议，血糖超过 10 mmol/L（180 mg/dL）可给予胰岛素治疗，并将血糖控制在 7.8～10 mmol/L（140～180 mg/dL）。

为了进一步明确急性缺血性脑卒中后血糖管理的目标值，Karen C Johnston 等开展了脑卒中高血糖胰岛素治疗（the stroke hyperglycemia insulin network effort，SHINE）研究，比较强化降糖治疗与标准降糖治疗是否可改善急性缺血性脑卒中患者的功能预后。SHINE 研究是一项前瞻性、多中心、随机、单盲治疗、双盲判定的试验。2012 年 4 月—2018 年 8 月，该研究共纳入 63 家分中心的 1151 例成年缺血性脑卒中患者。纳入标准为基线 NIHSS 评分为 3～22 分，合并 T2DM 且血糖＞110 mg/dL 或无已知糖尿病但血糖≥150 mg/dL。主要排除标准包括 1 型糖尿病（type 1 diabetes mellitus，T1DM）、需要肾透析、需要注射胰岛素控制血糖、合并潜在影响评估脑卒中临床结局的合并症等。研究将纳入患者随机分为两组，强化治疗组给予胰岛素静脉滴注，血糖目标值为 80～130 mg/dL；标准治疗组皮下注射胰岛素每 6 小时 1 次，血糖目标值为 80～179 mg/dL。主要疗效结局为良好预后率（基线 NIHSS 评分为 3～7 分者 90 天 mRS 评分为 0 分；基线 NIHSS 评分为 8～14 分者 90 天 mRS 评分为 0～1 分；基线 NIHSS 评分为 15～22 分者 90 天 mRS 评分为 0～2 分），主要安全结局为严重低血糖（＜40 mg/dL）。两组主要疗效结局无显著差异（强化治疗组 *vs.* 标准治疗组：20.5% *vs.* 21.6%）。在校正基线脑卒中严重程度和接受溶栓或取栓治疗后，出现良好预后率的校正后 *RR* 为 0.97（95%*CI* 0.87～1.08，*P*=0.55）。强化治疗组出现严重低血糖 15 例（2.6%），标准治疗组 0 例（*RD* 2.58%，95%*CI* 1.29%～3.87%）。研究结果显示，强化静脉注射胰岛素治疗在改善缺血性脑卒中后功能方面，并不优于标准胰岛素治疗，甚至可能增加低血糖的发生风险。

SHINE 研究填补了脑卒中后高血糖治疗方案的空白，明确否定了这种治疗策略。该研究提示对于急性缺血性脑卒中患者，应该采取较为宽松的血糖管理策略。而对于缺血性脑卒中后高血糖患者的最佳降糖措施及其目标值，仍需要完善、合理的临床研究进一步明确。

92. 胰岛素抵抗与缺血性脑血管病预后的关系

近期的研究发现，胰岛素抵抗与缺血性脑卒中的预后相关。中国的ACROSS-China 研究通过测量并计算 HOMA-IR、ISI（composite）和 $ISI_{0,120}$ 等反映胰岛素抵抗的指标，评价胰岛素抵抗与非糖尿病缺血性脑卒中预后的关系。研究发现对于非糖尿病缺血性脑卒中患者，随着胰岛素抵抗指数的增加，患者的 12 个月脑卒中复发风险增加，伴胰岛素抵抗（HOMA-IR 第四分位数）的非糖尿病缺血性脑卒中患者 12 个月脑卒中复发风险是非胰岛素抵抗患者的 1.6 倍。同时，通过计算基于 C 肽和 HOMA-2 模型的处置指数测量 β 细胞功能，发现对于无糖尿病病史的脑卒中患者，处置指数最低四分位数（提示 β 细胞功能受损）患者 12 个月脑卒中复发风险是最高四分位数患者的 3.5 倍。另一项日本福冈脑卒中登记队列研究（Fukuoka stroke registry），招募了 4655 例急性缺血性脑卒中患者，在患者发病后 8.3 天测量空腹血糖以评估胰岛素抵抗水平。研究终点包括神经功能改善（NIHSS 评分降低＞4 分）、不良功能结局（3 个月 mRS 评分＞3 分）及 3 个月预后（脑卒中复发及全因死亡）。研究发现，HOMA-IR 得分与神经功能改善（HOMA-IR 最高五分位数患者 vs. 最低五分位数患者的 OR 0.68）和不良功能结局（HOMA-IR 最高五分位数患者 vs. 最低五分位数患者的 OR 2.02）相关，该相关性在调整糖尿病及体重指数后仍显著，但是 HOMA-IR 得分与 3 个月内脑卒中复发或死亡不相关，上述相关性在非糖尿病或非肥胖患者中保持不变。在不同年龄、性别、脑卒中亚型或脑卒中严重程度的患者中未观察到异质性。最近的研究提示，胰岛素抵抗对脑卒中复发的影响在一定程度上是通过慢性炎症而发挥作用的，超敏 C 反应蛋白（high-sensitivity C reactive protein, hs-CRP）介导了HOMA-IR 与脑卒中复发相关性的约 5.9%。

93. 糖代谢异常治疗的未来

近几年是降糖药物研究收获颇丰的阶段。EMPA-REG 研究证实，与安慰剂组受试者相比，在常规治疗基础上加用钠－葡萄糖协同转运蛋白2（sodium-dependent glucose transporters 2，SGLT-2）抑制剂恩格列净可以显著降低复合硬终点事件发生率。虽然目前对于恩格列净获益的机制尚不清楚，但两组间 HbA1c 水平的差异仅约 0.4%，这显然不会成为该药获益的主要因素。而与安慰剂组相比，恩格列净治疗组患者血压降低约 4/2 mmHg，根据既往降压治疗试验的一般规律，这一血压差异完全可以对临床预后产生显著影响。因此有理由认为，恩格列净通过渗透性利尿而产生的降压作用可能是其主要获益机制。恩格列净在缺血性脑卒中及 TIA 患者中的应用目前尚无大型研究可以参考，这也是神经科医师及脑卒中医师未来努力的方向。

盐酸二甲双胍是一种常见的 T2DM 初始治疗药物，可减少肝糖的产生，减少小肠对葡萄糖的吸收，并可通过增加外周组织对葡萄糖的摄取和利用而提高胰岛素的敏感性。二甲双胍之所以被各国指南推荐为一线降糖药物，是因为其降糖效果肯定，安全性好，价格合理，且能降低微血管并发症的发生风险。然而，在防治心血管事件方面，二甲双胍的临床研究证据远不够充分。迄今为止，仅一项包括 342 例肥胖患者的亚组分析（即 UKPDS 34 研究）显示，二甲双胍能够降低 T2DM 患者大血管并发症风险，但这一结论并未被随机临床研究重复证实。不久前结束的 EMPA-REG 研究首次打破僵局，证实 SGLT-2 抑制剂可以显著减少 T2DM 患者大血管事件的发生，为糖尿病患者心血管并发症防治提供了新思路。最新的 IRIS 研究也会对降糖药物的应用格局产生一定影响。最新的药物进展集中在二甲双胍复合药物的开发上。勃林格殷格翰－礼来糖尿病联盟 2016 年底在美国监管方面收获喜讯，双方合作开发的 T2DM 复方新药 Synjardy XR（恩格列净／盐酸二甲双胍缓释片）获得美国 FDA 批准用于 T2DM 成人患者的治疗，该药每日口服一次，适用于结合饮食和运动改善 T2DM 成人患者的血糖控制。之前，双方开发的另一款产品 Synjardy（恩格列净／盐酸二甲双胍）已于 2015 年获得美国和欧盟批准上市，该药每日口服 2 次，适用人群与 Synjardy XR 相同。Synjardy XR（缓释片）和 Synjardy 是由恩格列净和盐酸二甲双胍组成的复方单片，具有 2 种独特的降血糖机制。恩格列净属于新兴的 SGLT-2 抑制剂类降糖药，能够阻断肾脏中葡萄糖的再吸收作用，将过多的葡萄糖排泄到体外，达到降血糖的疗效，而且该降糖效果不依赖于 β 细胞功能和胰岛素抵抗。多个临床试验数据表明 Synjardy XR 单独用药或与其他降糖药（吡格列酮、磺脲类药物、DPP-4 抑制剂、胰岛素）联合用药具有良好的疗效及安全性。

另一种新型药物利拉鲁肽同样传来好消息。应用 GLP-1 激动剂利拉鲁肽进行的 LEADER 研究又取得了阳性结果。该研究旨在探讨 GLP-1 激动剂利拉鲁肽治疗对 T2DM 患者心血管终点事件的影响。研究采用多中心、双盲、安慰剂对照的随机化研究设计，共纳入 9340 例 ≥ 50 岁并伴有心血管病、脑血管病、外周动脉疾病或慢性肾衰竭的 T2DM 患者（HbA1c ≥ 7.0%），或 ≥ 60 岁并伴有至少一项心血管危险因素的糖尿病患者。在常规治疗基础上随机分为两组，分别予以利拉鲁肽（1.8 mg，皮下注射，1 次 / 日）及安慰剂治疗。主要复合终点为首次发生心血管死亡、非致死性心肌梗死与非致死性脑卒中。目前此研究的详细结果尚未公布，但基于上述研究设计，两组受试者之间不会产生很大的血糖差异，因而利拉鲁肽获益的主要机制不会是通过降低血糖水平实现的。既往有双盲、安慰剂对照的随机试验发现，与安慰剂组相比，利拉鲁肽治疗组患者收缩压降低 5.02 mmHg（$P < 0.0001$）。据此判断，血压降低很可能构成了利拉鲁肽减少主要复合终点事件发生的主要机制。

综合考虑现有多项降糖试验与降糖药物试验可以认为，无论何种降糖药物，试图通过降低血糖水平来获取大血管获益的可能性不大，但部分降糖药物所具备的其他特性可能会对糖代谢异常患者产生益处。另一项前瞻性队列研究分析了吡格列酮治疗与痴呆发生率之间的关系。在这项研究中，研究者对 125 928 例年龄 ≥ 60 岁、基线无痴呆和有 T1DM 病史的患者进行随访。研究发现，为期 6 年的随访期间，与非糖尿病患者相比，长期接受吡格列酮治疗的糖尿病患者的痴呆发生率下降 47%（RR 0.53，$P=0.029$）。然而，如果糖尿病患者接受吡格列酮治疗时间 < 2 年，痴呆发生率与非糖尿病患者无明显差异（RR 1.16，$P=0.317$）。此外，与非糖尿病患者相比，未接受吡格列酮治疗的糖尿病患者的痴呆发生率增加 23%（RR 1.23，$P < 0.001$）。这

项研究提示，吡格列酮治疗或有助于降低 T2DM 患者的痴呆发生风险。未来研究或许会发现吡格列酮对老年患者具有神经保护作用。

从经济及临床应用角度来看，很重要的一点是吡格列酮是一种目前就能应用的非专利药，价格相对低廉，新品牌的糖尿病药物与吡格列酮相比，费用要高 30～40 倍。并且随着鼓舞人心的 IRIS 研究结果的公布，使用吡格列酮进行治疗可能会使患者"重生"。这种药物的其他获益就是其降糖效能与其他口服药物相似甚至更强，持续疗效要超过其他降糖药物，并且在其潜在的不良反应中没有低血糖。使用更保守的剂量（典型的剂量范围为 15～30 mg，比 IRIS 研究所用的剂量低），可以减轻或完全避免水肿与体重增加的不良反应。就像在 IRIS 研究中观察到的那样，通过适当地选择患者并且经严密随访后，心力衰竭也能够被预防。吡格列酮最大的问题可能是骨折风险，这在 IRIS 研究中也得到了证实。我们还不知道是否能够识别那些具有最高骨折风险的患者，并且也不知道在这个人群中要减少骨折的最佳预防策略是什么。就像糖尿病药物一样，针对每个患者，为了采取最佳的治疗方法，临床医师必须权衡每类药物的优点与缺点，同时还要考虑费用问题。

（潘岳松　整理）

脑出血研究的主要进展

脑出血（intracranial hemorrhage，ICH）患者虽然占所有急性脑卒中患者的 11%～22%，但却是脑卒中领域最具挑战性的疾病之一，具有极高的死亡率和致残率，30 天死亡率高达 30%～40%，6 个月后仅有 12%～39% 的患者生活能够自理，是最严重的脑卒中亚型。其治疗和预后长期以来被视为医学难题。然而，近年来研究的快速推进为这一领域带来了新的希望。国际上许多重要的临床试验和研究成果正逐步改变传统对脑出血治疗的悲观态度，推动了治疗策略和二级预防方法的创新。

在 2024 年美国亚利桑那州举办的国际卒中大会及瑞士巴塞尔举办的欧洲卒中大会上，多个重大临床试验的研究结果对脑出血诊疗指南的更新具有重要意义。

（1）超早期和强化降压治疗

● INTERACT4 试验显示，快速识别脑卒中亚型是改善预后的关键。对脑出血患者，在救护车中立即使用降压治疗可以改善预后，但对最终诊断为缺血性脑卒中的患者，此操作可能会加重病情。

（2）手术治疗的新进展

● SWITCH 试验表明，对于严重的深部脑出血患者，减压性开颅术可能优于单纯药物治疗，但生存率的提高仍伴随严重残疾。

● ENRICH 试验显示，微创手术治疗脑出血具有潜力，但试验中使用的设备价格昂贵且仅限于少数国家，这对该技术的普及性提出了挑战。

● 基于脑膜中动脉（middle meningeal artery，MMA）的创新疗法，3 项重要研究（MAGIC-MT、EMBOLIZE 和 STEM）评估了 MMA 栓塞术作为慢性硬脑膜下血肿的辅助治疗的安全性和疗效。结果表明，MMA 栓塞术显著降低了血肿复发的风险，并降低了需要二次手术的患者比例。

（3）止血治疗的新尝试

- ANNEXA-I Ⅳ期试验评估了 andexanet alfa 在接受口服 Xa 因子抑制剂治疗的颅内出血患者中的安全性和有效性，试验因中期分析显示止血效果显著而提前结束。
- TICH-3 试验正在探索氨甲环酸在脑出血后 4.5 小时内应用能否降低 7 天内的死亡风险，而 FASTEST 试验则研究在 2 小时内使用重组Ⅶa 因子的效果。

（4）二级预防的探索

- TRIDENT 试验研究长期强化降压治疗的效果。
- SATURN 试验探索在自发性脑叶出血后的他汀类药物使用策略，结合 *ApoE* 基因型指导用药。
- ENRICH-AF 试验评估房颤患者在脑出血后口服抗凝药物的疗效，但中期分析显示部分患者存在较高的复发出血风险。

以下将对这些试验分别进行阐述。

94. 超急性期脑卒中院前降压治疗研究——INTERACT4 试验

脑卒中患者在急性期的血压管理策略长期以来存在争议。既往研究表明，早期血压降低可减少高血压脑出血患者血肿扩大的风险，但其对功能结局的改善作用尚不明确。此外，对于缺血性脑卒中患者，血压的迅速下降可能会进一步减少脑灌注，加重缺血性脑损伤。因此，在脑卒中发作后早期（特别是未分型的脑卒中患者）启动降压治疗的安全性和有效性仍存疑。INTERACT4（intensive ambulance-delivered blood-pressure reduction in hyperacute stroke）试验旨在探讨在脑卒中发生 2 小时内，于院前阶段通过静脉降压药物快速降低血压，是否能改善患者的功能结局及降低不良事件的发生率。

本研究在中国 51 家医院展开，纳入症状出现 2 小时内疑似急性脑卒中且收缩压≥150 mmHg 的成人患者，FAST 评分≥2 分（涉及面部、手臂无力和语言障碍）且伴有运动缺失，排除昏迷、严重合并症或明确的脑卒中替代病因。随机分为干预组及对照组。干预组在救护车内通过静脉注射乌拉地尔（urapidil），目标血压为收缩压 130～140 mmHg，并在到达医院前持续维持该目标。对照组按标准院内指南，延迟至到达医院后启动降压治疗。主要疗效终点为 90 天时 mRS 评分的分布 [从 0 分（无症状）至 6 分（死亡），分值越高功能越差]。主要安全性终点为任何严重不良事件的发生率。

本研究共随机分配 2425 例患者，完成意向性治疗分析的有 2404 例患者。所有统计分析均采用分层回归模型，并进行敏感性分析以验证结果的稳健性。纳入患者平均年龄为 70 岁，男性占 61.7%，随机化时平均收缩压为 178 mmHg。最终诊断显示 46.5% 的患者为脑出血，53.5% 为缺血性脑卒中。总体功能结局：两组患者的 mRS 评分无显著差异（干预组对比对照组 *OR* 1.00，95%*CI* 0.87～1.15）。对其进行亚组分析显示：脑出血患者院前降压治疗显著降低不良功能结局的风险（*OR* 0.75，95%*CI* 0.60～0.92）。缺血性脑卒中患者：院前降压治疗与不良功能结局风险升高相关（*OR* 1.30，95%*CI* 1.06～1.60）。安全性分析显示两组严重不良事件的发生率相似（干预组 27.5%，对照组 28.7%）。具体不良事件包括再出血、缺血性恶化和心血管并发症。

本研究显示，院前降压治疗对脑出血患者具有保护作用，而对缺血性脑卒中患者可能存在潜在危害。这与既往研究（如 RIGHT-2 和 MR ASAP 试验）结果一致，提示脑出血和缺血性脑卒中患者对降压治疗的需求存在显著差异。研究强调，超急性期降压治疗的效果与干预时间高度相关。在脑出血患者中，降压可能通过减少血肿扩大改善预后，而对缺血性脑卒中患者过度降压可能减少缺血半暗带灌注，加重缺血损伤。

在对不同脑卒中类型患者进行的 90 天随访中，研究显示即时降压治疗对于未分型脑卒中患者（图 77A），两组间无显著差异（合并 *OR* 1.00，95%*CI* 0.87～1.15），在缺血性脑卒中患者（图 77B）中可能增加较差功能结局的风险（合并 OR 1.30，95%CI 1.06～1.60），而对出血性脑卒中患者（图 77C）的功能结局有显著改善作用（合并 OR 0.75，95%CI 0.60～0.92）。该结果凸显了脑卒中早期精准分型及个性化治疗的重要性。

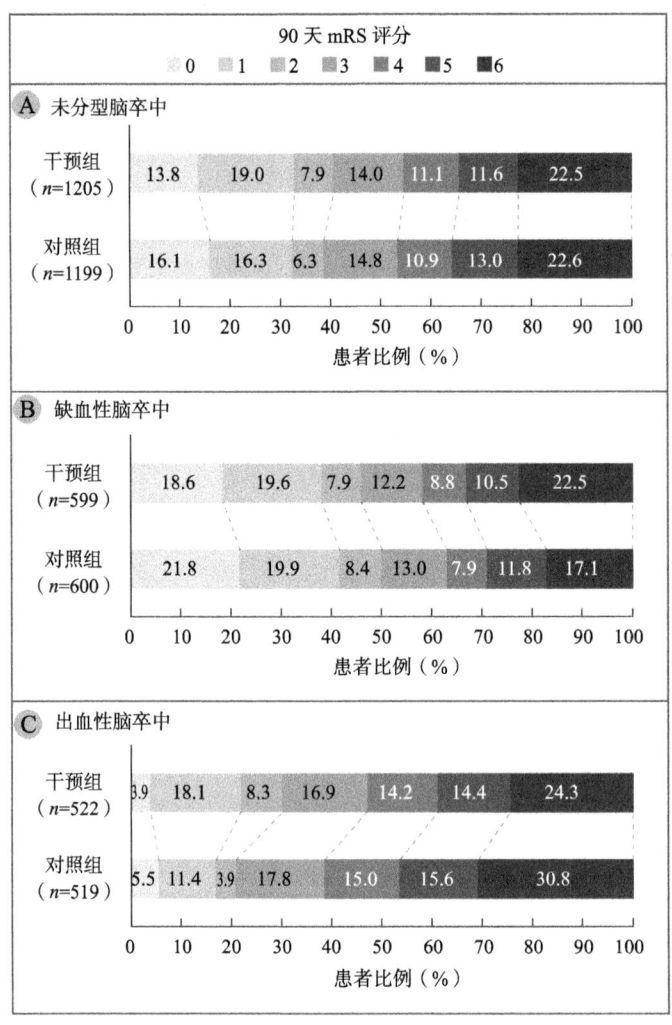

图 77　90 天功能结局（基于 mRS 评分）（彩图见彩插 38）

INTERACT4 试验是首个在院前阶段大规模开展降压干预的随机试验，结果显示院前降压具有较高的可操作性。但研究强调需要在更广泛的院前急救系统中进一步验证其普适性。

未来展望

1. 精准分型治疗：未来研究应重点探索脑卒中分型快速诊断技术，以优化降压治疗方案。

2. 多中心验证：在不同种族和医疗系统中开展更大规模的验证试验，以评估干预的普适性。

3. 综合管理策略：结合影像学和分子标志物，制定个性化的脑卒中早期管理方案。

95. 深部脑出血治疗的新探索——SWITCH 试验

自发性深部脑出血因其高致残率和高致死率被视为神经科治疗中的难题。传统的药物治疗效果有限，而减压性颅骨切除术（decompressive craniectomy，DC）作为一种外科干预方法，为重度脑出血患者提供了新的治疗可能（图78）。SWITCH 试验为多中心、随机、开放标签、评估者盲法临床试验，涉及 9 个国家的 42 个卒中中心。研究对象为 18～75 岁、伴有严重深部脑出血（出血量≥ 30 mL，NIHSS 评分≥ 10 分）的患者。受试者随机分为两组：接受开颅减压术+最佳内科治疗组（DC 组）或仅接受最佳内科治疗组。主要终点为 180 天严重残疾或死亡（mRS 评分为 5～6 分）的比例。

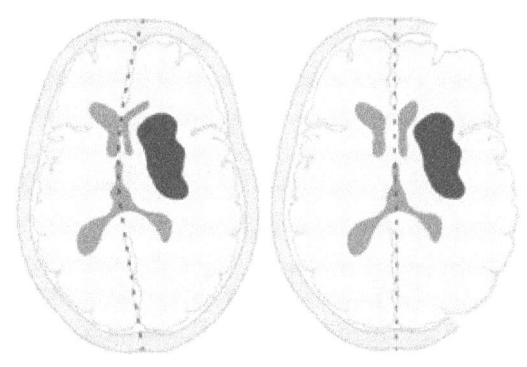

图 78　减压性颅骨切除术的作用

减压性颅骨切除术通过移除颅骨部分结构，有效缓解颅内压，避免对脆弱脑组织造成进一步损害。这种手术允许肿胀的脑组织自由扩展，从而降低颅内压。其在大面积缺血性脑卒中患者中的疗效已被多项试验（如DESTINY、HAMLET、DECIMAL试验）验证，成为一项成熟的干预手段。

试验随机分配201例受试者，其中188例按计划接受干预。主要研究终点是6个月内的死亡率或严重残疾率（mRS评分为5～6分）。次要终点包括功能改善（mRS评分为0～4分）的比例、颅内压变化、住院时间及相关并发症发生率。试验严格按照标准化流程进行，包括术前评估、术后管理及长期随访。

在意向性治疗分析中，DC组180天mRS评分为5～6分的风险比为0.77（95%CI 0.59～1.01，P=0.057），绝对RD为-13%（95%CI -26%～0）。尽管统计学显著性略显不足，但点估计显示该干预具有潜在临床获益。180天死亡率在DC组为17%，内科治疗组为27%，显示出DC组可能具有生存优势。两组严重不良事件发生率相似（分别为41%和44%），提示DC未显著增加术后风险，表明该手术在严格管理下是安全可行的。生活质量方面，尽管两组患者普遍存在严重残疾，但DC组的疼痛或不适问题发生率较低（48% $vs.$ 72%，P=0.003），而且DC组的住院中位时间较短（19.5天 $vs.$ 23.5天，P=0.018）。

图79展示了具有完整随访数据的参与者在第180天和第365天的mRS评分分布情况。mRS评分范围为0分（无症状）至6分（死亡），分数越低表明功能预后越好。图中粗虚线标示了主要结局的分界点（mRS评分为5～6分）。堆叠条形图中的数字代表每个评分类别中的参与者数量，直观地体现了随时间变化的功能恢复趋势及治疗效果评估。

SWITCH试验为严重深部脑出血患者的治疗提供了新的循证依据。研究结果强调了手术在控制颅内压和改善功能预后方面的潜力，同时也指出个体化治疗的重要性。尽管目前数据尚需更大规模的验证试验支持，但该试验已为未来ICH治疗指南的更新提供了重要参考。

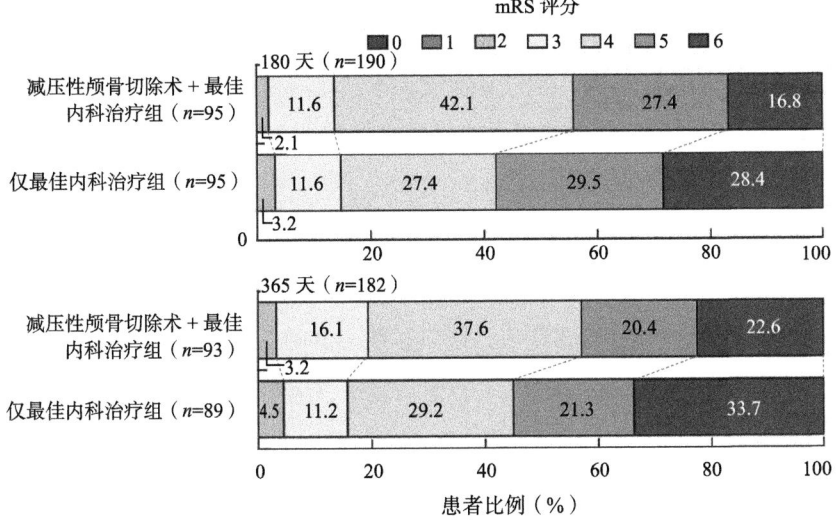

图 79　mRS 评分在第 180 天和第 365 天的变化（彩图见彩插 39）

未来展望

未来研究应着眼于以下几个方面。

（1）进一步验证疗效：通过更大样本量、多中心的随机对照试验验证 DC 的长期效果和适用人群。

（2）优化手术方式及术后管理：SWITCH 试验的结果为未来相关研究提供了基础，结合开颅减压术与血肿清除术的潜力值得进一步探索。新兴的微创手术策略与传统方法的比较研究也将为临床实践提供更多指导。探索术后康复措施及并发症预防策略，以最大化患者的功能恢复。

（3）经济与资源可行性：评估该手术在低收入和中等收入国家中的推广可能性。

SWITCH 试验为神经外科和脑血管病领域的合作提供了新的契机，其结果为深部脑出血治疗的未来方向奠定了基础。

96. 早期微创颅内血肿清除术——ENRICH 试验

自发性 ICH 是一种严重的脑血管意外，其治疗重点在于降低血肿量以改善功能预后。然而，传统开颅血肿清除术在随机对照试验中未显示出明显的功能获益，且手术创伤较大，仅在某些浅表性叶状出血患者中有一定效果。近年来，微创手术技术的进步提供了新的可能，ENRICH 试验旨在探索早期微创经沟旁束通路血肿清除术的安全性和有效性。

ENRICH 试验是一项多中心、随机试验，共纳入 300 例年龄为 18～80 岁，出血体积为 30～80 mL（通过 CT 影像估算），格拉斯哥昏迷评分为 5～14 分及 NIHSS 评分 ≥ 5 分且在发病后 24 小时内能够完成随机化和手术的急性 ICH 患者，对于有明确的继发性出血病因（如动脉瘤破裂或外伤等），血肿位于丘脑、后颅窝或含有大量室管膜内出血及出血前有严重的功能障碍（mRS 评分 > 1 分）的患者予以排除。所有患者被随机分为微创手术组（手术组）与仅接受指南规定的内科治疗组（对照组）。手术组采用经沟旁束路径进入脑内血肿核心部位，使用 BrainPath 装置进行血肿清除。手术路径设计遵循脑白质纤维束走向，以尽量减少手术对脑组织的损伤。所有参与手术的外科医师均接受统一培训，并按照标准化操作流程进行手术。主要疗效终点为 180 天时患者 mRS 评分的效用加权平均分（范围为 0～1 分，分值越高表示功能越好）。主要安全性终点为 30 天内死亡率及术后再出血率。该研究根据出血部位调整入组标准。

研究发现，手术组患者在 180 天时的 mRS 评分效用加权平均分显著优于对照组（0.458 vs. 0.374，组间差异 0.084，Bayesian 可信区间 0.005～0.163，手术组优效性后验概率为 0.981）。在以叶状出血为亚组分析的患者中，手术组功能改善更显著（组间差异 0.127，可信区间 0.035～0.219）。安全性方面，手术组 30 天死亡率为 9.3%，显著低于对照组的 18.0%。手术组住院期间死亡率也较低（4.7% vs. 12.7%）。手术组术后再出血率为 3.3%，未见严重并发症显著增加。且手术组患者的重症监护室住院时间和总住院时间均短于对照组（分别减少 3～4 天）。在手术组中，73.2% 的患者术后血肿体积减至 15 mL

以下，而对照组患者血肿自然吸收率较低。

图 80 显示手术组与对照组 180 天 mRS 评分分布。mRS 评分的分数范围为 0～6 分，其中 1 分或更低表示没有或最小功能残疾，6 分表示死亡。

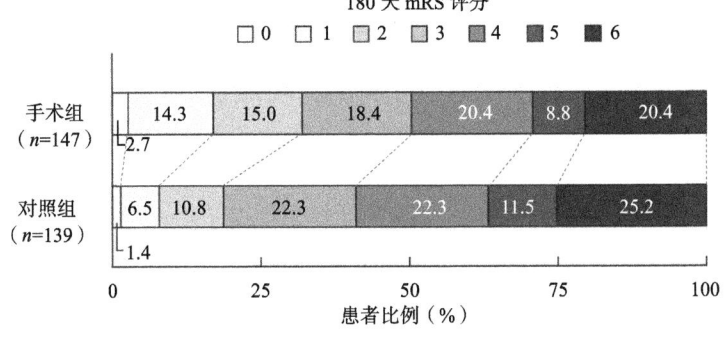

图 80　手术效果和 mRS 评分分布图（彩图见彩插 40）

ENRICH 试验的结果具有重要临床意义，首次在随机对照试验中明确了微创血肿清除术的疗效，特别是在叶状出血患者中显示出显著优势。研究结果为以下方面提供了新的证据。①功能结局改善：相比传统开颅术，微创手术创伤小，能够更快速、有效地移除血肿，从而减轻继发性脑损伤并提高患者的长期独立生活能力。②安全性与可操作性：微创手术表现出较高的安全性和可操作性。血肿清除术后再出血率较低，同时早期干预进一步降低了脑水肿、癫痫等并发症的发生风险。③适应证与患者筛选：研究结果表明，微创手术的最大受益群体是叶状出血患者，针对基底节出血患者的疗效仍需进一步研究验证。对于符合血肿体积和位置条件的患者，微创手术可作为一线外科治疗手段。

研究局限与未来展望

尽管 ENRICH 试验结果令人振奋，但仍存在一定局限性。①入组限制：仅包括血肿体积为 30～80 mL 的患者，且不适用于丘脑或后颅窝出血患者。②长期随访缺失：尚需更长时间的随访以评估功能改善的持续性。③手术普及性：

微创手术的操作需专业设备及培训，技术普及程度较低，可能影响推广。

未来研究应探索微创手术在更大范围患者中的适用性，特别是针对基底节和更复杂部位出血的疗效。同时，通过优化设备和手术流程，进一步提高治疗效率和安全性。

97. 脑膜中动脉栓塞治疗慢性硬脑膜下血肿的探索——MAGIC-MT 试验

慢性硬脑膜下血肿是老年人群中常见的颅脑损伤，随着全球老龄化及抗血小板、抗凝药物使用的增加，其发病率逐年升高。传统治疗包括钻孔引流术和药物治疗，但高复发率和血肿高进展率一直是临床难题。据报道，术后血肿复发率为 5.4%～32%，保守治疗患者中也有 10% 以上因血肿进展需要手术干预。最新研究显示，脑膜中动脉（middle meningeal artery，MMA）栓塞术可通过阻断供血减少血肿复发，成为一种颇具前景的治疗选择。

MAGIC-MT 试验是一项由中国发起的多中心、开放标签、随机对照试验，是迄今最大规模的评估 MMA 栓塞术的临床研究，旨在评估 MMA 栓塞术在非急性硬脑膜下血肿（慢性及亚急性）患者中的疗效及安全性。本研究采用平行分组设计，将 722 例符合条件的患者随机分为 MMA 栓塞组和常规治疗组。主要终点为术后 90 天内血肿复发或进展。次要终点包括血肿厚度及体积变化、功能独立性（mRS 评分）改善及生活质量变化。严重不良事件（包括死亡）的发生率被定义为主要安全性指标。

试验共纳入 722 例患者，其中 360 例分至栓塞组，362 例分至常规治疗组。接受钻孔引流术的患者占 78.3%，其中 99.6% 的手术在栓塞术后进行。最终，90 天内血肿复发或进展发生率：栓塞组 6.7%（24 例），常规组 9.9%（36 例），组间差异为 −3.2%（95%CI −7.4～0.8，P=0.10），统计学无显著差异。严重不良事件发生率：栓塞组 6.7%，常规组 11.6%，组间差异具有统计学意义（P=0.02）。

MAGIC-MT 试验显示，MMA 栓塞术在降低血肿复发风险方面与常规治疗无显著差异，但安全性明显更高。这一结果为慢性硬脑膜下血肿患者的个体化治疗提供了新的选择，特别是对于不能耐受钻孔引流术或具有高复发风险的患者，MMA 栓塞术可能成为一种有效且安全的替代方案。

多项前期研究已为 MMA 栓塞术的安全性及有效性奠定了基础。一些观察性研究发现，与传统治疗相比，MMA 栓塞组患者的血肿复发率显著降低（2.1% ～ 8.9% vs. 14% ～ 27.5%），并且并发症发生率与传统治疗相似。这表明 MMA 栓塞术既可作为独立治疗方法，也可作为辅助手段，适用于多种患者群体。MAGIC-MT 试验还通过加入液态栓塞材料（如 Onyx-18）进一步优化了 MMA 栓塞术，并通过对照研究明确了其对比常规治疗的优势，为未来指南修订提供数据支持。此外，本研究大规模纳入了中国患者，弥补了西方试验数据在亚洲人群中的局限性。然而，本研究的主要终点未达到统计学显著性，提示需行进一步大规模研究验证其在不同亚组中的疗效。

未来展望

随着全球多中心试验（如 EMBOLISE、STEM）的展开，MMA 栓塞术的疗效数据逐步丰富。MAGIC-MT 试验的结果不仅为中国患者提供个性化治疗依据，还可与国际数据整合，进一步探讨最佳治疗策略。本研究的成功开展有望推动 MMA 栓塞术成为慢性硬脑膜下血肿治疗的新标准，为广大患者带来更好的预后和生活质量。

98. Andexanet 治疗抗凝相关脑出血的临床突破——ANNEXA-I Ⅳ期试验

在抗凝治疗的患者中，脑出血是罕见但严重的并发症，常伴随血肿扩大的风险，显著提高患者的死亡率和残疾率。Ⅹa 因子抑制剂（如阿哌沙班和利伐沙班）广泛用于预防血栓，但一旦发生急性出血，传统的止血方法往往难以快速控制病情。Andexanet alfa 是一种重组抗Ⅹa 因子逆转剂，通过快速降低抗Ⅹa因子活性恢复凝血功能。然而，其在急性脑出血中的效果尚未得到充分验证。

ANNEXA-I试验是一项多中心、开放标签、随机对照的Ⅳ期临床试验，旨在评估Andexanet alfa在因抗Ⅹa因子抑制剂使用而发生脑出血，距最后一剂服用时间不超过15小时，出血量0.5～60 mL的患者中的安全性和止血效能。患者随机分为Andexanet alfa治疗组与常规治疗组，常规治疗组可使用凝血酶原复合物。主要终点为12小时内发挥止血疗效（血肿体积扩张≤35%，NIHSS评分增加＜7分，无须急救治疗）。次要终点为抗Ⅹa因子活性的变化。

研究结果显示，Andexanet alfa治疗组67%的患者达到主要终点，而常规治疗组为53.1%（差异13.9个百分点，$P=0.003$）。Andexanet alfa治疗组血肿体积扩张≤35%的比例为76.7%，明显优于常规治疗组的64.6%。Andexanet alfa治疗组血栓事件发生率为10.3%，高于常规治疗组的5.6%（差异4.7个百分点，$P=0.048$）。缺血性脑卒中在Andexanet alfa治疗组的发生率为6.5%，显著高于常规治疗组的1.5%。30天内死亡率在两组间无显著差异（27.8% vs. 25.5%）。mRS评分显示功能结局在两组间相似。Andexanet alfa治疗组抗Ⅹa因子活性下降94.5%，而常规治疗组仅下降26.9%（$P<0.001$）。

Andexanet alfa通过快速逆转抗Ⅹa因子活性显著控制血肿扩大，提示其在急性脑出血患者中的潜在临床价值。本研究结果为抗凝相关脑出血的个体化治疗策略提供了重要参考。但研究未能在功能结局和死亡率方面显示出显著差异，且Andexanet alfa的使用与血栓事件增加相关，需进一步权衡其风险与获益。

未来展望

ANNEXA-I试验表明，针对抗Ⅹa因子抑制剂相关脑出血患者，快速逆转治疗是一项可行的策略。然而，其相关风险提示未来研究需探索如何优化治疗方案以最大化获益并最小化不良事件发生率。

99. TICH-3 试验：氨甲环酸在脑出血治疗中的新探索

ICH 患者早期血肿扩大是导致高死亡率和严重残疾的主要原因。尽管当前治疗策略主要聚焦于血压管理，但有效的止血治疗仍然缺乏。氨甲环酸（tranexamic acid，TXA）作为一种抗纤溶剂，已被广泛用于其他出血性疾病，如创伤性大出血和产后出血。TICH-3 试验旨在探索 TXA 在减少脑出血患者血肿扩大和改善临床预后中的潜力。

TICH-3 试验是一项多中心、随机对照试验，招募具有自发性脑出血且在 4.5 小时内就诊的成人患者。试验通过将患者随机分为 TXA 治疗组和安慰剂对照组，观察其早期血肿扩大、短期死亡率及长期功能预后（基于 mRS 评分）。与此前的 TICH-2 试验相比，TICH-3 试验进一步优化了纳入标准，聚焦于血肿尚未显著扩大的患者，以评估 TXA 在这一特定人群中的最大潜在获益。

虽然最终结果仍在数据收集中，TICH-3 试验的中期分析已初步表明，TXA 可能在减少血肿扩大和降低早期死亡率方面发挥作用。此外，试验显示 TXA 具有良好的安全性，未显著增加血栓相关并发症风险。这些发现为未来 ICH 治疗方案的优化奠定了基础。

未来展望

TICH-3 试验的成功将为 ICH 治疗带来新的方向，但也提出了一些未来研究的关键问题。

1. 最佳用药时间窗：明确 TXA 的最佳干预时间以最大化疗效。
2. 特定亚组分析：探索不同血肿体积或出血部位的患者对 TXA 的反应。
3. 长期随访数据：评估 TXA 对患者功能恢复和生活质量的长期影响。

TICH-3 试验的初步成果令人鼓舞，其最终结果或将为全球 ICH 治疗指南的更新提供重要依据，为患者带来更多希望。

100. 强化血压控制预防脑出血复发的研究——TRIDENT 试验

血压升高是 ICH 复发的主要危险因素之一，因此，强化血压控制可能在预防复发中发挥关键作用。

TRIDENT 试验（The Triple Pill *vs.* Usual Care Management for Patients with Recent Intracerebral Hemorrhage）是一项国际多中心、双盲、安慰剂对照、平行随机对照试验，旨在评估在既往发生过 ICH 的患者中，强化血压控制对预防脑卒中复发的效果。该研究由澳大利亚乔治全球健康研究院（The George Institute for Global Health）主导。

TRIDENT 试验计划招募既往发生过 ICH 的患者，随机分配至以下两组：试验组接受固定低剂量三联降压药物治疗，旨在实现更严格的血压控制。对照组：接受常规护理，包括标准的血压管理策略。研究的主要终点是评估强化血压控制对预防脑卒中复发的有效性，次要终点包括评估治疗的安全性、患者依从性及对生活质量的影响。所有患者将在随访期间定期监测血压水平，并评估脑卒中复发情况。

TRIDENT 试验旨在探索强化血压控制在预防 ICH 患者脑卒中复发中的作用。如果证明这种策略有效，将为 ICH 患者的二级预防提供新的循证依据，可能改变现有的临床实践，降低脑卒中复发率，提高患者生活质量。

101. 他汀类药物在脑出血患者中的应用研究——SATURN 试验

他汀类药物作为常用的降脂药物，已被证明在预防缺血性心脑血管事件方面具有重要作用。然而，对于既往发生过 ICH 的患者，继续使用他汀类药物是否安全有效，仍存在争议。

他汀类药物在脑出血患者中的应用（statin use in intracerebral hemorrhage patients，SATURN）试验是一项多中心、前瞻性、随机、开放标签、终点盲评的临床试验，旨在评估在自发性叶状脑出血患者中，继续使用与停用他汀类药物对复发性 ICH 和主要心脑血管不良事件（major adverse cardiovascular and cerebrovascular event，MACCE）的影响。

SATURN 试验计划招募 1456 例在服用他汀类药物期间发生自发性叶状 ICH 的患者。这些患者将在发病后 7 天内被随机分配至以下两组：继续组患者继续使用与发病前相同剂量和种类的他汀类药物。停药组患者停止使用他汀类药物。所有参与者将接受 *ApoE* 基因型检测，并在 24 个月的随访期间，监测复发性 ICH 或 MACCE 的发生情况。此外，一部分参与者将接受 MRI 检查，以评估脑部变化。

纳入标准

- 年龄 ≥ 50 岁。
- 经 CT 或 MRI 确认的自发性叶状 ICH。
- 在 ICH 发生时正在服用他汀类药物。
- 能够在发病后 7 天内进行随机分组。
- 患者或合法授权代表在与处方医师协商后，同意随机分配至继续或停用他汀类药物组。

SATURN 试验采用开放标签设计，但终点评估者对患者分组情况保持盲态。参与者将在基线和随访期间接受详细的临床评估，包括神经功能检查、影像学检查和实验室检查。主要终点是复发性 ICH 的发生率，次要终点包括 MACCE 的发生率、全因死亡率和功能预后等。

SATURN 试验旨在解决在 ICH 患者中继续使用他汀类药物的安全性和有效性问题。如果研究结果显示继续使用他汀类药物不会增加 ICH 复发风险，且对心脑血管事件有预防作用，将为临床实践提供重要依据，指导 ICH 患者的他汀类药物管理策略。

102. 脑出血患者房颤抗凝治疗的多国随机对照试验——ENRICH-AF 试验

房颤显著增加缺血性脑卒中的发生风险，但抗凝治疗也可能提高 ICH 患者的复发风险。ICH 的主要病因包括 CAA 和小动脉硬化，两者均显著影响 ICH 的复发概率。ENRICH-AF 试验着眼于探讨艾多沙班在 ICH 合并房颤患者中的适用性，以期为这一高危人群提供新的治疗选择。

ENRICH-AF 试验是一项全球性、多中心、随机对照试验，在北美、欧洲、亚洲及非洲的 20 多个国家的 239 家医院开展。纳入经影像学确诊的自发性 ICH 患者，且确诊房颤，CHA2DS2-VASc 评分≥ 2 分，无其他需要长期抗凝治疗的适应证（如机械瓣膜置换）。对于 ICH 发病小于 14 天，或存在持续未控制的高血压（收缩压＞ 150 mmHg）、肾功能显著受损（肌酐清除率＜ 15 mL/min）或怀孕、哺乳或预计寿命小于 6 个月的患者予以排除。研究旨在比较艾多沙班（60 mg 或 30 mg，每日 1 次，根据患者肾功能及体重调整剂量）与非抗凝治疗（包括单一抗血小板治疗或无抗血栓治疗）在 ICH 合并房颤患者中的效果。

研究主要疗效终点为综合缺血性脑卒中、脑出血及原因不明脑卒中的发生率。次要终点包括缺血性脑卒中、心血管死亡、致残性脑卒中或全因死亡等。安全性终点主要关注严重出血事件，包括颅内出血、硬脑膜下出血及致命性颅内出血。

ENRICH-AF 试验是 ICH 合并房颤患者抗凝治疗领域的开创性研究。初步结果显示，艾多沙班在非脑叶型 ICH 患者中或有潜在益处，而脑叶型 ICH 及凸面蛛网膜下腔出血患者使用抗凝剂可能存在较高的出血复发风险，这提示需谨慎应用抗凝治疗。

如果最终证实艾多沙班在特定 ICH 人群中的安全性和有效性，ENRICH-AF 试验将为 ICH 后房颤患者的治疗提供重要的循证依据，可能改变这一复杂人群的抗凝治疗实践。

103. 急性自发性脑出血的早期治疗研究——FASTEST 试验

ICH 是最致命的脑卒中类型之一，约 40% 的患者在发病后死亡，且仅有 20% 的幸存者能够自理。然而，目前尚无针对 ICH 的有效治疗方法。

早期应用重组凝血因子 rFⅦa 治疗急性出血性脑卒中（rFⅦa for acute hemorrhagic stroke administered at earliest time，FASTEST）试验旨在确定急性自发性 ICH 的首个有效治疗方案。研究的中心假设：在发病后 120 分钟内给予重组凝血因子Ⅶa（rFⅦa），可改善患者 180 天的预后（通过 mRS 评分评估），并减少持续性出血。

这是一项全球多中心、Ⅲ期、随机、双盲对照试验。研究计划在美国 NINDS 资助的 StrokeNet 网络和其他国际机构中，招募约 860 例患者，涉及美国、加拿大、日本、德国、西班牙和英国的约 100 家医院和至少 15 个移动卒中单元。

纳入标准

- 年龄：18～80 岁。
- ICH 体积：≥2 cm³ 且＜60 cm³。
- 脑室出血评分：≤7 分。
- 格拉斯哥昏迷评分：≥8 分。
- 发病后 120 分钟内可接受治疗。

参与者将被随机分配接受 rFⅦa（80 μg/kg，最高 10 mg）治疗组或安慰剂治疗组。两组均接受最佳医学治疗，包括将收缩压控制在 140 mmHg 以下。主要结局为 180 天时的 mRS 评分（分为 0～2 分、3 分和 4～6 分 3 个类别）。此外，将在基线和 24 小时进行头部 CT 扫描，以评估 ICH 的增长情况。由于 ICH 的危及生命特性，患者通常无法在入组时提供知情同意。研究采用紧急研究知情同意程序，包括在美国的知情同意例外机制，使患者尽快得到治疗。

FASTEST 试验旨在填补 ICH 急性期治疗领域的空白，探索在发病后极短时间内干预的有效性。若 rFⅦa 被证明有效，将为 ICH 患者提供新的治疗希望，降低死亡率并改善功能预后。

104. Code ICH 平台核心理念

与缺血性脑卒中相比，ICH 的急性治疗进展较为缓慢，缺乏标准化的时间依赖性干预指标。Code ICH 是一个新提出的多学科协作和基于时间的干预平台，旨在改善脑出血患者的预后。

1. 时间依赖性管理："时间即大脑"的理念同样适用于脑出血。研究表明，大多数血肿扩大的发生集中在发病后 2～3 小时。

2. 整合治疗模式：强调早期血压控制、抗凝逆转、血肿扩大的抑制，以及围手术期护理等干预措施的多元化组合。

3. 多学科协作：结合神经内科、神经外科、重症监护室、急诊科和药学科的专业团队合作，实现快速诊断和处理。

105. Code ICH 核心干预措施

（1）血压管理
- 研究进展：INTERACT2 和 ATACH-Ⅱ试验表明，在特定患者亚组中强化血压控制（目标收缩压＜140 mmHg）可能减少血肿扩展。
- 时间依赖性：更早的血压干预（＜2 小时）与改善患者预后显著相关。
- 推荐方案：使用快速起效的静脉降压药（如尼卡地平或拉贝洛尔），并持续监测血压。

（2）抗凝逆转
- 背景：18% 的 ICH 发生于接受抗凝治疗的患者中，这些患者的血肿扩展风险和死亡率显著增加。
- 现有逆转策略：

  华法林相关脑出血：使用维生素 K 和凝血酶原复合物浓缩物。

  Xa 因子抑制剂相关脑出血：优选 Andexanet Alfa。

  达比加群酯相关脑出血：推荐依达赛珠单抗。
- 时间目标：在到达急诊室后 60 分钟内启动抗凝逆转治疗。

（3）血肿扩展抑制
- 血肿扩展的预测因子：基线血肿体积、抗凝治疗史和较短的症状发作时间。

- 药物干预：

  重组活化因子Ⅶa(rFⅦa)：早期（＜3小时）使用可能减少血肿扩展。
  氨甲环酸：TICH-2和STOP-AUST试验表明，早期（＜3小时）干预可能减少血肿扩展。

（4）围手术期护理
- 手术清除：MIS是减少血肿体积和改善功能结果的有效方法。ENRICH试验显示，早期行微创手术可显著减小血肿体积并改善功能结局，尤其是脑叶出血患者。
- 最佳时间窗：早期干预（＜24小时）可能是关键。

（5）捆绑式护理
- 护理包干预：结合降压、抗凝逆转、控糖、退热和神经外科咨询等措施的综合护理模式在INTERACT3试验中显示出有效性，改善了功能预后。
- 质量控制：通过基于电子病历的标准化护理医嘱集，实现快速决策和干预。

106. Code ICH 实施框架

（1）急诊室流程优化
- 病例确诊后立即激活Code ICH团队。
- 在60分钟内完成头颅CT/CTA扫描、抗凝逆转和目标降压。

（2）质量改进与数据收集
- 追踪干预的时间节点和结果。
- 数据整合至国家和国际登记处，以持续优化。

（3）教育和培训
- 针对初级和综合卒中中心的培训项目，重点关注时间依赖性护理的关键环节。

107. 展望与结论

Code ICH 为脑出血急性管理提供了一个标准化且数据驱动的干预框架。通过强调时间敏感性和多学科协作，该平台旨在改善脑出血患者的功能预后，降低死亡率和长期残疾率。未来需要进一步的临床试验和数据验证以完善其实施策略。

尽管当前的治疗选择仍然有限，且试验设计和招募面临诸多挑战，但国际科研合作和患者参与的推动为脑出血研究注入了新的活力。通过一系列高质量的试验，我们正迈入脑出血治疗的新纪元，努力为患者带来更好的生活质量和更长的生存期。

当前面临的挑战

- 女性在许多试验中的代表性不足。
- 缺乏行业支持使得国际研究面临挑战。全球心血管研究资助者论坛等国际合作平台正在努力解决这些问题。
- 增加患者和护理者在试验设计和实施中的参与，如 CARE 试验，能够改善患者招募和研究执行的质量。

未来展望

近年来的研究结果逐渐改变了人们对脑出血治疗的悲观态度，标志着一个新的治疗时代的开始。未来需要进一步优化治疗方案并解决普及性和代表性的问题，以推动脑出血治疗的发展。

（王晶　整理）

人工智能

108. 脑卒中影像学人工智能的应用现状

（1）概述

影像学技术的创新发展（如高分辨率血管壁成像、光学相干断层扫描、超低和超高场强 MRI 应用等），以及人工智能辅助技术的逐步应用，赋能脑血管病影像学技术朝着更快速、更精确、更智能化的方向发展，为脑血管病的诊疗提供了更多的可能。

人工智能辅助影像学技术在脑血管病领域的应用主要集中在成像效率和质量提升、高危人群识别及预防、影像学特征识别判读和诊断评估、病因和发病机制评估、辅助治疗决策、二级预防决策支持、并发症预测、预后及结局预测等方面。

（2）脑血管病影像学人工智能应用现状

1）成像效率和质量提升

对于两类主要的成像技术而言，CT 检查方便快捷、普及率高，但患者暴露于潜在辐射损伤的风险中；MRI 检查不存在辐射风险，但普及率低，且检查耗时较长。

基于深度学习的算法在低剂量 CT 成像过程中，深度学习神经网络可从投影域的预处理、图像域的后处理、双域同时处理，或投影域至图像域直接重建等方式，弥补低剂量所带来的成像质量损失，重建高质量图像。在商业应用方面，目前最成熟的重建方法包括佳能的 AiCE 和通用电气的 TrueFidelity。但这些算法仍处于探索阶段，技术整体稳定性仍有待评估。

MRI 检查中，同样也可使用深度学习模型，如卷积神经网络，从完全采样的 MRI 图像中学习图像结构信息，并将这些知识应用于欠采样图像的重建，以实现高加速水平而不牺牲图像质量。另一个常见应用是利用深度学习网络，如生成对抗网络，增强低场强 MRI 图像，产生类似高场强下的图像分辨率，提高图像清晰度和诊断价值。如急诊卒中单元中对 0.23 T 移动低场强 MRI 弥散序列的增强，可获得类似 3 T 高场强的缺血性梗死病灶影像学表现，有助于脑卒中的早期精准诊断。

2）高危人群识别及预防

在脑血管疾病的高流行率中，急性缺血性脑卒中表现突出。早期识别和控制脑卒中危险因素是脑卒中防治的关键，人工智能技术可用于早期检测脑卒中危险因素，识别高危人群。颈动脉粥样硬化斑块的形成是发生脑卒中的重要危险因素之一。2022 年，国内一项研究通过 162 例颈动脉狭窄患者，使用放射组学特征和机器学习建立了基于 MRI 的高危斑块识别模型，在测试队列中曲线下面积（area under the curve，AUC）达到 0.989，可准确区分有症状和无症状性颈动脉斑块，在识别高危斑块方面优于传统方法。

动静脉畸形包括具有高出血倾向的交织血管，但很少有研究表明人工智能能够成功预测成人患者动静脉畸形继发的出血。与成人相比，儿童患者的动静脉畸形似乎更容易继发出血。2022 年，Saggi 等利用 3 种机器学习算法（随机森林模型、梯度提升决策树和 AdaBoost）预测 186 例儿童患者动静脉畸形继发出血的风险。研究发现了传统回归方法无法识别的出血预测因子：较小的动静脉畸形尺寸、左侧动静脉畸形和并发动脉瘤。受限于数据集规模，未来还需使用更大的多机构数据集进行验证，以阐明动静脉畸形继发出血破裂的决定因素。

3）影像学特征识别判读和诊断评估

在人工智能技术辅助下，对脑卒中神经影像进行病灶特征识别和自动化判读，是影像学人工智能最重要的应用领域和最成功的产业化阵地之一。众多人工智能工具和产品，为医师提供了实时的诊断支持，如出血/缺血快速分诊、血肿检测、血肿扩大风险预测、ASPECTS、血管重建、大血管闭塞/狭窄检测、梗死核心/缺血半暗带检测、急性/慢性期病灶分割等。

人工智能技术有助于解决专业放射科医师优质资源不足问题，帮助非专科医师进行更准确的影像解读；有助于减轻医师工作负担，让医师能够专注于更复杂和需要人类专业判断的病例。同时人工智能技术能够提供更一致的诊断标准，减少人为误差，提高诊断的一致性和准确性（如在早期梗死等微小变化的识别上）。而最直接的改变体现在诊断速度和效率的提升上。人工智能技术能快速处理和分析影像学数据，这在急诊情况下尤为重要，可以显著缩短从影像采集到诊断的时间，提高救治效率，改善患者的预后。

①缺血/出血性脑卒中的快速分诊

对于疑似脑卒中的患者，通过神经影像的早期检测可以快速区分缺血和出血，预测组织命运，指导急性期治疗。然而，在实际临床中，神经影像的采集和报告流程受医疗机构急诊组织化程度和工作负担的影响。机器学习，特别是深度学习技术，在医学图像分析领域具有快速、高效、重复性高、可定量、低成本等优势，已被用于脑卒中患者的快速分诊。

一项研究使用3D-CNN算法从37 236例头部CT图像中自动学习疾病影像学特征，并在模拟临床环境的随机、双盲、前瞻性试验中测试，结果显示3D-CNN检测急性神经系统事件仅需1.2秒，比放射科医师快约150倍，证实了人工智能技术在急诊分诊流程上具有重要临床应用价值。大脑中动脉点征是急性血栓形成的间接征象，Takahashi等利用机器学习开发的自动检测急性脑卒中CT平扫图像上大脑中动脉点征的方法，最大敏感性为97.5%。

②出血性脑卒中血肿检测

随着CT的普及，出血性脑卒中的诊断已不再是难题，但传统诊断方法无法直接评估病情、预测预后，更难以直接指导治疗，这与既往临床医师缺乏处理大数据的技术和精准诊断的理念有关。虽然传统CT可以明确出血量、出血部位、是否破入脑室，但是上述信息并未被充分描述，难以达到精准诊断的标准。

我国国家药品监督管理局于2022—2023年陆续批准了推想、联影、数坤的《颅内出血CT图像辅助分诊软件》的三类医疗器械注册证，用于超急性期、急性期颅内出血患者的分诊提示。联影技术审评报告显示产品辅助分诊（出血与否二分类）敏感性为97.32%、特异性为99.67%。这提示，在急诊场景中，人工智能技术有很高的应用价值，可以实现出血患者的早发现和分诊、早诊断和干预。

③血肿扩大风险预测

血肿体积及血肿部位是影响脑出血患者预后的重要危险因素，脑出血早期血肿扩大导致患者神经功能迅速恶化，致死率、致残率显著增加，是预后不良的重要预测因素。

一项研究测试了支持向量机在脑出血早期血肿扩大预测方面的表现。通过1157例脑出血患者影像数据集的验证，该模型的平均敏感性为81.3%，特异性为84.8%，总准确度为83.3%，AUC为0.89，显示出其在预测血肿扩大方面具有较强的能力。但该研究的局限性在于数据集来自单中心，且未划分独立测试集，模型性能来源于10折验证的均值。另一项研究基于26家多中心数据使用U-net模型开发的血肿扩大预测算法的AUC为0.780，反映了真实世界中此类预测工具的真实效能。在此模型基础上，结合了临床变量（发病至CT时间、既往高血压药物应用情况、基线NIHSS评分）后的ARCHES评分可获得更优的血肿扩大预测能力。

④ASPECTS

ASPECTS是评价缺血性脑卒中患者大脑中动脉供血区早期缺血改变的一种简单、快速的定量评价方法，有助于评估再灌注治疗效果和远期预后，从而为筛选治疗人群提供支持。

使用了人工智能技术的自动化评分软件（如RapidAI的RAPID ASPECTS、Brainomix的e-ASPECTS、数坤的EASYASPECT）相较人工阅片者有更好的一致性，且比经验丰富的临床医师的ASPECTS更为准确。一项多中心研究中，e-ASPECTS和3位神经放射科医师对132例急性前循环缺血性脑卒中患者的基线NCCT图像进行了回顾性和盲法评估，结果证明e-ASPECTS不劣于医学专家。

⑤头颈/颅内血管重建

在人工智能应用之前，CTA血管3D重建主要由技术人员在设备后处理辅助下通过人工分割完成，工作是非常费时费力和容易出错的。大多数基于规则的方法，如中心线跟踪、主动轮廓模型或区域生长等，很难在全脑血管分割上实现高鲁棒性的表现。深度学习神经网络架构是克服上述技术障碍最有效的方法。U-net 或 3D-CNN 模型是专门为分割任务设计的，对生物医学图像显示出较高的分割性能，目前已广泛集成到放射学工作流程中，以提高工作流程效率和降低医疗成本。数坤、深睿、推想等企业于 2022—2024 年陆续获批国家药品监督管理局三类医疗器械注册证，用于头颈动脉 CT 血管造影图像重建，并对头颈动脉是否存在 50% 及以上狭窄进行辅助分诊评估。

⑥大血管闭塞/狭窄检测

人工智能除了在血管 3D 分割重建上应用广泛，在大血管闭塞的识别上也有大量算法研究。在计算机断层扫描上识别大血管闭塞方面被证明是非常准确的。Viz.ai 的 Viz LVO 是 FDA 批准的第一个针对脑血管病大血管闭塞的人工智能诊断决策支持工具，敏感性为 92%，特异性为 90%，平均通知时间为 6 分钟，为再灌注治疗提供快速辅助决策。但 CTA 血管评估仍存在一些问题和挑战。由于 CTA 是造影剂增强成像过程中在动脉峰期的快照，虽然可获得优秀的解剖评估，但对血流动力学的评估作用是有限的。因此对血栓负荷和侧支循环状态的评估较难。

⑦梗死核心/缺血半暗带检测

通过灌注检查，根据血流动力学参数评估梗死核心和缺血半暗带体积，已成为患者再灌注治疗决策中的重要依据。

目前已有十余款自动化缺血半暗带与核心梗死区的定量分析软件面世，如美国的 RapidAI 的 Rapid CTP 和 Viz.ai 的 Viz CTP、欧洲的 Brainomix 的 e-CTP 和 Olea 的 Sphere、澳洲的 Apollo 的 MiStar，国内各人工智能企业所推出的 iStroke、FStroke、eStroke，以及各影像设备厂商所提供的灌注后处理软件（如西门子的 syngo.via、GE 医疗的 CT Perfusion 4D、东芝的 Vitrea）。以 iStroke 为例，其兼容 CTP/MRP，自动化计算灌注错配，较传统方法其优势在于快速、全自动化、定量测量，弥补了主观判断的缺陷。iStroke 先后用于 TASTE-Ⅱ、TRACE-Ⅲ、TNK-PLUS 等急性缺血性脑卒中超窗临床研究，筛选入组患者。RapidAI 的 RAPID CTP 则应用于更多的临床试验，如 EXTEND-IA、DAWN 和 DEFUSE3 等。这些试验证明了在以时间为关键因素的临床环境中，CTP/MRP 自动化处理的可行性。当使用自动化软件时，后续图像重建和处理时间可缩短至 5 分钟。

⑧急性/慢性期病灶分割

脑血管病影像学标志物的提取依赖于精确的病灶分割。深度学习等人工智能方法自动提取脑血管病影像组学特征，可以减少大量的人力投入及主观性错误，具有良好的重复性和定量分析能力，能促进大规模影像学及临床研究的发展。缺血性脑卒中慢性期的病灶分割有助于揭示缺血损伤后大脑结构、功能和损伤修复之间的关系，从而预测脑卒中后的脑功能变化，为脑卒中患者的康复治疗提供有价值的信息。真实世界中患者的医疗影像学数据异质性大，如何提高算法的鲁棒性和泛化能力是急性缺血性脑卒中梗死病灶分割能够真正实现临床落地和辅助临床诊疗决策所面临的一个主要问题。

4）病因和发病机制评估

脑卒中病因及发病机制诊断对治疗决策及患者预后有重要影响。目前存在多种脑卒中病因分型系统，但不同评价者间存在差异，与个人经验及专业知识等有关，且手动进行病因分型需要花费大量时间。利用人工智能技术进行影像学及临床特征提取，可辅助脑卒中病因及发病机制的诊断。通过自然语言处理技术自动提取病例信息，结合机器学习自动提取神经影像学特征，可以获取更真实的患者信息，从而提高诊断的准确性。这些研究表明，基于机器学习进行缺血性脑卒中病因分型是可行的。未来的工作需要提高自动化病因分型的准确性，并评估算法在临床环境中的推广性，如果经过外部验证，自动化病因分型就可以应用于大规模的脑卒中流行病学研究。

5）辅助治疗决策

脑梗死组织周边存在半暗带是缺血性脑卒中现代治疗的基础，扩展了虽超窗但可通过再灌注治疗获益的人群范围。人工智能技术还可基于神经影像和（或）其他临床资料预测再灌注治疗效果及疾病转归，为治疗提供决策支持。人工智能已开始支持介入神经放射学家处理术前数据，并支持急性脑卒中患者的分诊和治疗方法选择。最近的一项研究中，在腹主动脉和主动脉弓的血管体模上，基于深度学习的自主手术机器人可以更小的排斥力自动驱动导丝导管至目标血管位置，且成功率达到96%。这为进一步推进机器人技术在手术干预中的无缝集成提供了强有力的动力。对脑血管手术这一更复杂的领域，未来可能在更精确的、更有挑战性的血管导航系统指引下，完成脑卒中患者血管内治疗的自主机器人介入手术，反应更快，并发症更少，并以最小的风险进行远程手术。

6）二级预防决策支持

脑血管病的临床治疗决策需要依赖医师面对不断变化和不确定性的患者异质问题做出综合临床判断。这个过程的复杂度非常高，全自动决策过程不太可能被接受。

这方面比较成功的范例是笔者团队和首都医科大学附属北京天坛医院李子孝教授团队自主研发的脑血管病临床诊疗辅助决策系统（AI-CDSS）。系统验证了多个神经影像学人工智能自动判读工具，结合临床信息实现自动化的中国缺血性脑卒中亚型病因分型及发病机制判断，基于知识库中的最新国内外临床指南循证医学证据辅助缺血性脑卒中急性期管理及二级预防决策支持。为验证AI-CDSS对患者结局的影响及对脑卒中医疗质量的改进作用，2021年1月由笔者牵头发起了全球首个基于人工智能的脑血管病医疗质量改进研究——金桥工程Ⅱ。金桥工程Ⅱ是一项多中心、开放标签、平行、整群随机对照的干预研究。研究共纳入了来自全国23个省、自治区、直辖市的77家医院的21 603例急性缺血性脑卒中患者。干预组的38家医院接受了AI-CDSS支持，对照组的39家医院进行常规诊疗。研究结果显示：与对照组相比，干预组患者在3个月内新发复合血管事件显著减少25.6%，且脑卒中医疗质量得到有效改善。这是一项重大发现，因为它表明人工智能可以将优质脑血管病医疗资源下沉到基层，规范脑血管病急性期诊治，推进脑血管病诊疗的标准化和同质化，真正改善脑卒中护理，扩展受益人群。

7）并发症预测

脑血管疾病治疗过程中的并发症，是影响患者预后的重要因素。准确的并发症风险预测意义重大，可帮助医师制订更合理的个性化治疗计划，更合理地分配医疗资源以降低医疗成本，更积极地采取干预措施以减少并发症的发生，从而改善患者短期和长期预后。

以脑卒中为例，常见的并发症有再灌注治疗后的出血转化、脑卒中相关性肺炎、卒中后抑郁等。目前对脑卒中治疗并发症的预测多见于独立的研究报道，但真正应用于临床实践的比较少。不同的研究，因数据集不同、人工智能算法不同、验证集构建方法不同等原因，其结果间缺乏相互比较的基础，研究成果缺乏在临床流程中落地应用的泛化性验证，这也是人工智能研究产业转化亟须解决的问题。

8）预后及结局预测

精确地评估患者预后结局，及时为预后不良的患者调整治疗方案，对各类可预防的危险因素进行干预是至关重要的。患者临床预后涉及多种因素，机器学习可能优于经典的预测方法，因为它能够解决变量之间的复杂相互作用和非线性关系，构建预后预测模型。与并发症预测相似，对脑血管病治疗预后及结局的预测，也多见于独立的研究报道，但由于存在上述因素，真正应用于临床实践的比较少。

109. 脑卒中影像学人工智能的发展趋势

（1）人工智能推动成像技术和影像学分析的进步

人工智能在脑血管病影像学成像技术的发展和影像学分析手段的提升上，扮演着无可替代的原生技术驱动的角色。主要发展趋势可概括为以下几个方面。

1）影像学工作流的效率提升

- 人工智能技术通过优化图像重建和数据处理算法，大幅缩短成像时间。
- 人工智能帮助优化放射科的工作流程，通过智能调度和优先级排序，提高效率。

- 基于患者特定情况，或已进行的其他模态的影像学检查情况，人工智能可以帮助定制个性化的成像方案，以获得最佳诊断信息。
- 扫描全流程人工智能实时质量监控，从体位摆放到成像参数选择，再到过程伪影控制等环节，加以标准化智能化指导监控，减少无效或低质量扫描。

2）降低影像学检查的潜在风险和侵入性
- CT 低剂量成像：人工智能通过去噪算法和图像增强技术，提高低剂量图像的质量。以允许在更低辐射剂量下获取高质量图像，减少患者辐射暴露。
- 免造影剂成像：特别是在磁共振成像中，人工智能可帮助免造影剂的成像序列（如弥散张量成像、动脉自旋标记）减少噪声、校正伪影，提升成像效果。

3）图像质量优化和可视化
- 低质量高噪声图像的重建：人工智能利用深度学习模型学习成像系统的噪声模式和脑血管及其病灶的正常和异常结构特点，自动校正成像中的伪影和噪声，提高图像的清晰度和对比度。
- 人工智能在 3D 图像重建技术中的应用优势，使得复杂的脑血管结构可以更直观地呈现出来。这对于手术规划和术中导航具有重要意义，提升了临床操作的精度和安全性。但现阶段脑血管数据集仍过于依赖人工标签，需要探索更有效的图像特征来提高半监督或无监督的训练效率和模型持续改进方法。

4）多模态图像融合
- 多模态图像通常面临不规则的数据结构，如物理空间偏移和采样参数的不一致。如何解决多模态图像间不规则空间的融合问题，将是一个重要的探索方向。
- 这种多模态融合，还包括实时图像分析和处理，如在介入手术等需要即时反馈的情况下，提供实时的高质量成像支持。
- 图像的融合，还包括对不同影像学分析结果的融合和 3D 交互显示。

5）病灶自动化判读性能提升
- 单模态影像学自动化判读的性能提升：人工智能基于影像学对病灶的自动化判读，现阶段几乎均基于单模态进行。这些已获得广泛应用的人工智能工具需要持续的临床验证以保证其有效性，并通过不断的算法迭代提升其判读准确性。
- 多模态多参数融合对自动化判读的性能提升：结合不同模态不同参数之间的内在逻辑关联，将是提高判读准确性的有益探索方向。

（2）大语言模型的应用

在脑血管疾病诊断方面的应用，大语言模型的主要优势是能够提供关于症状分析、风险评估、实时数据收集、辅助鉴别诊断、转诊建议、患者教育及远程医疗支持等方面的即时响应。例如，在鉴别诊断方面，大语言模型可以帮助医疗保健提供者根据患者所报告的症状和病史，生成一个全面的潜在诊断列表，并将患者的信息与庞大的医学知识和指南数据库进行交叉引用，帮助排除非脑血管或非脑卒中相关的疾病，提供更准确的鉴别诊断。在风险评估方面，大语言模型可以评估与脑血管疾病相关的危险因素，如考虑患者的年龄、性别、家族史、生活方式和相关病史（如糖尿病或高血压），通过评估这些危险因素来深入了解患者发生脑血管疾病的总体风险。这些信息有助于进行风险分层，并告知其诊断过程。另外，大语言模型非常适用于实时数据收集，在交互期间收集和分析患者数据，提示患者提供关于症状、其持续时间和相关因素的额外信息。这种实时数据收集可以帮助医疗保健提供者做出及时和准确的诊断。

在二级预防和管理方面，大语言模型能够提供个性化的、以数据驱动的见解和建议。通过利用患者数据和医学知识，提供风险评估、治疗优化、药物管理、症状控制、预测建模、康复支持和患者教育等服务。这种综合的方法有助于改善患者预后，提高护理质量。例如，在治疗优化方面，可以通过分析患者的病史、合并症和药物偏好，生成个性化的治疗建议，帮助医疗保健提供者确定最有效的干预措施，减少不良事件的发生风险并优化结果。在药物管理方面，可提醒患者坚持服药，解释每种药物的重要性，并解决患者可能对处方药物存在的任何担忧或问题。改善服药依从性,有助于获得更好的疾病管理结果。

(3)多学科综合应用和管理

在当今脑血管疾病高发病率中,急性缺血性脑卒中尤为突出,它代表了具有重要社会经济影响的全球性健康问题。在急性缺血性脑卒中的管理中,需强调多学科团队的协同作用。

其中,人工智能技术和神经影像学及神经放射学的结合,已经取得了重大进展,提供了多种结构成像方法或功能成像方法,为脑卒中的诊断、病情评估、患者选择提供保障。在药物治疗方面,特别是溶栓治疗,也获得突破性进展。与影像相结合,通过随机临床对照试验不断延长治疗时间窗。在血管内介入治疗领域,血管内血栓切除术成为脑卒中治疗的游戏规则改变者,在更长时间窗内,对不同的更复杂的患者病情,其治疗优效性不断被证实。

另外,脑心同治是一种新兴的医学理念,它强调脑血管和心血管系统之间的密切联系,并提倡对这两大系统疾病进行综合管理和治疗。例如,缺血性脑卒中常伴有心脏异常,如心肌缺血。这种联系在心电图表现上很明显,如ST段下降,QT间期延长,T波和U波改变。脑卒中会扰乱自主神经功能,导致交感神经活动增强。因此,心电图心率的变化可作为临床标志,反映脑卒中后自主神经系统的改变。心电图、脑电图和肌电图均可为脑卒中预后提供预测性见解。脑心同治将成为人工智能多学科综合应用的重要领域。

(4)人工智能模型的可解释性

人工智能医学影像学模型在广泛应用于临床实践之前,除了要评估人工智能算法的临床适用性之外,还需尽可能解决模型的可解释性问题,也就是所谓的"黑箱问题"。

人工智能模型在提供高精度诊断和治疗决策支持时,尤其是深度神经网络,通常被视为"黑箱",因为它们包含数百万参数,内部工作机制和决策过程对于最终用户来说往往是不可见的。这使得人工智能输出的结果缺乏透明度和可解释性,难以向医师和患者解释其结论是如何获得的。而在医学领域,诊疗结论的可解释性是获得医师和患者信任的关键。医师也需要理解模型的决策依据，以确保其建议与临床判断相符。另外，模型可解释性输出，也可能反过来促进医师思考他们的诊断依据、治疗措施和疗效评价方法等。2022年一项基于活动脑电图区分急性缺血性脑卒中患者和健康人群的研究显示δ波和θ波的重要性，这一发现可能有助于脑卒中后治疗和康复方法的改进。

对模型可解释性的探索，不仅需要大量技术上的创新，还需要多学科专家的合作，如计算机科学、临床医学、认知科学、心理学和社会科学。同时还需考虑法规和伦理的要求，制定人工智能医学影像学中使用的伦理准则，避免偏见和歧视，确保模型的公正性、透明性和责任性。

（5）人工智能技术的临床验证

在脑血管疾病领域，人工智能在脑卒中诊疗方面的研究、临床应用和临床验证是走在前列的。虽然在影像学分析、诊疗决策和预后预测等方面曙光初现，但在优质和金标准的脑卒中临床数据集、结果的可解释性和临床价值验证方面，仍存在重大挑战，任重道远。

关于涉及人工智能的干预措施临床试验方案的指南和关于涉及人工智能的干预措施临床试验报告的指南于2020年相继发布。美国FDA、英国标准协会及英国药品和健康产品管理局等也已经发布了他们自己的指导方针和立场声明。但无论是在脑卒中相关领域还是其他医疗人工智能领域，很少有人工智能软件的评估是符合这些标准的。

其中，评估缺血性脑卒中急性期缺血半暗带的RAPID软件，通过国际上数项大型缺血性脑卒中急性期再灌注治疗临床研究的验证，为延长再灌注治疗时间窗和改善患者结局提供了强有力的证据，使得RAPID软件在临床实践的应用在国际上得到了广泛认可。笔者团队和首都医科大学附属北京天坛医院熊云云教授团队自主研发的iStroke，也先后在TASTE-Ⅱ、TRACE-Ⅲ、TNK-PLUS等急性缺血性脑卒中超窗临床试验中用于筛选入组患者并进行临床验证。笔者团队和首都医科大学附属北京天坛医院李子孝教授团队自主研发的脑血管病临床诊疗辅助决策系统（AI-CDSS）更是在全球首个基于人工智能的脑血管病医疗质量改进研究（金桥工程Ⅱ）中进行了临床验证，证明其对脑卒中医疗质量改善的有效性。这是人工智能产品转化落地的重要环节。

（6）基层诊疗能力的提升

基层医院缺乏神经系统疾病专科医师，不同级别医院诊疗能力存在差异，部分地区存在医疗资源匮乏、诊疗不规范、指南依从性低等问题。目前人工智能在脑血管疾病领域的应用成果，在很多方面均可应用于基层。目前这些工具，均可视为点状分布，功能是孤立存在的，对患者的整体诊疗决策仍需依赖医师的自身经验。未来需要将这些技术点无缝地集成到更广泛的技术框架中，形成线和面。需从患者的分诊评估、检验检查、鉴别诊断、治疗干预、风险预测、预后管理等环节全方位建立人工智能支持体系。同时需要基于互联网、物联网、区块链、云计算、5G等技术建立一种互联互通的生态系统，可包括实时监测、云端协同、远程诊断、移动通知等功能，提供即时的、个性化的诊断和治疗建议。

最后，人工智能技术可能存在误读影像等数据的风险，且医师可能过度依赖人工智能技术，忽视自身的专业判断。因此，建立一定的机制确保人工智能技术的合理使用和医师的继续教育至关重要。

（熊云云 整理）

脑卒中医疗质量改进临床研究进展

GBD2021 研究显示，我国脑卒中疾病负担仍显著高于世界平均水平，新发病例、死亡人数及致残率均居全球首位。尽管年龄标化发病率和死亡率较历史数据呈现下降趋势，但人口老龄化使脑卒中患者基数持续扩大，叠加年轻人群因代谢异常、环境暴露及生活方式改变导致的发病率上升，形成"老年负担未减、青年风险激增"的复杂局面。当前，我国脑卒中防治仍面临严峻挑战。

以促进脑卒中指南推荐向临床实践转化应用为目标的脑卒中医疗质量改进成为应对全球脑卒中疾病负担的优先防控策略。脑卒中医疗质量改进项目在全球范围内开展，旨在从脑卒中救治的各个环节入手，应用各种质量改进干预方法，达到提高脑卒中救治的及时性、改善脑卒中患者预后的目的。这一过程强调从临床研究设计的层面出发，设计实施流程改进方法，通过研究结果评价医疗质量改进效果，为提升指南推荐的关键医疗绩效指标及改善脑卒中患者预后提供循证依据。

110. 理念领航：脑卒中医疗质量改进的实践与探索

（1）学习型健康系统

2007 年，Etheredge 首次提出学习型健康系统（learning health system，LHS）的概念，美国医学研究所（Institute of Medicine，IOM）随后提出以"循证医学"和"基于实践的证据"为基础建设 LHS，以缩小指南推荐的循证证据与临床实践之间的差距，持续改善医疗质量和患者结局。LHS 逐渐应用于脑卒中医疗质量管理，形成以临床证据、临床指南、质量指标、信息流、质量改进项目、患者临床结局、医疗质量评估等多环节螺旋式闭环管理系统。LHS 整合审查 – 反馈机制，即通过收集和分析数据以解决问题，然后反馈到系统中，指导下一步决策制定，这与质量改进领域的计划（plan）、执行（do）、学习（study）、处理（act）模式（plan-do-study-act cycle，PDSA 循环）是一致的。

（2）多层面质量改进项目

脑卒中医疗质量改进方法包括线上与线下研讨会、专业教育、团队会商、事务提醒、审查 – 反馈、PDSA 循环、质量度量等，联合应用多项质量改进干预措施构成了多层面质量改进项目。Siarkowski 等针对 96 项研究进行 Meta 分析，发现与应用单一质量改进措施相比，联合干预措施可有效缩短入院至溶栓给药（door-to-needle，DTN）时间。在加拿大阿尔伯塔省的 17 家医院中应用线上联合线下研讨会等质量干预措施可缩短 DTN 时间，改善患者的功能结局。在中国 20 家医院进行的一项质量改进研究中，联合干预措施的实施可有效将溶栓率从 55% 提高到 65%。因此，依托 LHS 的基本理念，开展多层面质量改进项目研究，是脑卒中医疗质量改进的重要方向。

（3）GOLDEN BRIDGE-AIS 与 BRIDGE-Stroke 项目

金桥工程（intervention to bridge the evidence-based gap in stroke care quality，GOLDEN BRIDGE-AIS）是我国开展的"脑血管病急性期诊疗技术规范化应用和医疗质量评价与持续改进技术研究"，作为一项开放标签的多中心整群随机对照试验，纳入了中国 40 所公立医院共 4800 例急性缺血性脑卒中患者。经随机化分配后，干预组采取多层面质量改进干预措施，对照组采取常规医疗措施。干预组质量改进措施包括基于循证医学的临床路径、书面化诊治方案、专职质量协调员，以及绩效指标的审查与反馈系统。研究结果显示，干预组中的医院人员对循证绩效指标的依从性高于对照组，在综合测量（患者实际接受的干预措施数量/全部可适用干预措施数量）方面两组差距具有统计学意义。GOLDEN BRIDGE-AIS 研究提示对于接诊数量庞大、医疗资源有限的公立医院，采取多层面质量改进干预措施可在一定程度上改善脑卒中医疗质量。

Machline-Carrion 等在拉丁美洲开展多层面质量改进项目巴西干预以增

加脑卒中实践中的证据使用（the Brazilian intervention to increase evidence usage in practice-stroke，BRIDGE-Stroke），探究 AIS 与 TIA 患者医疗质量改进效果。BRIDGE-Stroke 作为一项整群随机对照试验，纳入巴西、阿根廷、秘鲁的 45 所医院共 2336 例 AIS 与 TIA 患者。干预组质量改进措施包括病例管理、通过腕带识别潜在患者，以及提供治疗方案流程图、干预措施清单、教育材料，并进行周期性审查与反馈报告。研究结果显示，干预组和对照组分别有 49.2% 和 25.2% 的患者接受了所有符合条件的治疗，亚组分析显示在医院是否具有卒中单元方面两组存在一定差距，提示该研究的质量改进干预措施对于所在医院设立卒中单元并且医护人员依从性较好的患者具有一定实用价值。

111. 移动医疗：脑卒中管理的数字化转型之路

（1）脑卒中临床研究设计

移动医疗（mobile health，mHealth）将移动应用程序（application，App）和移动相关设备作为干预工具，通过数据采集、信息反馈、风险提醒、科普教育等方式促进脑卒中医疗管理。

传统临床随机对照试验具有招募难、成本高、耗时久等特点，采用 mHealth 工具（如电子健康记录、App 和可穿戴健康设备）可转变临床试验设计与实施方式，如实时收集数据缩短事件确定时间、低成本招募更多受试者。分散式随机对照试验为通过 mHealth 开展的随机对照试验，以受试者为导向，将部分试验程序电子化，如使用远程与中心监测进行试验管理，线上进行患者识别、随机化分配、临床结局评估等。mHealth 辅助下的分散化随机对照试验使临床研究的招募、沟通、数据采集和患者监测更加便捷，为脑卒中领域临床研究设计开辟了新途径。

（2）脑卒中危险因素防控

在初级保健水平上，改善脑卒中医疗质量是一项全球性挑战。目前，mHealth 在脑卒中危险因素防控领域已得到一定范围的应用。Liu 等进行系统综述发现使用包含自我监测、文本/视频信息宣教、短信提醒的 App 可改善脑卒中患者的血糖控制情况和吸烟情况。其他研究发现 mHealth 干预对血压、甘油三酯、总胆固醇、低密度脂蛋白等指标具有改善作用。脑卒中风险计算器（Stroke Riskometer）得到了世界卒中组织和世界神经病学联合会的批准，用于预测 20 岁以上人群的 5 年及 10 年脑卒中发生风险，纳入年龄、性别、种族、收缩压、饮食、吸烟史等预测因子进行风险提示，同时具备脑卒中教育与指导功能。Stroke Riskometer 等 App 的开发是数字医疗用于全人群脑卒中预防策略的创新性探索。

Yan 等在中国河北省农村进行了一项开放标签整群随机对照试验（system-integrated and technology-enabled model of care，SINEMA），纳入 50 个村庄共 1299 例脑卒中患者。干预组中，乡村医师接受培训，利用 SINEMA App 进行每月随访，患者通过 App 每日接收提醒、指导服药和活动锻炼的相关语音信息。研究结果发现，12 个月后干预组患者的收缩压显著降低，且其他 6 项健康指标也有改善（舒张压、健康相关生命质量、体力活动水平、坚持服用他汀类药物、坚持服用降压药物、起立行走试验的表现），脑卒中复发、住院、残疾、死亡率显著下降。SINEMA 研究提示基于卫生系统和个人水平进行 mHealth 干预，可改善中国农村地区的血压控制情况，促进脑卒中危险因素防控。

（3）脑卒中后长期管理

Willeit 等进行了一项随机临床试验，评估了 STROKE-CARD 多学科疾病管理方案对 AIS 或 TIA 患者心血管事件预防和生活质量改善的效果。该研究创新性地采用了"MyStrokecard"网络移动医疗平台，该平台用于风险因素管理、脑卒中后并发症监测、患者教育和自我赋能。研究发现，与标准护理相比，接受 STROKE-CARD 护理的患者 12 个月内主要心血管事件发生率显著降低（5.4% $vs.$ 8.3%，HR 0.63，P=0.007），同时健康相关生活质量显著提高。STROKE-CARD 这种易于实施的综合管理方案不仅帮助患者更好地监控和管理健康问题，还增强了患者与医疗团队之间的互动，为移动医疗在脑卒中后长期管理中的应用提供了有力证据。

112. 远程医疗：拓展脑卒中救治的新维度

脑卒中远程医疗（telemedicine）为 AHA 的 I 级推荐，已在世界范围内得到一定程度的推广。这种远程提供脑卒中会诊与医疗服务的方法对完善脑卒中急性期管理和康复治疗策略具有重要意义。

（1）院前脑卒中筛查

院前脑卒中评估的准确性直接影响患者能否及时获得溶栓或血管内治疗。Scott 等的研究表明，相较于传统的院前脑卒中评分系统（如 PASTA 评分），远程脑卒中（telestroke）评估的准确性更高。在随机对照试验中，远程脑卒中评估对溶栓和血管内治疗适应证的预测准确率达到 80%，显著高于 PASTA 评分（60.1%）。这一结果表明，远程医疗的早期介入可以提高院前筛查的准确性，加快脑卒中患者的救治流程。

（2）再灌注治疗

在脑卒中急性期治疗层面，远程医疗（telemedicine）通过远程阅片和临床评估来选择适合溶栓或血管内治疗的患者。该方法提高了 AIS 诊断准确性，并提高了静脉溶栓率，具有良好的成本效益，有助于消除静脉溶栓治疗差距。目前美国接受阿替普酶治疗的患者中约 25% 转移到其他中心进行溶栓后护理。远程神经科会诊为亚急性期住院患者管理提供了专业支撑，辅助指导二级预防和出院后干预的决策制定。另外，在当地社区医院接受治疗的脑卒中患者经会诊考虑符合血管内治疗条件后，可转移到具备血管内治疗能力的综合卒中中心，这就是所谓的"逐级转运模式"（drip and ship model）。

优化后的远程医疗系统显著缩短了脑卒中救治的关键时间节点。在南澳大利亚的一项研究中，通过远程医疗系统的优化，包括远程会诊平台的升级、医疗人员培训和流程标准化，患者的入院至影像学检查时间（door-to-scan time）由 49 分钟缩短至 35 分钟，入院至溶栓时间（door-to-thrombolysis time）从 83 分钟缩短至 58 分钟。此外，接受血管内治疗的患者比例由 5.8% 提升至 11.5%，显著改善了脑卒中治疗效果。

(3) 脑卒中后康复

在脑卒中后康复层面，借助机器人、虚拟现实、商业游戏设备及通信工具（如视频会议与App）提供的远程医疗有望改善脑卒中患者的功能结局，如肢体、言语、情感、认知功能康复。远程医疗可在患者家中或社区环境中进行，医务人员能够监测患者的健康状况，减少不良事件的发生。在治疗效果方面，有中等水平的证据表明远程康复比常规护理更有效或效果相当。在使用率方面，一项评估言语功能远程康复的研究发现，老年患者使用平板电脑和智能手机进行远程医疗的参与度与年轻患者相当，农村地区的患者由于就诊不便，对远程医疗的使用率更高。远程康复的应用提高了脑卒中患者的自主性与参与度，使治疗方案融入家庭环境，成为脑卒中后康复治疗的新型模式。

113. 静脉溶栓：国内外医疗质量改进的实践与探索

(1) 跟着指南走——卒中项目

跟着指南走——卒中项目（get with the guideline-stroke，GWTG-Stroke）是由AHA/ASA提出的脑卒中医疗质量改进计划和国家脑卒中登记项目。该项目使用患者管理工具（patient management tool，PMT）对质量改进指标进行在线交互式评估，通过提高医院对已发布指南建议的依从性改善脑卒中护理和二级预防。

GWTG-Stroke项目已在2000余所医院开展，纳入美国约半数的脑卒中患者。该项目的实施在一定程度上改善了脑卒中医疗质量与患者临床结局。在脑卒中医疗质量层面，多项研究显示参与GWTG-Stroke项目的医院对于指南推荐的质量改进方法的依从性提高。Howard等发现参与GWTG-Stroke项目的医院患者更有可能接受指南推荐的5项干预方法，包括使用t-PA、危险因素教育与警示、吞咽功能评估、血脂评估，以及神经科医师评估。在患者临床结局层面，参与该项目的医院患者住院时间缩短，住院死亡率下降，且出院患者比例、30天与1年死亡率等指标优于未参与该项目的医院。在脑卒中质量控制领域，GWTG-Stroke 登记项目为质量改进临床研究的开展提供了基础支撑。

（2）Target：Stroke 质量改进项目

t-PA 是缺血性脑卒中超急性期具有充分循证证据支持的可改善患者功能预后的再灌注治疗药物，其疗效具有高度时间依赖性，在治疗时间窗内尽早给药会带来更大益处。为改善静脉溶栓治疗的医疗质量，AHA/ASA 在美国范围内开展 Target：Stroke 质量改进项目，该项目基于 GWTG-Stroke 登记项目开展，共分为干预前阶段（2003 年 4 月—2009 年 12 月）、一期（2010 年 1 月—2013 年 12 月）和二期（2014 年 1 月—2018 年 9 月）。

Target：Stroke 一期目标是采用最佳实践策略的质量干预措施，使 DTN 时间≤60 分钟的患者比例达到 50%。质量干预措施主要包括：急救团队预先通知医院、一次呼叫启动脑卒中团队、快速获取和解释脑成像、使用特定流程和工具包、预先准备 t-PA 注射、脑卒中团队管理、快速绩效数据反馈。至 2013 年第三季度，DTN 时间≤60 分钟的患者比例从 29.6% 增加至 53.3%。一期目标达成后，Target：Stroke 二期目标确定为使 DTN 时间≤60 分钟的患者比例达到 75%，同时使 DTN 时间≤45 分钟的患者比例达到 50%。在一期基础上，二期增加以下干预措施：将患者直接转移到计算机断层扫描/磁共振成像扫描仪处进行神经检查和脑成像、提供全面方案手册、提供教育材料、提供可定制临床决策支持工具和基准化绩效反馈。

对脑卒中发病 3 小时内接受静脉溶栓治疗的患者进行初步分析，结果显示干预前、一期、二期的平均 DTN 时间分别为 78 分钟、66 分钟、50 分钟。二期结束时，75.4% 的患者达到≤60 分钟 DTN 目标，51.7% 的患者达到≤45 分钟 DTN 目标。二期干预后 t-PA 使用率增加，患者呈现较好临床结局，如住院死亡率降低、t-PA 并发症减少、出院率增高等。Target：Stroke 项目提示制定质量改进目标、实施联合干预措施可提高静脉溶栓治疗的及时性。目前，Target：Stroke 三期提出进一步缩短 DTN 时间，同时制定入院至取栓时间目标，为改善缺血性脑卒中救治质量再添助力。

(3) IMPROVE 中国脑卒中医疗质量改进项目

2018 年，参照美国 GWTG-Stroke 项目的成功经验，在国家神经系统疾病医疗质量控制中心指导下，中国卒中学会与 AHA/ASA 合作，启动了中国急性缺血性卒中再灌注治疗医疗质量改善项目（IMPROVE：Stroke Care in China）。IMPROVE 研究在中国 16 家二级医院和 33 家三级医院中纳入 12 132 例急性缺血性脑卒中患者，评估了针对性的质量改进干预措施（STEP 干预）对再灌注治疗的影响。STEP 干预包括工作流程重建、工具包开发、技术培训和研讨会等多方面内容，旨在缩短院内再灌注治疗的延迟时间。研究发现，虽然干预组整体再灌注治疗率为 53.5%（3046/5689），高于对照组的 43.9%（2830/6443），但这一差异在调整后不具有统计学意义（校正后 RD 5.5%，95%CI –8.0% ~ 19.0%）。然而，在二级医院中，干预显著提高了再灌注治疗率（57.8% $vs.$ 42.9%，校正后 RD 19.0%）、静脉溶栓率（58.2% $vs.$ 42.2%）和血管内治疗率（22.1% $vs.$ 14.3%）。该研究表明，在资源相对匮乏的二级医院中实施针对性的质量改进干预可能更为有效，这对于优化中国脑卒中医疗资源分配、提高急性缺血性脑卒中患者再灌注治疗率具有重要意义。

(4) MISSION 项目：行为干预促进医疗质量改进

为缩短我国 AIS 患者静脉溶栓 DTN 时间、促进脑卒中再灌注治疗医疗质量改进，楼敏教授团队开展提高院内卒中服务利用率（improving in-hospital stroke service utilization，MISSION）研究，旨在探索行为干预应用于脑卒中医疗质量改进的效果。行为改变轮（behavior change wheel，BCW）理论是一种将行为治疗应用于改进干预的新方法，由行为来源（能力、机会、动机）、干预功能、政策类别 3 个层面组成，目前已用于提高患者药物依从性及住院患者脑卒中康复水平。

MISSION 研究为开放标签、多中心整群随机对照试验，纳入浙江省卒中中心联盟的 22 所单位医院及 1634 例发病 4.5 小时内接受静脉溶栓的 AIS 患者，随机分配至行为干预组与常规治疗组，其中干预组通过每月 2 小时视频电话会议实施 PEITEM 联合干预措施，即对脑卒中与急诊科团队进行说服（persuation）、环境重建（environmental reconstruction）、激励（incentivization）、培训（training）、教育（education）和示范（modeling）。结果显示，干预组DTN时间≤60分钟的患者比例高于对照组（82.0% vs.73.3%），干预组和对照组平均DTN时间分别为43分钟、50分钟，干预组实现发病90天良好功能结局即mRS评分≤1分的患者比例高于对照组（55.6% vs.50.4%）。MISSION研究提示应用行为干预理论和方法可促进脑卒中医疗质量改进，该方法可在全球范围内进一步推广应用。

114. 血管内治疗：优化与创新的双重奏

（1）院前转运策略

在没有血管内治疗医院的非城市地区，疑似合并LVO的脑卒中患者的最佳院前转运策略尚不明确。非随机研究结果表明，与从当地卒中中心二次转移的患者相比，最初转运到血管内治疗医院接受取栓治疗的患者有更好的结局。某些地区建议距离血管内治疗医院30～60分钟车程的疑似LVO患者绕过最近的当地卒中中心，避免院间转运带来的时间延误。

为研究在非城市地区，疑似LVO脑卒中患者直接运送到血管内治疗医院与最近的当地卒中中心相比是否有益，Perez de la Ossa等开展了一项多中心的整群随机试验——转移到最近的当地卒中中心与直接转移到血管内治疗医院的疑似大血管闭塞的加泰罗尼亚地区急性脑卒中患者（transfer to the closest local stroke center versus direct transfer to endovascular stroke center of acute stroke patients with suspected large vessel occlusion in the catalan territory，RACECAT）。RACECAT试验纳入西班牙加泰罗尼亚地区经急诊转运的1401例疑似LVO急性脑卒中患者，距离患者最近的当地卒中中心无法进行血管内治疗。患者经随机分配后转运至血管内治疗医院或当地卒中中心。研究结果显示两组患者90天mRS评分和90天死亡率无显著差异。RACECAT研究比较了直接转运和逐级转运两种转运模式在非城市地区疑似LVO急性脑卒中患者中的应用，研究结果提示直接运送到血管内治疗医院既无益处也无害处，最佳运送模式需因地制宜，遵循可实现的工作流程指标、既定的实践模式和当地资源的可及性，而不是采取"一刀切"的方法。

（2）院内流程改进

入院至动脉穿刺（door-to-puncture，DTP）时间是广泛应用的院内流程质量评价指标。美国神经介入外科学会标准与指南委员会（Standards and Guidelines Committee of the Society of NeuroInterventional Surgery，SNIS）提出将 DTP 时间降至 60 分钟以内，而临床研究显示目前距该目标实现存在一定差距。

为缩短 DTP 时间，目前研究提出一种新的策略：绕过 CT 室直接转移到导管室（direct transfer to angiography suite，DTAS）。患者到达导管室后，首先使用平板 CT（flat-panel computed tomography，FPCT）排除颅内出血或大面积梗死，然后应用平板血管造影系统或其他诊断性血管造影诊断 LVO，指导下一步血管内治疗。

为研究 DTAS 对 LVO 急性脑卒中患者临床结局的影响，Requena 等设计实施了一项前瞻性开放随机对照临床试验。研究筛选出 174 例发病 6 小时内的疑似 LVO 急性脑卒中患者，随机分配至 DTAS 组和常规治疗组进行评估和血管内治疗。研究结果显示 DTAS 方案降低了患者的 90 天 mRS 评分（校正共同优势比 2.2，95%CI 1.2～4.1），DTAS 组和常规治疗组分别有 74 例患者（100%）和 64 例患者（87.7%）接受血管内治疗，DTAS 组平均 DTP 时间显著缩短至 18 分钟，入院至再灌注时间缩短至 57 分钟。该研究表明使用 DTAS 策略可缩短院内工作流程时间，提高 LVO 患者血管内治疗率，改善患者的功能结局。目前国际多中心临床试验正在探索 DTAS 的推广应用，以促进脑卒中血管内治疗领域质量改进。

115. 移动卒中单元：开启院前救治的新篇章

移动卒中单元（mobile stroke unit，MSU）目前已成为脑卒中院前管理规范诊疗模式，对脑卒中紧急救治及静脉溶栓、动脉取栓治疗快速决策具有重要作用。MSU 以救护车为载体，配备专业工作人员、小型 CT 和床旁实室检查设备。B_PROUD 和 BEST-MSU 等研究证明了 MSU 可缩短 AIS 患者发病到静脉溶栓的治疗时间。Turc 等纳入随机对照、病例系列及病例对照研究进行系统综述和 Meta 分析，结果表明与常规护理相比，使用 MSU 与发病 90 天患者良好功能结局（mRS 评分≤1 分）有关（校正比值比 1.64），同时 MSU 组发病至静脉溶栓时间较常规护理组缩短 31 分钟，静脉溶栓率更高，且未增加安全性结局风险。

来自美国 GWTG-Stroke 项目 106 家医院的 19 433 例急性缺血性脑卒中患者数据显示，与标准急救医疗服务相比，MSU 的院前管理显著降低了患者的整体残疾水平（调整后平均差异为 0.03，95%*CI* 0.01～0.05），并增加了患者出院时独立行走的可能性（53.3% *vs.* 48.3%，调整后风险比 1.08，95%*CI* 1.03～1.13），MSU 显著缩短了从最后正常时间到静脉溶栓开始的中位时间（103 分钟 *vs.* 119 分钟）。

上述研究结果提示 MSU 具有临床效果转化的重要价值，可成为脑卒中院前管理指南和医疗决策制定的重要内容，能进一步提升脑卒中院前急救医疗质量。

116. 智启未来：人工智能重构脑卒中医疗的全新格局

（1）提升脑卒中诊断的准确性与效率

基于人工智能（artificial intelligence，AI）的决策支持系统通过自动化影像学分析、优化分诊流程及增强多团队协作，显著提升了脑卒中诊断的准确性与效率。

在影像学分析方面，以卷积神经网络为核心的 AI 工具能够快速解析 CT 和 MRI 影像，精准识别 LVO 等关键病变，为溶栓或取栓治疗争取黄金时间窗。AI 工具（如 e-Stroke Suite）可自动识别 LVO 并量化梗死区域，使 CT 至股动脉穿刺时间从 174 分钟缩短至 145 分钟，同时将静脉溶栓率从 11.5% 提升至 18.1%。类似地，Viz.ai 平台通过实时推送影像结果至移动端，可使综合卒中中心的 DTP 时间缩短 15 分钟，转诊医院的门进－门出（door-indoor-out,DIDO)时间减少 37 分钟。

在急救流程优化方面,机器学习模型通过自然语言处理实时分析急救热线通话文本中的关键症状描述(如"左侧/右侧肢体无力""突发性语言障碍""血块"等),将脑卒中识别敏感性从 52.7% 提升至 63.0%,阳性预测值(positive predictive value,PPV)提高 7.8%。此外,基于 Viz.ai 的集中化通信平台确保脑卒中医疗团队成员均能够实时获取患者的状态、决策和位置信息,通过移动设备获取患者影像学信息,减少沟通负担,提高团队协作效率,使直接到达医院的 LVO 患者 DTP 时间缩短 32%(127 分钟 vs.86 分钟)。

(2)个性化治疗决策支持

AI 通过整合多模态数据(如基因组信息、影像学特征和电子病历等)显著推动了脑卒中治疗的个性化决策。2019 年,全球首个基于人工智能的脑血管病临床诊疗辅助决策系统的医疗质量改进研究——"金桥工程Ⅱ"由我国研究者发起,该研究作为一项多中心、开放标签的整群随机化干预研究,旨在评估基于人工智能的 AI-CDSS 对 AIS 患者临床结局及医疗质量的改善效果。该研究将 77 家医院随机分为干预组和对照组,干预组通过整合医院信息系统中的临床与影像学数据,利用深度学习算法和脑卒中知识库,实现 AI 辅助影像学分析、病因分类及基于指南的个体化治疗推荐(如急性期干预和二级预防策略),对照组则接受常规诊疗。主要终点为脑卒中后 3 个月内新发复合血管事件(缺血性脑卒中、出血性脑卒中、心肌梗死或血管性死亡)的发生率。

AI-CDSS 通过构建多维度质控指标实现闭环管理,其集群化应用模式有效弥合了区域医疗资源差距,使基层医院能够执行与三级医院同质的诊疗标准,从而系统性降低脑卒中复发率与致残率。此外,系统通过自动抓取电子病历数据并生成结构化报告,为临床研究提供了高质量的真实世界证据,推动了指南更新与实践改进的良性循环。从个体化决策角度,AI-CDSS 不仅基于患者特异性特征(如基因型、合并症)推荐二级预防策略,还能通过持续学习机制整合最新研究成果,使"千人一策"向"千人千策"转型成为可能,为精准医疗在脑卒中领域的落地提供了可扩展的技术范式。

(3)预后预测与并发症风险管理

AI 在脑卒中预后评估及并发症预警中展现出高精度与高效性。Heo 等基于深度神经网络的机器学习技术，利用临床与影像学数据预测脑卒中后 3 个月的功能独立性（mRS 评分 ≤ 2 分），其受试者工作特征 AUC 达 0.888，显著优于临床应用的 ASTRAL 评分（AUC=0.839）。多项使用机器学习构建的影像组学与临床特征的联合模型进一步提升了脑卒中后残疾的识别能力（AUC 0.80 ~ 0.92），较单一数据模型的预测效能显著提高。

人工智能为脑卒中后并发症的精准化管理提供了创新性解决方案，显著提升了风险预测与干预效能。研究表明，基于机器学习的动态预测模型可突破传统评分系统的性能瓶颈，如 Lee 等开发的随机生存森林模型实现脑卒中后肺炎风险预测 C 指数为 0.787，Ge 等采用注意力机制 GRU 模型将 7 天/14 天肺炎预测 AUC 提升至 0.928/0.905，显著优于其他机器学习方法。在干预层面，Zhou 等证实 AI-CDSS 可显著提高防治质量，使静脉血栓栓塞发生率从 5.89/1000 降至 4.75/1000，相对降低了 19.35%，同时抗凝药物使用率从 19.97% 增加至 22.88%。这些进展标志着脑卒中并发症管理进入智能化新阶段，通过实时风险预警与循证决策支持，提高了防治措施的时效性与准确性，有效降低了继发性器损伤风险。

(4)智能康复技术与多模态协同

AI 通过意图解码与个性化康复方案设计，显著提升了脑卒中康复的精准性与效率。在运动意图解码方面，AI 算法（如深度学习与强化学习）可实时解析肌电信号与脑电信号，驱动外骨骼或假肢实现自适应控制。例如，基于生物力学模型的肌电信号解码方法，通过模拟神经肌肉动力学，显著减少了信号校准时间并提高了鲁棒性；卷积神经网络则用于脑电信号的特征提取与分类，使脑机接口能够准确识别患者的运动意图，进而控制康复机器人执行任务导向训练。在个性化干预中，强化学习算法通过分析患者的运动表现、生理数据及康复进展，动态调整外骨骼的辅助力度，实现"按需辅助"。

AI 进一步通过远程康复支持与多模态协同，推动脑卒中康复向普惠化与闭环化发展。基于 AI 的远程监护系统整合可穿戴传感器与移动应用，实现居家康复训练与自动化评估，突破地理限制并降低医疗成本。同时，AI 与虚拟现实、增强现实及柔性机器人技术的融合，构建了沉浸式多模态康复环境。例如，AI 生成的动态虚拟场景可自适应患者能力，结合机器人辅助训练增强运动技能迁移至日常生活；而脑 – 机 – 机器人闭环系统通过实时脑电信号反馈调控外骨骼动作，激活休眠神经可塑性，形成"感知 – 决策 – 执行"一体化康复链。

117. 总结

综上所述，近年来脑卒中医疗质量改进领域取得了显著进展，为我国脑卒中医疗质量提升提供了宝贵经验并带来了全新挑战。通过学习型健康系统推动多层面质量改进项目，为我国临床研究设计开辟新路径；以缩短再灌注治疗时间、优化诊治流程为目标的改进策略成效斐然。移动医疗转变脑卒中临床研究设计，促进脑卒中危险因素防控与患者长期管理；远程医疗拓展脑卒中救治边界，提升院前筛查、再灌注治疗及脑卒中后康复效果。移动卒中单元的应用为院前管理提供了规范诊疗模式，人工智能技术则重构了脑卒中医疗质量与效率边界，推动了诊断、治疗决策、预后预测及康复技术的创新与发展。未来，持续加强我国脑卒中医疗质量监测与改进体系建设，推动创新技术研发与临床研究开展，是减轻脑卒中疾病负担、提升诊治与防控水平的关键。

（姜晓晴　李子孝　整理）

脑小血管病

118. 脑小血管病研究的神经影像学标准 STRIVE-2——自 2013 年以来的新进展

2023 年 The Lancet Neurology 上发布的脑小血管病国际影像学标准 2（standards for reporting vascular changes on neuroimaging 2，STRIVE-2）结合了 STRIVE-1 公布后 10 年间脑小血管病（cerebral small vessel disease，CSVD）影像学领域取得的进展，对 STRIVE-1 提出的术语进行了必要的更新和补充。STRIVE-2 重点关注 CSVD 神经影像学特征及其研究用途，而非 CSVD 的临床特征和临床管理。在过去 10 年的研究中，STRIVE-1 中提及的微出血、血管周围间隙和白质高信号已经逐渐取代了其他术语，成为使用频率最高的标准术语。与此同时，其他术语如假定血管源性腔隙、近期皮质下小梗死和脑萎缩等并没有被广泛采纳，STRIVE-2 希望未来能对这些术语达成新的共识。此外，除上述 STRIVE-1 定义的部分经典的 CSVD 影像学标志物外，STRIVE-2 还纳入了新的影像学特征，如偶发 DWI 阳性病灶、脑皮质表面铁沉积和脑皮质微梗死等。

119. 脑小血管病相关认知障碍：多维度评价

既往理论认为，CSVD 相关认知障碍以执行功能和处理速度受损为主，而其他方面功能相对保留。2021 年发表的一篇关于 CSVD 患者认知障碍的 Meta 分析通过对 CSVD 患者认知功能进行多维度的评价，包括处理速度、执行功能、记忆力、注意力、推理能力、视空间能力、语言能力等多个方面，得出了与以往不同的结论：与对照组相比，CSVD 患者的认知障碍存在于所有维度。

笔者分析产生与既往结论不同的原因在于：①以往关于 CSVD 相关认知障碍的研究通常样本量较小，统计能力可能不足；②许多研究仅针对某一特定亚型的 CSVD，不足以全面了解 CSVD 各个阶段的认知功能症状谱。

120. 脑小血管病发病机制新进展：脑类淋巴系统

2012 年，美国科学家团队首先发现脑内存在一种沿血管周围间隙清除溶质的途径，称之为脑类淋巴系统（glymphatic system）。2024 年 Brain 上发布的一项研究从人群的颈部淋巴结（cervical lymph node，CLN）抽吸液和血浆中，通过单分子阵列技术测定了 Aβ40、Aβ42、磷酸化 Tau-181、胶质纤维酸性蛋白和神经丝轻链的水平，检测到 CLN 中生物标志物浓度显著高于血浆浓度，首次证实人类 CLN 中可检测到神经退行性变化的生物标志物。

2024 年，韩国团队发现类淋巴系统在药物递送方面有良好的应用前景。通过颅骨骨髓和大脑之间的直接连接进行药物递送，可跨越血脑屏障，使药物直接到达大脑。研究人员对认知障碍小鼠模型经颅骨骨髓给药递送多奈哌齐，可对小鼠产生良好疗效和神经保护功能。对于难以跨越血脑屏障的大分子药物，可通过经颅骨骨髓给药，为 CSVD 的治疗提供新的方法。

121. 脑小血管病临床试验框架

CSVD 导致 1/4 的脑卒中，是血管性认知障碍和痴呆最常见的病因。开发新疗法的一个重要步骤是采用更好的试验方法。CSVD 的发病机制不同于其他脑卒中，因此，疗效需要在 CSVD 队列中进行评估。此外，CSVD 本身可以由许多不同的因素引起，其中最常见的是动脉硬化和 CAA。截至目前，在 CSVD 领域几乎没有足够有力的高质量随机临床试验，而且不一致的试验方法使一些发现难以解释。2022 年，专家多次召开会议讨论并通过了 CSVD 临床试验框架（framework for clinical trials in cerebral small vessel disease，FINESSE）。

122. 脑小血管病临床试验举例

2023年发表在 *JAMA Neurology* 上的 LACI-2 试验，是一项研究者发起、开放标签、盲法终点、2×2 析因设计的随机临床试验，探讨单硝酸异山梨酯和西洛他唑治疗1年对腔隙性脑卒中患者血管、功能和认知结局的可行性、耐受性、安全性和有效性。研究结果表明 LACI-2 试验是可行的，单硝酸异山梨酯和西洛他唑耐受性良好且安全。这些药物可以减少脑卒中复发、腔隙性脑卒中后的认知障碍，并可以预防 CSVD 的其他不良后果。然而，这两种药物都应该在大规模的Ⅲ期试验中进行测试。TREAT-SVDs 是 2023 年发表在 *The Lancet Neurology* 上的一项评估降压药对 CSVD 患者微血管功能影响的多中心、开放标签、随机、交叉试验，研究结果提示氨氯地平、氯沙坦或阿替洛尔治疗4周对散发性 CSVD 患者脑血管反应性的影响没有差异，但对 CADASIL 患者的治疗效果存在差异。抗高血压药物类别是否对 CSVD 患者的临床结局有不同的影响还需要进一步研究。

（王伊龙　廖晓凌　整理）

多组学技术助力脑卒中研究及新药研发

作为日益严峻的全球健康挑战，脑卒中已经成为世界范围内获得性成人身体残疾的主要原因，同时也是中、高收入国家的第二大死亡原因。缺血性脑卒中和出血性脑卒中的发病率在 75 岁以上的老人中超过 1000/10 万。以脑卒中为首的脑血管疾病同时也是老年癫痫的主要诱导因素，是痴呆的第二大原因。脑卒中带来的健康问题、社会问题日益严峻，关于脑卒中的防治手段及发病机制的深入研究却始终无法得到突破。我国脑卒中的药物治疗，存在时间窗窄、效果不够理想的问题，且大部分药物依赖进口，或受到外国专利保护。尽管存在巨大的疾病负担和潜在的市场规模，但是既往从先导化合物到产品鉴定，再到临床实践花费了巨大的时间成本和经济成本，加上药物转化的低成功率等因素，研究单位及研究者对新药研发的热情正在逐渐降低。因此，有关脑卒中新药研发更有效的研究方法和手段亟须被发掘和应用。

一方面，随着高通量测序技术的发展，如 454 焦磷酸测序（454 pyrosequencing）、Illumina（Solexa）sequencing、ABI SOLiD sequencing、离子半导体测序（ion semiconductor sequencing）、DNA 纳米球测序（DNA nanoball sequencing）等技术的应用，测序读长不断加长、通量不断提升、时间不断缩短，促进测序成本快速下降，大量基因组序列被破译；另一方面，基因组、代谢组、蛋白质组、转录组等组学技术得到积极发展，多组学的研究也因此得以开展。2018 年，国际研究项目 MEGASTROKE 利用来自 52 万多人的 DNA 序列鉴定出人类基因组中的 32 个位点与脑卒中风险相关联，并以此建立数据库。2006—2010 年，UK Biobank 成功采集到超过 50 万名志愿者的健康数据并进行多组学分析，成为全球规模最大的人体生物健康信息库。以上来自不同国家和地区的脑卒中基因研究及数据库的建立，推动了以基因组为核心的多组学研究的发展。可以预见的是，随着数据分析手段的丰富，数据分析能力的提升，多组学在新药研发中将发挥不可替代的作用。

123. 多组学技术

多组学是采用前沿的高通量测序和质谱等组学技术，整合基因组、转录组、表观遗传组、蛋白质组、代谢组、宏基因组等多个组学的数据和知识，从系统的角度，以动态、交互的思想，揭示生命活动规律的方法论。尽管每个单独的组学技术都促进了医学的进步并已进入临床实践，但单个技术难以捕捉大多数人类疾病的整体复杂性。多组学技术的发展正成为综合研究生物和疾病的新方法。而针对脑卒中等复杂性多因素疾病的分子机制研究，多组学方法同样发挥着其特有的优势，通过基因组学、转录组学、蛋白质组学和代谢组学发现脑卒中早期生物标志物及相关分子机制，为疾病的预防及发病机制研究提供支持。

124. 以基因组为核心的组学技术驱动脑卒中研究

在脑卒中的基因组学研究中，全基因组关联分析（genome-wide association study，GWAS）是最常用的方法，但是GWAS需要大样本量。最近国际大型GWAS研究探索了脑卒中相关的常见遗传变异，发现不同类型脑卒中的遗传率不同，大动脉粥样硬化型脑卒中的遗传率估计约为40%，心源性脑卒中为33%，脑小血管病型脑卒中为16%，脑叶出血为73%，深部脑出血为34%。尽管这些数据的准确性依赖于样本量大小和估计遗传率的方法，但结果支持遗传因素对脑卒中发病的贡献。

脑卒中等复杂疾病最常见的遗传风险变异类型是单核苷酸多态性（single nucleotide polymorphisms，SNP），但是复杂疾病预期的遗传风险变异的影响较小（通常$RR<1.5$），需要大样本才能达到足够的统计能力。因此，近几年国际卒中遗传学联盟（www.strokegenetics.org）、基因组流行病学心脏与衰老研究队列联合会或全球生物库倡议（https://www.globalbiobankmeta.

org/）等国际联盟推动开展了多项大规模国际合作研究，在临床上收集包含基因组信息的大型数据，建立基于人群队列、具有不同深度的表型特征的大型生物数据库。

（1）脑卒中遗传风险位点的发现

2008 年 Gretarsdottir 等发表第一项脑卒中 GWAS 研究以来，截至目前，全球共报道了 10 余项大型脑卒中 GWAS 研究的结果，样本量也逐年增加，从 2008 年的 1661 例至 2022 年的 110 182 例。其中最具代表性的是 2018 年发表于 Nature Genetics 的基于 52 万人的多族裔全基因关联分析发现 32 个脑卒中和脑卒中亚型风险位点的研究（multi-ancestry genome-wide association study of 520 000 subjects identifies 32 loci associated with stroke and stroke subtypes，MEGASTROKE），该研究是主要基于欧洲人群的大型 GWAS Meta 分析（67 162 例脑卒中患者和 454 450 例对照患者），成为目前全球脑卒中基因研究领域的最高被引文章。

值得注意的是，2022 年以前的 GWAS 研究多是基于欧洲人群进行的分析，缺少其他人群的脑卒中基因组学研究数据。全球脑卒中疾病负担在非欧洲裔人群中更为突出，尤其是中国人群的脑卒中发病率居全球首位，死亡率约为欧美国家的 5 倍。部分脑卒中风险变异位点在等位基因频率上显示出不同种族人群之间的明显差异，例如，最近发现的烟雾病易感变体环指蛋白 213 基因（ring finger protein 213，RNF213）p.R4810K 显著增加了东亚地区人群缺血性脑卒中和大动脉粥样硬化型脑卒中的发生风险，而这种变异在欧洲极为罕见。因此，增加非欧洲裔人群，特别是东亚人群的基因组学研究对理解脑卒中的机制尤其重要。

2022 年 9 月底，法国 Debette 教授团队在对 110 182 例脑卒中患者（5 个族裔，33% 非欧洲裔）和 1 503 898 例对照个体的 GWASMeta 分析中，识别了 89 个（61 个新发现的）与脑卒中及其亚型相关的独立基因座。该研究在 Nature 上发表，是迄今规模最大且分析维度最全面的脑卒中基因组学研究。

（2）解释 GWAS 发现，从位点到基因

尽管目前全球范围内的 GWAS 研究已广泛开展并在研究 DNA 序列变异

对脑卒中风险的贡献方面取得了重大进展，但如果没有进一步的功能探索，则无法确定遗传风险变异发挥作用的原因基因，对脑卒中潜在分子机制的理解仍然有限。

将 GWAS 结果与其他组学方法的信息相结合，是目前越来越流行的功能探索方法。疾病的发生反映了 DNA 序列以外因素的复杂相互作用，包括表观遗传修饰、RNA 转录、蛋白质生成和代谢物生成。高通量技术的出现，使得分析这些下游因素对复杂疾病的影响成为可能。例如，全基因组关联研究将 GWAS 与表达数量性状基因座（expression quantitative trait loci，eQTL）数据集相结合，以得出组织特异性基因表达水平与给定表型之间的关联，进一步可以使用共定位分析（colocalization analyses）来测试同一致病变异是否导致遗传变异与给定组织中基因表达水平及目标疾病的关联。例如，目前应用这些组学分析方法发现 *SLC25A44*（chr1q22）、*ULK4*（chr3p22）、*ICA1L*、*FAM117B*、*CARF*、*NBEAL1*（chr2q33）等基因表达升高与 SVS 的发生风险相关。这使得研究者能够将 GWAS 基因座进一步细化为一组有限的假定的脑卒中致病基因，以便进行功能探索和验证。*SLC25A44* 基因编码进入线粒体的支链氨基酸的线粒体溶质转运蛋白；*ULK4* 基因编码丝氨酸/苏氨酸蛋白激酶，其缺乏可导致髓鞘形成不足；在 chr2q33 位点，*ICA1L* 基因主要在内皮细胞中表达，并含有导致幼年肌萎缩性侧索硬化症的突变；*NBEAL1* 基因通过调节 LDL 受体表达来调节胆固醇代谢。最近，研究者也通过结合 GWAS 结果与 eQTL，发现血浆和脑脊液中 E- 选择素水平或血浆 MMP-12 水平与脑卒中风险具有相关性。

为最终确认基因对脑卒中风险的影响并寻找潜在的途径和机制，需要在动物模型中进行实验。目前研究者已经开发了部分动物模型，用以研究携带导致单基因脑卒中的罕见突变和导致多因素脑卒中风险的常见变异基因的影响。例如，*HDAC9* 基因中的 51 个变异与大动脉粥样硬化型脑卒中亚型及冠状动脉疾病选择性相关，提示 *HDAC9* 基因与动脉粥样硬化相关。动物模型中，*HDAC9*(−/−)*ApoE*(−/−) 小鼠与 *HDAC9*(+/+)*ApoE*(−/−) 小鼠相比，动脉粥样硬化程度降低。最近，对高脂血症小鼠的实验结果显示，*HDAC9*

作为动脉粥样硬化斑块稳定性的调节因子和抑制性 κB 激酶（IKK）的激活剂，可驱动巨噬细胞和内皮细胞的炎症反应。上述研究结果表明，*HDAC9* 抑制可能是减少大动脉粥样硬化型脑卒中的一种新疗法。然而，对于其他的 GWAS 研究发现的脑卒中风险基因，还没有更深入的基础实验对其功能和机制进行研究。

（3）药物基因组学指导临床治疗

基因信息也可应用于研究个体对药物治疗的反应，目前最有代表性的相关研究是笔者团队进行的 CHANCE 系列研究。CYP2C19 是氯吡格雷激活过程中的关键酶，其活性在 LOF 等位基因携带者中降低。CHANCE 研究中的药物基因组学结果表明，在轻型脑卒中或 TIA 后，*CYP2C19* LOF 等位基因携带者处于脑卒中复发的高风险中，阿司匹林和氯吡格雷的联合治疗可使患者显著获益。CHANCE-2 研究基于基因指导下选择双抗血小板治疗，即在携带至少 1 个 *CYP2C19* LOF 等位基因的轻型脑卒中和 TIA 患者中使用替格瑞洛联合阿司匹林相对氯吡格雷联合阿司匹林，能够进一步降低脑卒中复发风险，这表明遗传信息对于选择双抗血小板治疗患者非常重要。CHANCE-2 研究开创了抗血小板领域基因指导下的临床精准医学治疗先河。

（4）多基因风险预测

GWAS 在预测常见疾病风险方面也具有重要潜力。多基因风险评分（polygenic risk score，PRS）将与疾病相关的独立遗传变异的多个影响，在不同的显著性阈值下汇总为一个单独的 PRS，反映疾病的累积遗传易感性。针对常见疾病，PRS 可识别具有与某些疾病的单基因突变相当的风险的个体。例如，有研究发现，在冠状动脉疾病 PRS 分值较高的 8% 的人群患冠状动脉疾病的风险增加了 3 倍。

由于基因变异在整个人体生命周期内都可以进行检测，并且检测成本越来越低，这使得应用 PRS 对高风险人群进行早期识别成为精准医疗中的可行方案，同时也可以应用 PRS 参与评估预防性干预（精准预防）的临床试验。

125. 多组学助力脑卒中新药研发

以基因组为核心的多组学研究在脑卒中等复杂性疾病的新靶点发现及新药研发中发挥着不可替代的作用。相较于脑卒中传统新药研发模式效率低、错误率高、不良反应大、周期长、成本高等弊端，基于多组学的新药研发具有通量高、效率高、研发成功率高等优势。

（1）传统新药研发模式和多组学新药研发模式

传统药物靶标研发多是遵从基础到临床再到基础的模式。受限于研究对象的差异性、受试者数量、伦理审核等诸多因素，传统模式往往要经历更多的经费投入和更长的研发周期，而这对研发单位和研发人员都是极大的挑战。2019年1月30日，罗氏宣布终止 Crenezumab 治疗早期 AD（前驱或轻度 AD 患者）的2项Ⅲ期临床研究 CREAD 1 和 CREAD 2，这2项持续了15年的研究宣告失败，说明从 AD 这样作用机制不明的疾病中利用传统模式进行新药研发非常困难。FDA 的数据显示，在传统新药研发模式中，临床前表现良好的新药里只有30%能通过Ⅲ期临床试验，而一款新药从研发到上市可以长达20年。我国脑卒中患者基数大、发病率高，而这一特点，也让基于多组学的靶点研究及新药研发具有一定的优势。以多组学为基础的脑卒中新药研发模式，由基因组、转录组、表观遗传组、蛋白质组、代谢组、宏基因组等交叉学科组成，不仅能精准定位最具潜力的药物靶标，还能阐明靶标与疾病的发生及发展、治疗、预后的关系。相较于传统模式，多组学研究在脑卒中新药研发时提升了通量，涵盖了更多的靶标，具有通量高、效率高的特点。同时，基于组学的新靶点研究数据均采集自人体，规避了基础研究的弊端，规避了体内外模型、模式生物与人之间的代谢差异和遗传差异，降低了试错成本。运用不同生物组学分析方法，还可以全面展示不同靶点与疾病之间的因果关系，提升靶点筛选的有效性。基于以上观点，以多组学为基础的脑卒中新药研发，可充分利用我国大样本库资源，缩短研发周期，节约研发成本，并加速我国脑卒中等心脑血管疾病新靶点的发现及新药的研发。

（2）基因组等组学驱动的药物发现

针对脑卒中等复杂性疾病，多组学研究在疾病的新药研发中有着巨大的潜力，推广基于多组学的脑卒中乃至更多疾病的药物靶标研发新模式，有助于提升我国原研药开发能力，推动医药产业升级，缩短药物研发周期，节约研发成本，降低社会医疗压力。

在多组学研究中，常用的分析方法多种多样，孟德尔随机化（Mendelian randomization，MR）方法是目前应用最广的一个。采用 MR 方法有助于识别新的治疗靶点、发现药物重新定位的证据或药物效应的遗传支持（包括药物不良反应的评估），从而加速新靶点的发现和新疗法的发展。据估计，药物效应的基因支持可使临床试验的成功率提高 1 倍，目前越来越多的制药公司已经在很大程度上整合了利用基因组学发现药物的策略。

其中，MR 方法越来越多地被用于药物效应的遗传学研究。在这种分析方法中，基因变异被用作工具变量，以人群携带不同基因型近似对于暴露的影响，以寻求与脑卒中的因果关联的证据。MR 方法基于减数分裂过程中遗传等位基因的随机分配，使 MR 方法比观察研究更不容易混淆和颠倒因果关系。例如，有研究者利用 MR 方法发现，提高 HDL-C 水平的胆固醇酯转移蛋白抑制剂的遗传替代物与 SVS 风险降低和 ICH 风险升高有因果关系。

MR 方法也可以与药物靶蛋白的 pQTL 共同作为工具变量。有研究者通过联合 MR 方法与 eQTL，在药物重新定位分析中识别卡维地洛（靶向 E-选择素），而 MCP-1 信号目前根据类似证据被证明为降低脑卒中风险的可能治疗靶点。MR 方法中，基因变异被用作工具变量暴露于给定的风险因素，可用于探索推定危险因素与脑卒中及其亚型的因果关系，最终用于指导预防策略的制定。MR 分析需要使用 GWAS 评估暴露风险因素的影响，也要使用 GWAS 评估结局的影响，这些计算可以基于个体数据水平或汇总统计数据水平。随着越来越多的 GWAS 汇总统计数据的公开，两样本 MR（2-sample MR）方法目前已成为 MR 方法中最常用的一种。两样本 MR 方法可以利用公开数据库中的 GWAS 汇总统计数据，在临床队列没有基因测序的情况下就可以结合队列的临床数据进行 MR 分析，减少了基因测序的时间和经济成本，使得 MR 方法更容易应用于药物靶点的发现。

（3）基于多组学的创新药物研发范例

应用基因组等组学进行心脑血管新药研发的最有代表性的成功案例就是 PCSK9 抑制剂的发现，这被视为过去 30 年中慢病防治的重大突破之一，也是基于多组学的创新药物研发模式的首秀。PCSK9 在 2003 年被首次报道，该基因的突变可导致家族性高胆固醇血症。通过基因组学、转录组学、蛋白质组学等多组学数据整合分析，研究人员揭示了 PCSK9 与低密度脂蛋白受体的关系，发现 PCSK9 可以通过促进低密度脂蛋白受体的降解来调节血液中的低密度脂蛋白胆固醇（low-density lipoprotein cholesterol，LDL-C）水平。

随后，PCSK9 抑制剂被成功开发并应用于临床，为外国药企带来了显著的经济效益。例如，安进公司的依洛尤单抗和赛诺菲/再生元联合研发的阿利西尤单抗是两款已经上市的 PCSK9 抑制剂。依洛尤单抗自 2015 年获批以来，销售额呈上升趋势，2021 年实现营收 11.17 亿美元，2022 年达到 12.96 亿美元；阿利西尤单抗在 2021 年实现营收合计 4.21 亿美元，2022 年达到 4.67 亿美元。此外，诺华的 siRNA 基因疗法药物英克司兰钠在 2022 年实现营收 1.12 亿美元。

自 PCSK9 这一药物靶点被发现，到安进公司的依洛尤单抗和赛诺菲/再生元联合研发的阿利西尤单抗于 2015 年获得 FDA 批准上市，总共历时仅 12 年。多组学技术被用于创新药物研发的第一次尝试，就已展现出举世瞩目的研发效率。

国内也有应用多组学进行脑卒中等心脑血管新药研发的成功案例。笔者应用多组学技术发现 CSVD 的脑卒中亚型的治疗靶点 PDE3A，并在短时间内设计出新型 PDE3A 抑制剂，该抑制剂即将进入临床试验阶段，用于治疗 CSVD 并降低其复发风险。另外一个案例也是笔者和施福东教授团队应用多组学研究发现脑卒中潜在靶点——甲酰肽受体 1，并在短时间内设计出新型拮抗剂 T-0080，用于减轻脑出血后神经炎症和脑水肿。

126. 脑卒中多组学研究的挑战和机遇

在助力脑卒中新药研发的过程中，多组学是难得的机遇，但同时也面临着很多挑战。虽然国际上针对多组学研究的队列建立已经初具规模，但是每个队列的标准各不相同，对于个体层面数据的准确度把控不高，因此，一个全国乃至全球的多中心统一标准的队列有待被建立。

在过去10余年中，破译脑卒中风险的遗传变异方面取得了重大进展，然而，为了更全面地阐明脑卒中的遗传基础，利用这些遗传变异的发现来提高对脑卒中发生、发展的分子途径的理解，以及为了获得临床应用，还需要做出大量的努力。另外，近年来以UKB为代表的国际大型多组学数据集开始收紧对中国研究人员的使用权限。首先，加强非欧洲裔人群（特别是中国人群）参与国际大型GWAS研究，对关联结果的可推广性及最大化精细绘图和风险预测潜力至关重要。其次，目前全球脑卒中基因组学研究基本上都基于芯片数据而非全基因组测序数据，缺乏罕见变异相关分析，因此应扩大全基因组研究，以捕捉罕见变异的影响，并允许精细绘制GWAS基因座。再次，目前大型脑卒中基因组学研究主要围绕脑卒中易感性开展，对脑卒中后结局的遗传学机制研究较少，其根本原因是国际上拥有遗传数据的队列缺少随访结局数据。最后，国际多组学公开数据集开始收紧对中国研究人员的使用权限，这一变化凸显了我国建设自己的多组学队列研究和数据集的紧迫性。

面对脑卒中疾病领域多组学研究的国内外挑战，笔者团队建立了STROMICS卒中多组学数据平台。STROMICS首次发布了中国万人缺血性脑卒中队列的全基因组高深度测序结果，并整合了约1.5万例缺血性脑卒中患者的蛋白质组、代谢组等多组学数据，和超过2700项临床表型信息、189个生物指标检测结果、多种影像学数据，以及临床检查、诊断、治疗和随访记录，是首个中国脑卒中患者万人队列的多组学多模态数据平台（http://www.stromics.org.cn）。STROMICS数据平台作为首个包括超过万名中国缺血性脑卒中患者高深度全基因组和多组学测序数据，以及具有长期规律随访的临床表型、影像等多模态数据的数据平台，不仅填补了脑卒中研究领域多组学、多模态数据库的空白，而且弥补了全球脑卒中基因组研究中缺乏大样本中国队列的不足，为开发针对中国人群的脑卒中早诊方法、精准预防和治疗策略及新药研发提供了重要的数据资源。

多组学研究面临的另一个挑战来自跨组学计算方法的缺失，单组学的计算及分析方法已经比较成熟，而随着多组学的发展，针对多组学的计算及分析方法并未得到突破。除此之外，多组学人才的缺失也是目前面临的主要问题，多组学研究对人才具有多学科素质要求，而这种多学科人才的培养需要特殊培养体系的建立。基于以上，我们既要看到多组学在脑卒中等复杂性疾病新药研发中的机遇，又要正视来自不同方面的挑战，不断发展、完善和使用基于多组学的脑卒中新药研发模式。

（程丝 整理）

炎症与脑卒中

127. 脑卒中复发存在残余风险

脑卒中复发残余风险是指患者即使接受了标准治疗（如控制高血压、抗栓治疗等），仍存在卒中再次发生的风险。据统计，每年仍有约 8% 的缺血性脑卒中患者在标准二级预防治疗下，再发脑卒中，导致死亡、残疾等不良预后。残余风险可能来自未被完全控制的危险因素（如高血脂、糖尿病）或潜在的病理机制（如动脉粥样硬化进展）。即便患者严格规范二级预防治疗，残余风险也可能因遗传、炎症或隐匿性房颤等因素持续存在。残余风险越高，患者预后越差，临床中需通过定期评估、优化个体化治疗（如强化降脂或抗凝），同时探索新的防控策略进一步降低复发残余风险。

128. 炎症：脑卒中复发残余风险的重要组分

全基因组关联研究表明炎症标志物 IL-6 和脑卒中发生相关；来自各国不同人群的队列研究及一项纳入 8420 例缺血性脑卒中的 Meta 分析也都表明 IL-6、hs-CRP 和脑卒中复发独立相关，即使在接受二级预防治疗的患者中，炎症标志物仍和脑卒中复发明显相关。

炎症与动脉粥样硬化、脑小血管病、房颤等脑卒中危险因素的病理生理学有关，可能通过多种途径参与脑卒中复发。2021 年发表于 *Nature* 杂志的述评还提出炎症将血脂异常和其他危险因素与动脉粥样硬化联系起来，是动脉粥样硬化重要驱动因素的观点。炎症不仅可通过血管危险因素、动脉粥样硬化的发生、发展导致晚期复发，2025 年发表于 *Nature* 杂志的一项研究还表明，脑梗死后24小时即可通过cfDNA激活炎症小体，促进全身炎症反应，进而加速斑块破裂，导致早期脑卒中复发。使用脱氧核糖核酸酶（DNase）或炎症小体抑制剂阻断这种脑卒中后炎症级联反应，可以改善动脉粥样硬化斑块的稳定性。这些研究提示炎症参与脑卒中复发，是脑卒中复发残余风险的重要组分及缺血性脑卒中二级预防的潜在治疗靶点。

129. CANTOS研究：打开二级预防抗炎新局面

尽管动脉粥样硬化炎症假说架构已日趋完整成熟，炎症在心脑血管疾病中的致病角色已明确，但抗炎是否能够带来血管获益，"炎症假说"亟待临床实践论证。

JUPITER研究是一项评估瑞舒伐他汀能否减少具有炎症残余风险的健康人群心血管事件发生的随机对照临床试验。研究显示瑞舒伐他汀治疗显著降低hs-CRP并减少心血管事件发生。然而，由于治疗同时降低LDL-C，JUPITER研究并不能明确证明瑞舒伐他汀临床获益来自其抗炎效应，而非降低LDL-C。随后，针对Lp-PLA$_2$、sPLA$_2$和P38 MAPK靶点的大规模冠心病抗炎临床试验的失败，给抗炎二级预防蒙上了阴影，但同时也提示，寻找关键的抗炎靶点是决定抗炎治疗成败的关键。

孟德尔随机试验证实IL-6/IL-6R与冠心病存在因果关系，但IL-6R拮抗剂妥珠单抗会导致LDL-C升高，可能不是理想的抗炎靶点。其上游调控因子IL-1β是急慢性炎症中重要的促炎介质，多种与动脉粥样硬化形成相关的因素都可以激活NLRP3炎症小体，进而激活IL-1β，后者可促进动脉粥样硬化进程。人源性抗IL-1β单克隆抗体卡那单抗（canakinumab）在Ⅱb期临床试验中被证实可以显著降低血浆IL-6和hs-CRP水平，而不影响LDL-C。以IL-1β为抗炎治疗靶点，应用卡那单抗治疗冠心病的卡那单抗抗炎血栓形成结局研究（canakinumab antiinflammatory thrombosis outcomes study,CANTOS）基于以上背景进行了试验设计。CANTOS首次证明抗炎治疗可降低冠心病患者再发血管事件的风险。该研究纳入10 061例具有炎症残余风险（hs-CRP ≥ 2 mg/L）的稳定型冠心病患者，给予不同剂量（50 mg/次、150 mg/次和300 mg/次）卡那单抗或安慰剂，随访48个月。研究结束时3种剂量卡那单抗比安慰剂额外降低26%、37%和41%hs-CRP表达水平，而不影响LDL或者HDL水平。150 mg和300 mg卡那单抗治疗可分别降低15%和16%的联合血管事件发生风险。然而，卡那单抗感染性休克等严重不良反应明显，限制了其临床使用。

和CANTOS平行的临床试验——心血管炎症减少试验（cardiovascular inflammation reduction trial），采用非特异性抗炎药物甲氨蝶呤，结果并没有观察到其对冠心病患者再发血管事件的益处或降低C反应蛋白等炎症标志物的作用。虽然是阴性结果，但对比CANTOS，CIRT从另一个角度证明了IL-1β/IL-6/hs-CRP通路是抗炎药物降低血管事件发生风险的重要途径。

130. 老药新用：秋水仙碱预防血管事件

相比之下，秋水仙碱是一种服药方便、安全、便宜、临床常用的抗炎药物，被认为具有抑制NLRP3炎症小体组装、抑制中性粒细胞和巨噬细胞浸润和活动的作用。秋水仙碱用于心血管疾病的二级预防（low dose colchicine for secondary prevention of cardiovascular disease，LoDoCo）研究是前瞻性、随机、开放标签、盲法终点评估的秋水仙碱Ⅲ期临床试验。该研究随机分配532例已接受阿司匹林和（或）氯吡格雷、他汀类药物治疗的稳定型冠心病患者到小剂量秋水仙碱（0.5 mg/d）治疗组和对照组，平均随访时间为3年。研究发现，小剂量秋水仙碱可降低冠心病患者发生联合血管事件（急性冠状动脉综合征、院外心搏骤停或非心源性缺血性脑卒中）的风险（HR 0.33，95%CI 0.18～0.59）。基于此设计的多中心随机、平行对照、双盲临床研究LoDoCo2研究共纳入5522例稳定型冠心病患者，平均随访时间为28.6个月，主要终点为联合血管事件（血管死亡、心肌梗死、缺血性脑卒中和缺血所致的冠状动脉再通）。LoDoCo2研究证实小剂量（0.5 mg/d）秋水仙碱可降低31%联合血管事件风险（6.8% vs. 9.6%，HR 0.69，95%CI 0.57～0.83）。

不仅在慢性期，在动脉粥样硬化相关疾病的急性期，炎症也被认为是重要的发病机制。秋水仙碱心血管结局试验（colchicine cardiovascular outcomes trial，COLCOT）纳入 4745 例急性心肌梗死患者，平均随访时间为 22.6 个月，发现对比安慰剂组，小剂量秋水仙碱组减少 23% 主要终点（血管死亡、心肌梗死、脑卒中、心搏骤停和需要紧急血管再通住院的心绞痛）的发生风险（5.5% vs. 7.1%，HR 0.77，95%CI 0.61～0.96）。在 COLCOT 中，患者从发病到服药，平均时间为（13.5±10.1）天。随后的亚组分析进一步发现应用秋水仙碱获益最明显的为发病 3 天内启动治疗的患者（HR 0.52，95%CI 0.32～0.84），支持在早期启动秋水仙碱抗炎治疗。

基于这些证据，2023 年 FDA 批准秋水仙碱用于降低动脉粥样硬化患者或有多种心血管危险因素患者的心肌梗死、脑卒中、冠状动脉血运重建和心血管死亡风险，ACC/AHA 临床实践指南联合委员会推荐稳定型冠心病患者采用小剂量秋水仙碱进行二级预防，2024 年 ESC 心血管疾病预防指南将秋水仙碱用于心血管二级预防治疗从Ⅱb级推荐、A级证据调整为Ⅱa级推荐、A级证据。

131. 扑朔迷离：秋水仙碱的脑卒中二级预防

基于前期临床研究进行的 Meta 分析发现秋水仙碱可降低心肌梗死患者 46% 的脑卒中风险，支持在脑卒中患者中评估秋水仙碱的二级预防作用。秋水仙碱用于预防非心源性脑卒中血管炎（colchicine for prevention of vascular inflammation in non-cardioembolic stroke，CONVINCE）研究是一项国际多中心、前瞻性、随机、开放标签、盲法终点评估的Ⅲ期临床试验，旨在评估年龄≥40 岁、发病 72 小时至 28 天内的非重度缺血性脑卒中（mRS 评分≤3 分）或高危 TIA 患者应用小剂量秋水仙碱预防血管事件的作用。研究结果于 2024 年 6 月发表于 The Lancet 上。主要结局采用的是联合血管事件（非致死性缺血性脑卒中、心肌梗死、心搏骤停、需住院的不稳定型心绞痛或血管死亡）；共入组 3154 例患者，10 例患者拒绝其数据被用于分析，1569 例患者被分配至秋水仙碱组，1575 例患者被分配至常规治疗组，平均随访时间为 34 个月，主要的意向性分析结果显示，与常规治疗相比，额外使用秋水仙碱治疗并未显著减少血管事件复发（9.8% vs. 11.8%，HR 0.84，95%CI 0.68～1.05）。在随后预设的实际治疗人群敏感性分析中，发现秋水仙碱治疗组患者血管事件发生风险较常规治疗组降低（HR 0.80，95%CI 0.63～0.99）。虽然在主要的意向治疗分析中没有观察到明显的统计学益处，但 CONVINCE 研究提供了新的证据，需要进一步的随机临床试验评估抗炎治疗的作用。

脑卒中复发风险和时间有关，90 天内脑卒中复发风险占 1 年复发风险的 70% 和 5 年复发风险的 40%。与 CONVINCE 研究同月发布于 The BMJ 的 CHANCE-3 研究采用随机双盲、安慰剂对照的研究设计，针对 90 天内脑卒中复发风险，在发病 24 小时内采用小剂量秋水仙碱，是迄今样本量最大的秋水仙碱临床试验。研究共纳入 244 家医疗分中心的 8343 例患者，其中秋水仙碱组 4176 例，安慰剂组 4167 例。结果发现，秋水仙碱相较于安慰剂组，并没有降低早期脑卒中复发风险（6.3% vs. 6.5%，HR 0.98，95%CI 0.83～1.16）。

就在本文撰稿期间，2024 年 11 月 The New England Journal of Medicine 发表了 CLEAR 研究结果。CLEAR 研究为双盲、2×2 析因随机对照研究，共纳入 14 个国家 104 个医疗中心的 7062 例急性心肌梗死患者，在患者发病 72 小时内给予小剂量秋水仙碱，平均随访时间为 3 年，发现秋水仙碱并没有降低联合血管事件（血管死亡、心肌梗死、脑卒中或缺血驱动的血运重建）风险（9.1% vs. 9.3%，HR 0.99，95%CI 0.85～1.16），但随访 3 个月时秋水仙碱治疗组 C 反应蛋白低于安慰剂组。

这 3 项最新的秋水仙碱临床研究结果将为秋水仙碱的临床使用提供新的证据。

132. 道阻且长，未来可期：脑卒中抗炎二级预防

以上几项大型的秋水仙碱治疗心脑血管疾病的临床试验结果不完全一

致，具体原因并不清楚。和疾病病种（累及的血管床）不同、早晚期复发的主要机制不同、不同时期占主导作用的炎症通路不同可能都有关系。但综合来看，脑卒中复发的炎症机制是复杂的，需要针对脑卒中复发炎症通路的特定靶点开展研究。如近期发表于 Nature 的一项研究发现 cfDNA 是早期脑卒中复发的关键机制，针对此开展的Ⅱ期临床研究 ReSCInD（NCT05880524），旨在分析在脑卒中早期采用 DNase 干预 cfDNA 对全身炎症的影响，以及针对孟德尔随机试验发现 IL-6/IL-6R 和血管事件的因果关系及现有 IL-6R 拮抗剂不良反应明显的问题，采用更为安全的 IL-6 单克隆抗体 ziltivekimab 开展的多项Ⅲ期临床研究（表23），旨在分析其对血管事件的保护作用，可能是揭露脑卒中复发机制、寻找有效抗炎治疗策略的可行模式。

表 23 已发表或正在进行的心脑血管抗炎二级预防Ⅲ期临床研究

发表时间或编号	抗炎靶点	使用药物及剂量	研究名称	研究设计	主要研究结果
2013	NLRP3 炎症小体?	秋水仙碱，0.5 mg/d	LoDoCo	研究设计：前瞻性、随机、开放标签、盲法终点评估；研究对象：接受阿司匹林和或氯吡格雷、他汀类药物治疗的稳定型冠心病患者；治疗：随机给予秋水仙碱 0.5 mg/d 或无秋水仙碱；样本量：532；随访时间：平均 3 年；主要终点：联合血管事件（急性冠心病、院外心搏骤停或非心源性缺血性脑卒中）	小剂量秋水仙碱可降低冠心病患者发生联合血管事件的风险（HR 0.33，95%CI 0.18～0.59）
2014	LP-PLA$_2$	darapladib, 160 mg qd	STABILITY	研究设计：随机双盲、安慰剂对照、多中心、事件驱动试验；研究对象：稳定型冠心病患者；治疗：受试者按 1∶1 的比例随机分配到 darapladib（160 mg qd）治疗组或安慰剂组；样本量：15 828；随访时间：基线，1 个月，3 个月和之后每 6 个月，平均研究时间预计 3 年；主要终点：联合血管事件（血管死亡、非致死性心肌梗死或非致死性脑卒中）	在稳定型冠心病患者中，darapladib 并未显著降低心血管死亡、心肌梗死或脑卒中等主要复合终点事件的发生风险（HR 0.94，95%CI 0.85～1.03）
2014	LP-PLA$_2$	darapladib, 160 mg qd	SOLID-TIMI 52	研究设计：随机双盲、安慰剂对照、多中心、事件驱动试验；研究对象：发病 30 天内的急性冠心病患者；治疗：受试者按 1∶1 的比例随机分配到 darapladib 组或安慰剂组；样本量：预计 13 026；随访时间：2.5 年；主要终点：联合血管事件（心血管死亡、非致死性心肌梗死或非致死性脑卒中）	darapladib 并不能降低急性冠心病患者的主要冠状动脉事件的发生风险（HR 1.00，95%CI 0.91～1.09）

续表

发表时间或编号	抗炎靶点	使用药物及剂量	研究名称	研究设计	主要研究结果
2014	sPLA₂	伐瑞拉迪，500 mg qd	VISTA-16	研究设计：随机双盲平行组安慰剂对照研究。研究对象：发病96小时内的急性冠状动脉综合征患者；治疗：人组患者随机1∶1分配至安慰剂组或安慰剂组，持续16周；样本量：5145；随访时间：中位随访时间2.5～3年；主要终点：联合血管事件（血管死亡、非致死性心肌梗死、非致死性脑卒中，或有缺血证据需要住院的不稳定型心绞痛）	伐瑞拉迪不能降低急性冠状动脉综合征患者联合血管事件的发生风险（HR 1.25，95%CI 0.97～1.61）
2016	P38 MAPK	losmapimod，7.5 mg bid	LATITUDE-TIMI 60	研究设计：随机双盲平行组安慰剂对照研究；研究对象：合并至少1项血管危险因素的急性冠心病患者；治疗：按1∶1的比例随机分配至口服losmapimod组（7.5 mg，每天2次）或匹配的安慰剂组，治疗时间为12周；样本量：3503；随访时间：24周；主要终点：联合血管事件（血管死亡、心肌梗死或需要进行紧急冠状动脉再通术的严重复发性不稳定型心绞痛或心肌缺血）	与安慰剂相比，P38MAPK抑制剂losmapimod并未降低急性心肌梗死患者的缺血性心血管事件的发生风险（HR 1.16，95%CI 0.91～1.47）
2017	IL-1β	卡那单抗，50 mg、150 mg或300 mg	CANTOS	研究设计：研究者发起的随机、双盲、安慰剂对照临床试验。研究对象：合并hs-CRP升高（>2 mg/L）的稳定型冠心病患者；治疗：入组患者随机分为4组——安慰剂组、卡那单抗50 mg、150 mg及300 mg组；样本量：10 061；随访时间：中位随访时间3.7年；主要终点：联合血管事件（非致死性心肌梗死、非致死性脑卒中或由心血管疾病引起的死亡）	接受150 mg卡那单抗治疗的患者事件的主要率显著下降（HR 0.85，95%CI 0.74～0.98）

续表

发表时间或编号	抗炎靶点	使用药物及剂量	研究名称	研究设计	主要研究结果
2019	嘌呤通路	甲氨蝶呤，15～20 mg/w	CIRT	研究设计：随机双盲平行组安慰剂对照研究；研究对象：既往患有心肌梗死或多支冠状动脉疾病，合并2型糖尿病或代谢综合征的患者；治疗：患者按1:1的比例随机分配到低剂量甲氨蝶呤组（每周剂量15～20 mg）或安慰剂组；样本量：4786；随访时间：中位随访时间2.3年；主要终点：联合血管事件（血管死亡、非致死性心肌梗死或非致死性脑卒中，因不稳定型心绞痛需行紧急血运重建）	稳定型冠心病患者中，与安慰剂相比，低剂量甲氨蝶呤并未降低IL-1β、IL-6或CRP水平，未降低心血管事件发生风险（HR 0.96，95%CI 0.79～1.16）
2019	NLRP3炎症小体?	秋水仙碱，0.5 mg/d	COLCOT	研究设计：研究者发起的随机、双盲、安慰剂对照临床试验；研究对象：发病30天内的急性心肌梗死患者；治疗：1:1接受秋水仙碱（0.5 mg/d）或安慰剂治疗；样本量：4745；随访时间：平均22.6个月；主要终点：联合血管事件（血管死亡、心肌梗死、脑卒中、心搏骤停和需要紧急血管再通住院的心绞痛）	在近期发生急性心肌梗死的患者中，小剂量秋水仙碱与安慰剂相比显著降低血管事件的发生风险（HR 0.77，95%CI 0.61～0.96）
2020	NLRP3炎症小体?	秋水仙碱，0.5 mg/d	LoDoCo 2	研究设计：研究者发起的随机、双盲、安慰剂对照临床试验；研究对象：临床稳定6个月以上的冠心病患者；治疗：1:1接受秋水仙碱（0.5 mg/d）或安慰剂治疗；样本量：5522；随访时间：平均28.6个月；主要终点：联合血管事件（血管死亡、心肌梗死、缺血性脑卒中和缺血所致的冠状动脉再通）	对于慢性冠性心病患者，每天0.5 mg秋水仙碱与安慰剂相比显著降低心血管事件的发生风险（HR 0.69，95%CI 0.57～0.83）

续表

发表时间或编号	抗炎靶点	使用药物及剂量	研究名称	研究设计	主要研究结果
2024	NLRP3 炎症小体?	秋水仙碱，0.5 mg/d	CONVINCE	研究设计：国际多中心、前瞻性、随机、开放标签、盲法终点评估； 研究对象：40 岁以上、发病 72 小时至 28 天无显著残疾的缺血性脑卒中，脑隐源性栓塞引起的患者（mRS 评分≤3 分）或高危 TIA 且最有可能由大动脉狭窄、腔隙或隐源性栓塞引起的患者； 治疗：随机接受秋水仙碱（0.5 mg/d）和常规治疗或单独常规治疗； 样本量：3154； 随访时间：入组 28 天、90 天，之后每 6 个月，平均总随访时间为 33.6 个月； 主要终点：联合血管事件（缺血性脑卒中、心肌梗死、心搏骤停或不稳定型心绞痛住院）	与常规治疗相比，额外使用秋水仙碱治疗并未显著减少血管事件复发（9.8% vs. 11.8%，HR 0.84，95%CI 0.68～1.05）
2024	NLRP3 炎症小体?	秋水仙碱，第 1～3 天每天 1 mg/d，第 4～90 天 0.5 mg/d	CHANCE-3	研究设计：随机、双盲、安慰剂对照试验； 研究对象：40 岁以上、24 小时内急性缺血性脑卒中（NIHSS 评分≤5 分）或高危 TIA、随机化时 hs-CRP 水平≥2 mg/L 的患者； 治疗：随机分配至治疗组安慰剂或低剂量的秋水仙碱，并在第 4～90 天继续每天 0.5 mg，安慰剂组给予对应剂量的安慰剂； 样本量：8343； 随访时间：90 天； 主要终点：脑卒中（缺血性或出血性）	小剂量秋水仙碱没有降低发病 90 天内脑卒中复发风险（HR 0.98，95%CI 0.83～1.16）

炎症与脑卒中

续表

发表时间或编号	抗炎靶点	使用药物及剂量	研究名称	研究设计	主要研究结果
2024	NLRP3 炎症小体?	秋水仙碱，0.5～1 mg/d	CLEAR	研究设计：研究者发起、国际多中心、随机、安慰剂对照、2×2 析因设计； 研究对象：心肌梗死且接受 PCI 术的患者（NSTEMI 合并至少 1 项危险因素）； 治疗：患者接受 PCI 术后尽快按照 1∶1∶1∶1 的比例随机接受秋水仙碱 [秋水仙碱剂量从基于体重（<70 kg，每日 1 次；≥70 kg，每日 2 次）改为每日 1 次，原因是每日 2 次给药停药率增加］+螺内酯，秋水仙碱+安慰剂，螺内酯+安慰剂，安慰剂对照治疗； 样本量：7062； 随访时间：平均 3 年； 主要终点：联合血管事件（血管死亡、心肌梗死、脑卒中和冠状动脉血运重建）	秋水仙碱组患者联合血管事件发生率与安慰剂组相似（9.1% vs. 9.3%，HR 0.99，95%CI 0.85～1.16）
ACTRN12621001408875	NLRP3 炎症小体?	秋水仙碱，0.5 mg/d	CASPER	研究设计：随机双盲、安慰剂对照临床研究； 研究对象：急性非心源性缺血性脑卒中后 4～52 周，伴 hs-CRP≥1 mg/L 的患者； 治疗：0.5 mg/d（28 天的 run-in 期后为双盲给药）； 样本量：预计 1500； 随访时间：36 个月； 主要终点：联合血管事件（非致死性脑卒中、急性冠状动脉综合征、紧急血运重建和 36 个月时或之后的血管死亡）	/

续表

发表时间或编号	抗炎靶点	使用药物及剂量	研究名称	研究设计	主要研究结果
NCT05476991	NLRP3 炎症小体?	秋水仙碱, 0.5 mg/d	RIISC-THETIS	研究设计：多中心、开放标签、随机对照，2×2 析因设计； 研究对象：有头颅影像学梗死证据的脑卒中或 TIA 伴同侧颈或颅内动脉粥样硬化性狭窄（≥30%）或主动脉弓不稳定斑块的患者； 治疗：秋水仙碱 0.5 mg/d vs. 常规治疗，和替格瑞洛 90 mg bid vs. 阿司匹林 75～300 mg/d； 样本量：2800； 随访时间：36～60 个月； 主要终点：联合血管事件（非致死性脑卒中、非致死性心肌梗死、新发症状冠状动脉或颈动脉再次血运重建、血管死亡或猝死）	/
NCT06396858	NLRP3 炎症小体?	秋水仙碱, 0.5 mg/d	ARCHIMEDES	研究设计：随机双盲、安慰剂对照，2×2 析因设计； 研究对象：18 岁以上、无明确抗凝指征、发病 14 天内的缺血性脑卒中患者； 治疗：秋水仙碱 0.5 mg qd +利伐沙班 2.5 mg bid，或秋水仙碱 0.5 mg qd +安慰剂，或利伐沙班 2.5 mg bid+安慰剂，或安慰剂； 样本量：3000～4500； 随访时间：12 个月； 主要终点：联合血管事件（血管死亡、脑卒中、心肌梗死或紧急血运重建）	/

续表

发表时间或编号	抗炎靶点	使用药物及剂量	研究名称	研究设计	主要研究结果
NCT06102720	炎症小体?	秋水仙碱, 0.5 mg/d	COLCHIDA	研究设计: 研究者发起、随机对照、开放标签研究; 研究对象: 18岁以上, 伴同侧颅外动脉狭窄≥50%或闭塞, 或狭窄<50%但具有不稳定斑块的影像学证据的轻中度(NIHSS评分≤5分)缺血性脑卒中患者; 治疗: 发病48小时内随机1:1分配至秋水仙碱(0.5 mg/d)组或对照组; 样本量: 200; 随访时间: 14天; 主要终点: 新发缺血性脑卒中; 神经功能恶化(NIHSS评分增加≥2分)	/
NCT05021835	IL-6	ziltivekimab, 15 mg QM	ZEUS	研究设计: 多中心、随机双盲、安慰剂对照; 研究对象: 18岁以上ASCVD伴3~4期CKD, hs-CRP≥2 mg/L; 治疗: ziltivekimab (15 mg) 或安慰剂 (每月1次皮下注射); 样本量: 6200; 随访时间: 48个月; 主要终点: 联合血管事件(血管死亡、非致死性脑卒中、非致死性心肌梗死)	/
NCT06118281	IL-6	ziltivekimab	ARTEMIS	研究设计: 随机双盲、安慰剂对照; 研究对象: 18岁以上的急性心肌梗死患者; 治疗: ziltivekimab(负荷量, 随后每月1次)或安慰剂; 样本量: 预计10 000; 随访时间: 25个月; 主要终点: 联合血管事件(血管死亡、非致死性脑卒中、非致死性心肌梗死)	/

(黎洁洁 整理)

参考文献

扫码查看

出版者后记
Postscript

科学技术文献出版社自1973年成立即开始出版医学图书,50余年来,医学图书的内容和出版形式都发生了很大的变化,这些无一不与医学的发展和进步相关。"中国医学临床百家"从2016年策划至今,感谢700余位权威专家对每本书、每个细节的精雕细琢,现已出版作品近300种。2018年,丛书全面展开学科总主编制,由各个学科权威专家指导本学科相关出版工作,我们以饱满的热情迎来了"中国医学临床百家"丛书各个分卷的诞生,也期待着"中国医学临床百家"丛书的出版工作更加科学与规范。

近几年,中国的临床医学有了很大的发展,在国际医学领域也开始崭露头角。以首都医科大学附属北京天坛医院牵头的CHANCE研究成果改写美国脑血管病二级预防指南为标志,中国一批临床专家的科研成果正在走向世界。但是,这些权威临床专家的科研成果多数首先发表在国外期刊上,之后才在国内期刊、会议中展现。如果出版专著,又为多人合著,专家个人的观点和成果精华被稀释。为改变这种零落的展现方式,作为科技部主管、中国科学技术信息研究所主办的中央级综合性科技出版机构,我们有责任为中国的临床医师提供一个系统展示临床研究成果的舞台。为此,我们策划出版了这套高端医学专著——"中国医学临床百家"丛书。

"百家"既指临床各学科的权威专家,也取百家争鸣之义。

丛书中每一本书阐述一种疾病的最新研究成果和专家观点，按年度持续出版，强调医学知识的权威性和时效性，以期细致、连续、全面展示我国临床医学的发展历程。与其他医学专著相比，本丛书具有出版周期短、持续性强、主题突出、内容精练、阅读体验佳等特点。在图书出版的同时，同步通过万方数据库等互联网平台进入全国的医院，让各级临床医师和医学科研人员通过数据库检索到专家观点，并能迅速在临床实践中得以应用。

在与作者沟通过程中，他们对丛书出版的高度认可给了我们坚定的信心。北京协和医院邱贵兴院士说"这个项目是出版界的创新……项目持续开展下去，对促进中国临床学科的发展能起到很大作用"。我们感谢这么多临床专家积极参与本丛书的写作，他们在深夜里的奋笔，感动着我们，鼓舞着我们，这是对本丛书的巨大支持，也是对我们出版工作的肯定，我们由衷地感谢作者的支持与付出！

在传统媒体与新兴媒体相融合的今天，打造好这套在互联网时代出版与传播的高端医学专著，为临床科研成果的快速转化服务，为中国临床医学的创新和临床医师诊疗水平的提升服务，我们一直在努力！

科学技术文献出版社

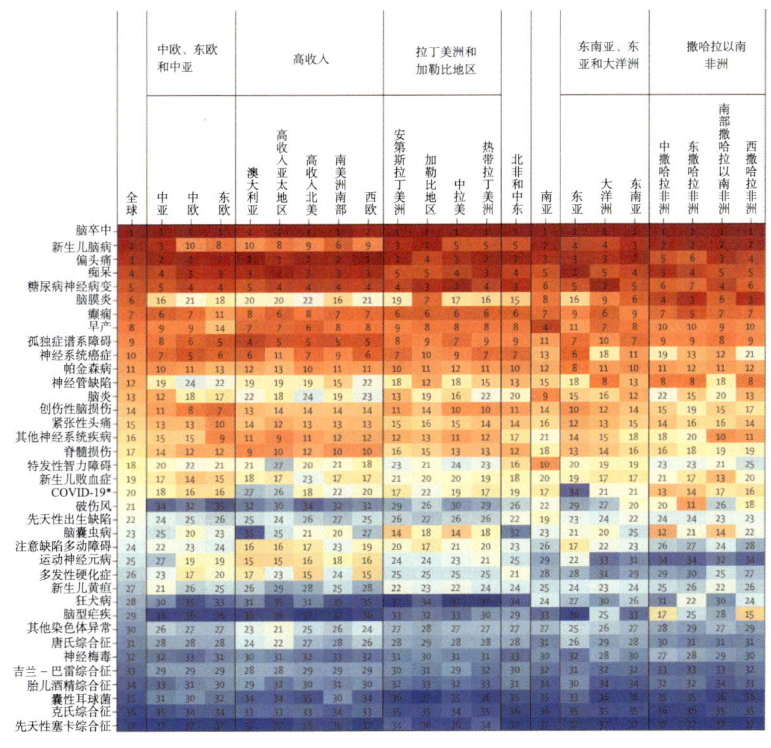

彩插 1　2021 年按 GBD 地区划分的所有神经系统健康损失疾病的年龄标化 DALY 率排名（见正文第 055 页）

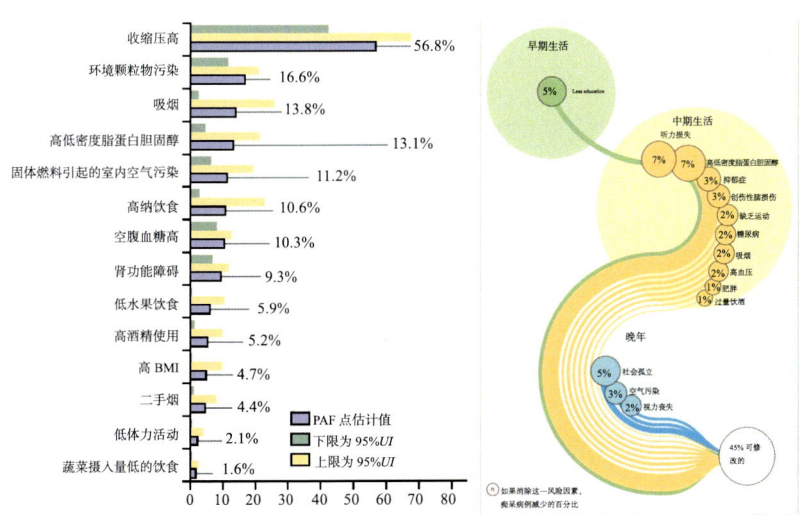

彩插 2　脑卒中和痴呆危险因素（见正文第 056 页）

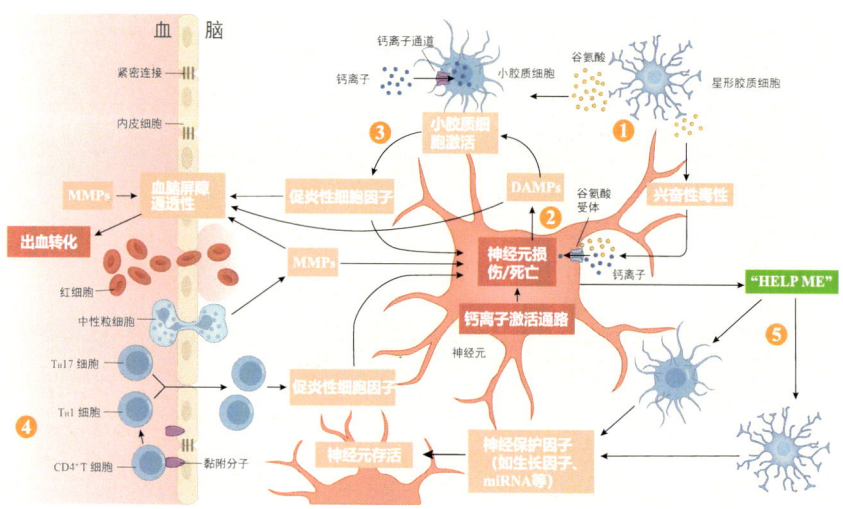

DAMPs，损伤相关分子模式；MMPs，基质金属蛋白酶。

彩插 3　梗死后细胞内的损伤示意（见正文第 087 页）

图片来源：FISHER M，SAVITZ S I. Pharmacological brain cytoprotection in acute ischaemic stroke - renewed hope in the reperfusion era. Nat Rev Neurol，2022，18（4）：193-202.

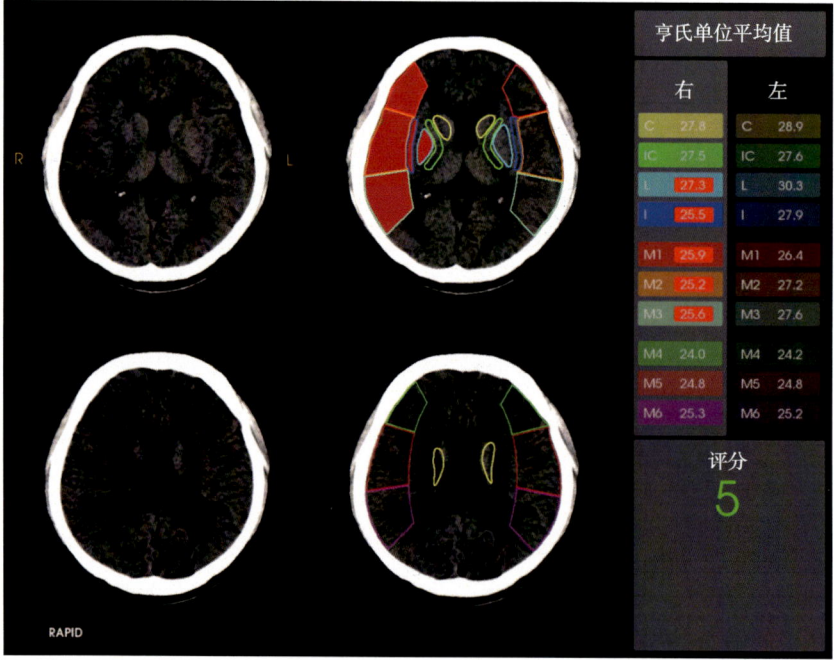

彩插 4　1 例急性缺血性脑卒中患者的 ASPECTS 分区（5 分）（见正文第 090 页）

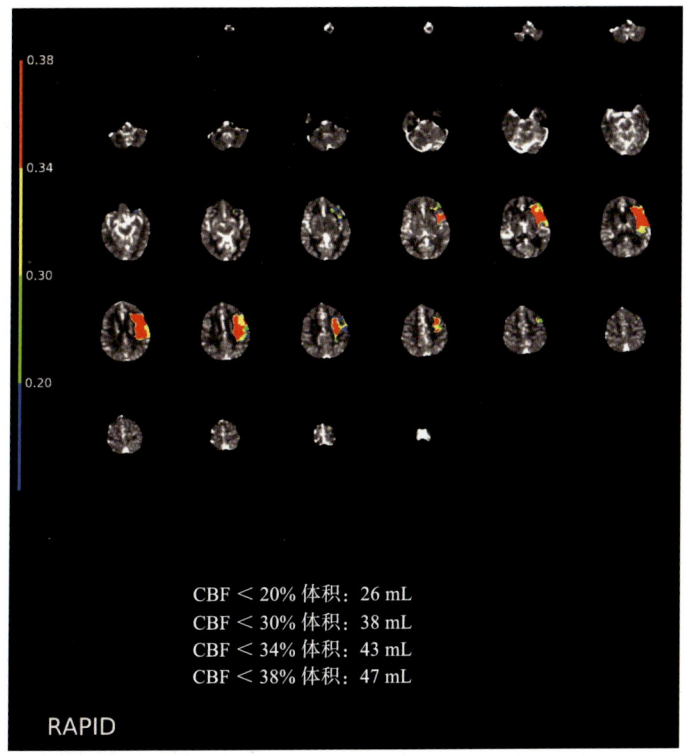

彩插5　1例急性缺血性脑卒中患者利用RAPID软件评估梗死核心体积（38 mL）（见正文第091页）

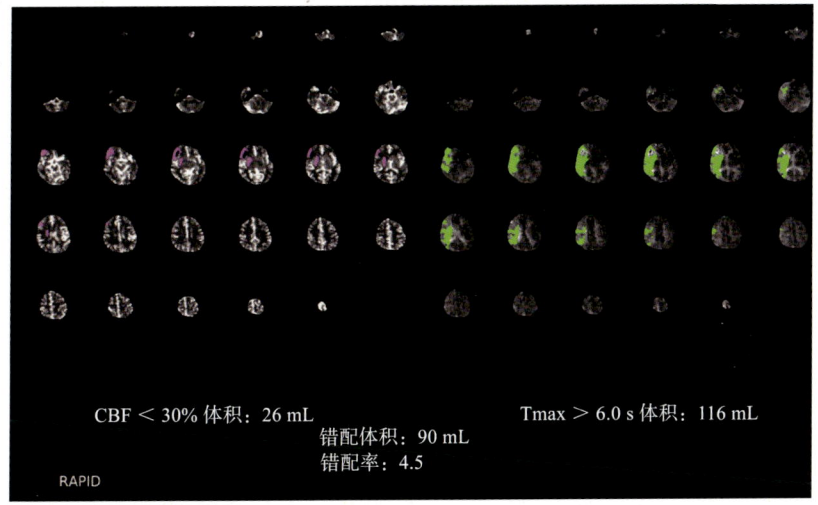

彩插6　1例急性缺血性脑卒中患者利用RAPID软件评估缺血半暗带体积（90 mL）（见正文第091页）

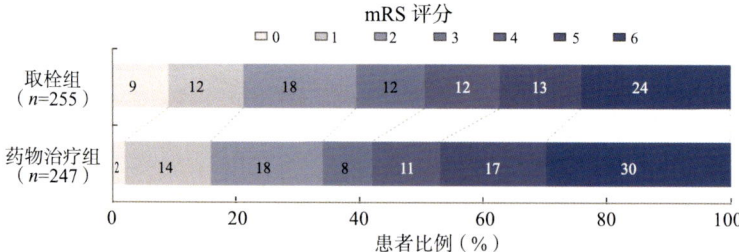

彩插7　MR CLEAN-LATE 研究的主要结局对比（见正文第095页）

图片来源：OLTHUIS S G H, PIRSON F A V, PINCKAERS F M E, et al. Endovascular treatment versus no endovascular treatment after 6-24 h in patients with ischaemic stroke and collateral flow on CT angiography（MR CLEAN-LATE）in the Netherlands: a multicentre, open-label, blinded-endpoint, randomised, controlled, phase 3 trial. Lancet, 2023, 401（10385）: 1371-1380.

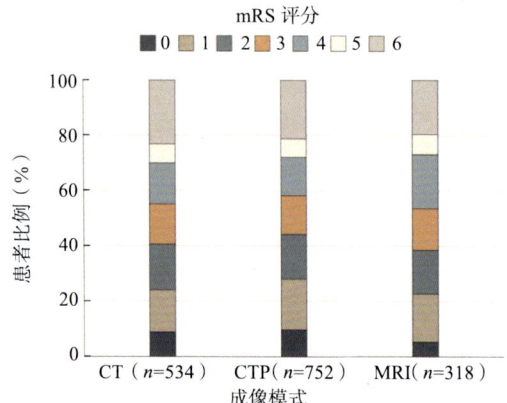

彩插8　CLEAR 研究的主要结局对比（见正文第097页）

图片来源：NGUYEN T N, ABDALKADER M, NAGEL S, et al. Noncontrast computed tomography *vs* computed tomography perfusion or magnetic resonance imaging selection in late presentation of stroke with large-vessel occlusion. JAMA Neurol, 2022, 79（1）: 22-31.

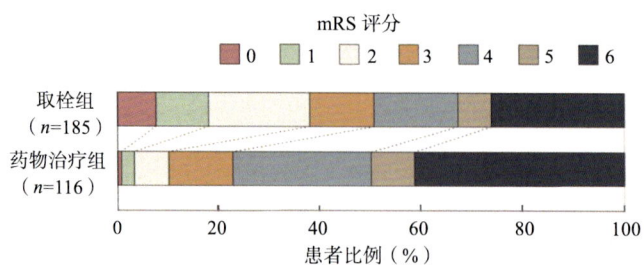

彩插9　SELECT Late 研究的主要结局对比（见正文第098页）

图片来源：SARRAJ A, KLEINIG T J, HASSAN A E, et al. association of endovascular thrombectomy *vs* medical management with functional and safety outcomes in patients treated beyond 24 hours of last known well: the SELECT late study. JAMA Neurol, 2023, 80（2）: 172-182.

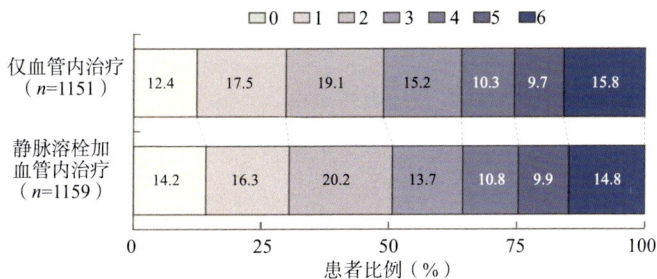

彩插10　IRIS研究的主要结局对比（见正文第100页）

图片来源：MAJOIE CB，CAVALCANTE F，GRALLA J，et al. Value of intravenous thrombolysis in endovascular treatment for large-vessel anterior circulation stroke：individual participant data meta-analysis of six randomised trials. Lancet，2023，402（10406）：965-974.

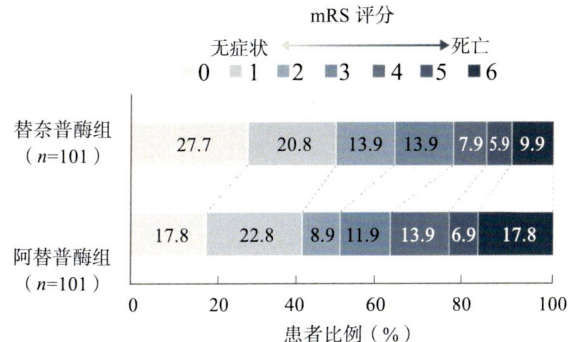

彩插11　EXTEND-IA TNK研究的90天功能预后对比（见正文第101页）

图片来源：CAMPBELL B C V，MITCHELL P J，CHURILOV L，et al. Tenecteplase versus alteplase before thrombectomy for ischemic stroke. N Engl J Med，2018，378（17）：1573-1582.

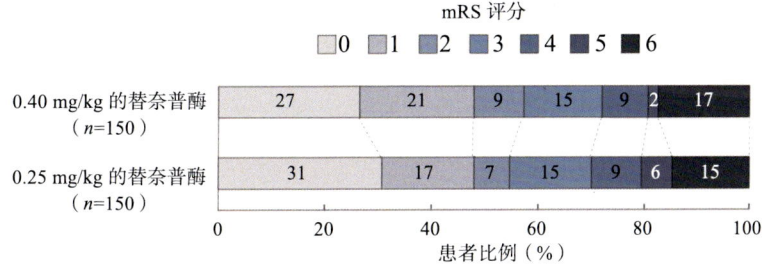

彩插12　EXTEND-IA TNK Part2研究的90天功能预后对比（见正文第102页）

图片来源：CAMPBELL B C V，MITCHELL P J，CHURILOV L，et al. Effect of intravenous tenecteplase dose on cerebral reperfusion before thrombectomy in patients with large vessel occlusion ischemic stroke：the EXTEND-IA TNK part 2 randomized clinical trial. JAMA，2020，323（13）：1257-1265.

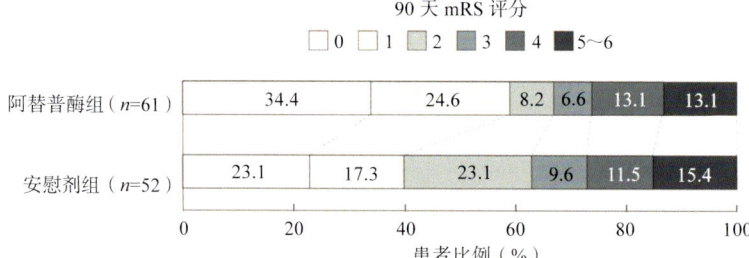

彩插 13　CHOICE 研究的主要结局对比（见正文第 103 页）

图片来源：RENU A，MILLAN M，SAN ROMAN L，et al. Effect of intra-arterial alteplase *vs* placebo following successful thrombectomy on functional outcomes in patients with large vessel occlusion acute ischemic stroke：the CHOICE randomized clinical trial. JAMA，2022，327（9）：826-835.

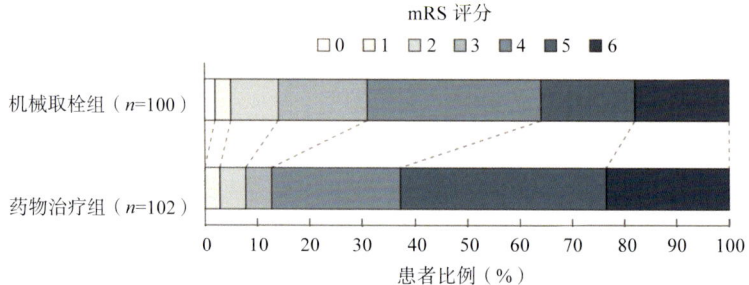

彩插 14　RESCUE-Japan LIMIT 研究的主要结局对比（见正文第 106 页）

图片来源：YOSHIMURA S，SAKAI N，YAMAGAMI H，et al. Endovascular therapy for acute stroke with a large ischemic region. N Engl J Med，2022，386（14）：1303-1313.

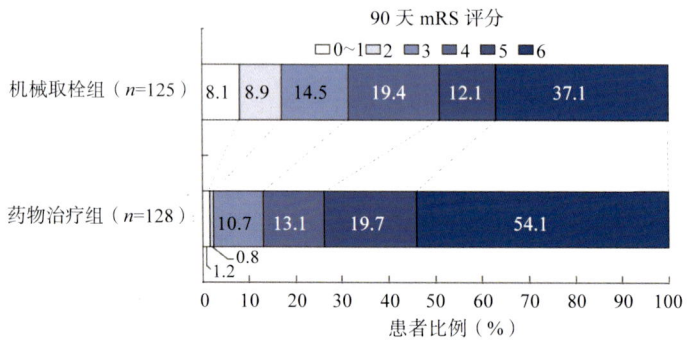

彩插 15　TENSION 研究的主要结局对比（见正文第 107 页）

图片来源：BENDSZUS M，FIEHLER J，SUBTIL F，et al. Endovascular thrombectomy for acute ischaemic stroke with established large infarct：multicentre，open-label，randomised trial. Lancet，2023，402（10414）：1753-1763.

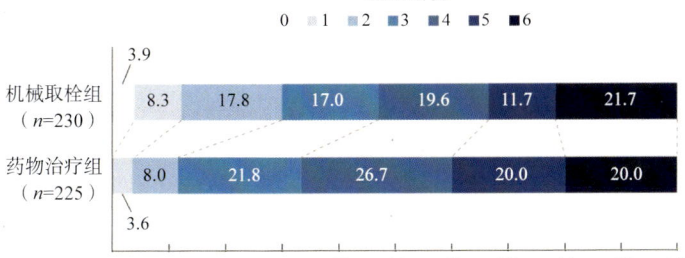

彩插 16　ANGLE-ASPECT 研究的主要结局对比（见正文第 108 页）

图片来源：HUO X，MA G，TONG X，et al. Trial of endovascular therapy for acute ischemic stroke with large infarct. N Engl J Med，2023，388（14）：1272-1283.

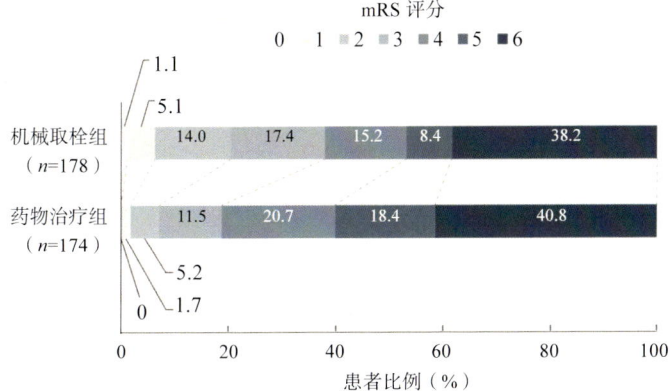

彩插 17　SELECT2 研究的主要结局对比（见正文第 109 页）

图片来源：SARRAJ A，HASSAN A E，ABRAHAM M G，et al. Trial of endovascular thrombectomy for large ischemic strokes. N Engl J Med，2023，388（14）：1259-1271.

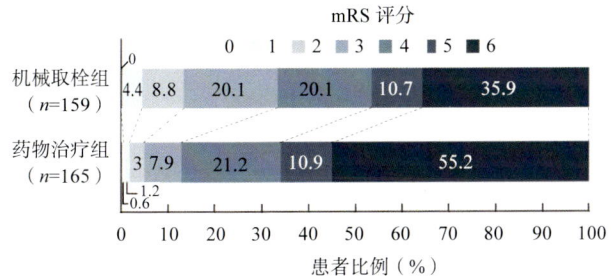

彩插 18　LASTE 研究的主要结局对比（见正文第 110 页）

图片来源：COSTALAT V，JOVIN T G，ALBUCHER J F，et al. Trial of thrombectomy for stroke with a large infarct of unrestricted size. N Engl J Med，2024，390（18）：1677-1689.

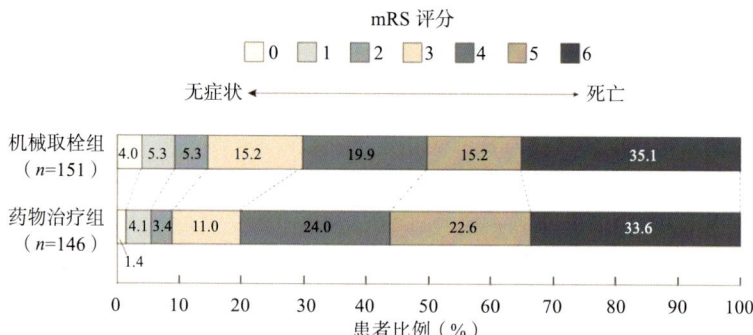

彩插 19　TESLA 研究的主要结局对比（见正文第 111 页）

图片来源：Writing Committee for the TESLA Investigators, YOO A J, ZAIDAT O O, et al. Thrombectomy for stroke with large infarct on noncontrast CT: the tesla randomized clinical trial. JAMA, 2024, 332 (16): 1355-1366.

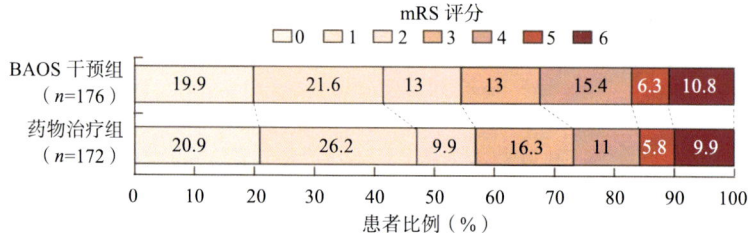

彩插 20　ANGLE-REBOOT 研究的主要结局对比（见正文第 113 页）

图片来源：GAO F, TONG X, JIA B X, et al. Bailout intracranial angioplasty or stenting following thrombectomy for acute large vessel occlusion in China (ANGEL-REBOOT): a multicentre, open-label, blinded-endpoint, randomised controlled trial. Lancet Neurol, 2024, 23 (8): 797-806.

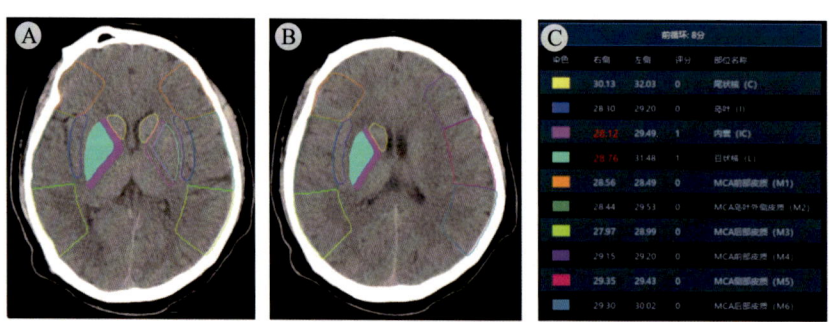

A、B：NCCT 提示右侧内囊、豆状核低密度影；C：ASPECTS 为 8 分。

彩插 21　术前 NCCT 评估及 ASPECTS（见正文第 117 页）

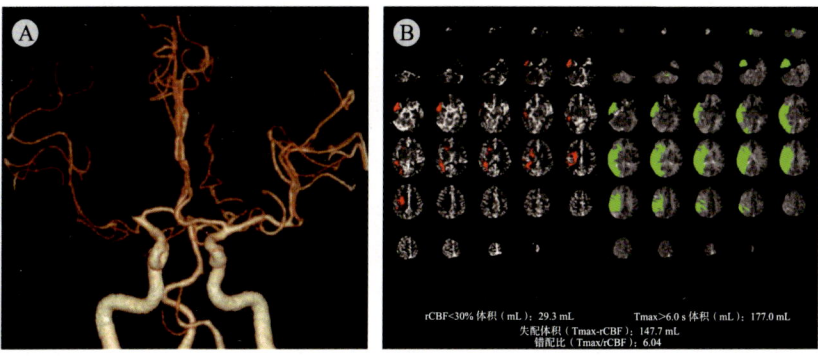

A：头颅CTA提示右侧大脑中动脉M1段近段未显影；B：头颅CT灌注提示右侧大脑半球低灌注，rCBF＜30%体积为29.3 mL，Tmax＞6.0 s体积为177.0 mL，错配体积为147.7 mL，错配比为6.04。

彩插22　术前头颅CTA及头颅CT灌注评估结果（见正文第118页）

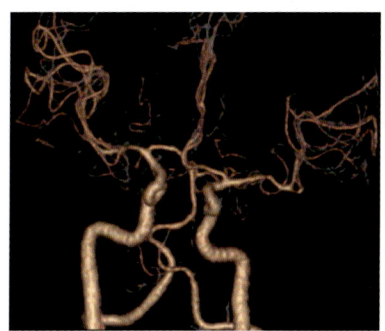

彩插23　术后1天复查头颅CTA（见正文第119页）

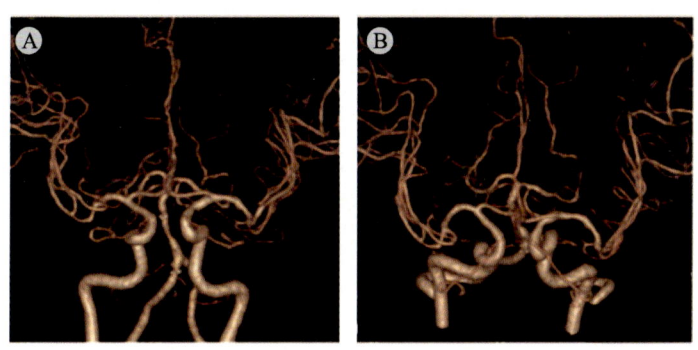

彩插24　术后1天复查头颅CTA（见正文第123页）

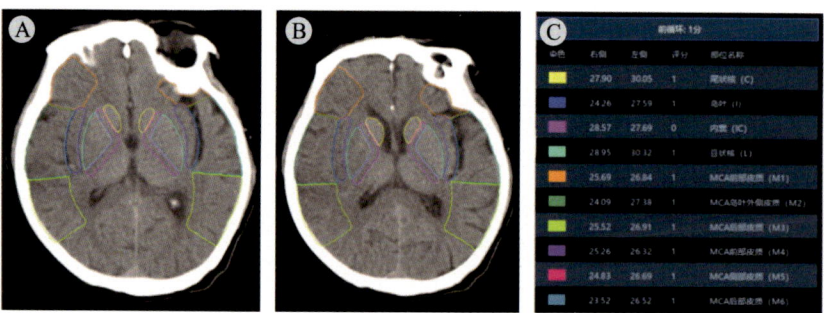

A、B：NCCT 提示右侧大脑半球大面积低密度影；C：ASPECTS 为 1 分。

彩插 25　术前 NCCT 评估及 ASPECTS（见正文第 124 页）

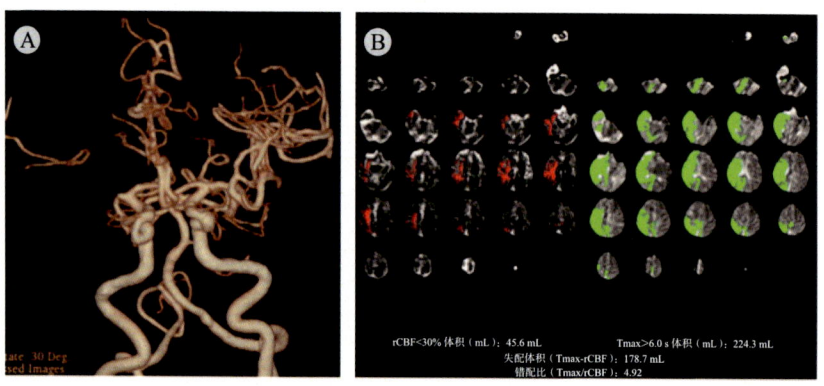

A：头颅 CTA 提示右侧大脑中动脉 M1 段近段未显影；B：头 CT 灌注提示右侧大脑半球低灌注，rCBF < 30% 体积为 45.6 mL，Tmax > 6.0 s 体积为 224.3 mL，错配体积为 178.7 mL，错配比为 4.92。

彩插 26　术前头颅 CTA 及头颅 CT 灌注评估结果（见正文第 124 页）

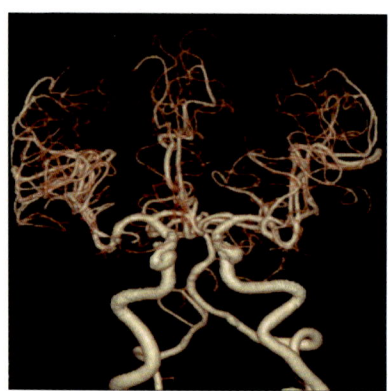

彩插 27　术后 1 天复查头颅 CTA（见正文第 126 页）

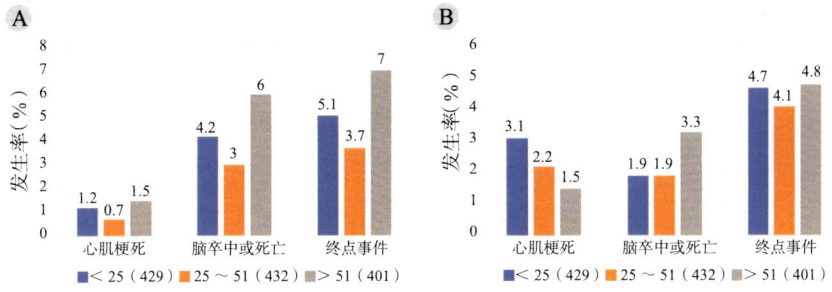

A：CAS 组；B：CEA 组。

注：各组 P 值统计学无显著差异；分组包括中心纳入病例 < 25 例、25～51 例、> 51 例。

彩插 28　CREST 中不同中心不同事件发生率（见正文第 133 页）

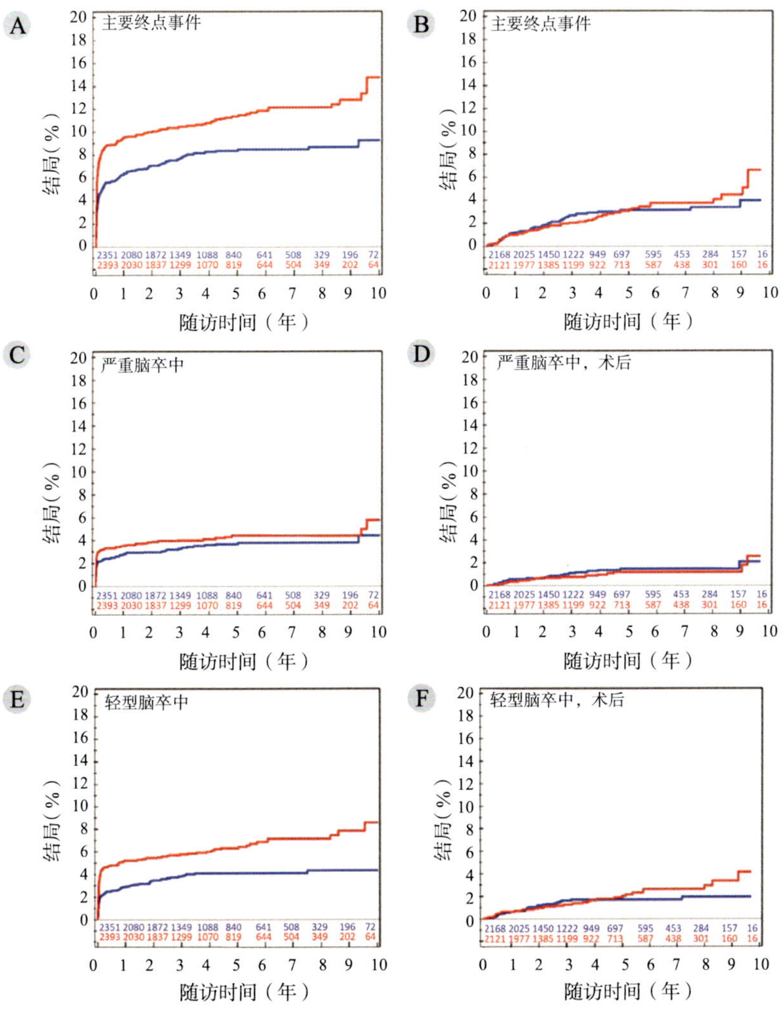

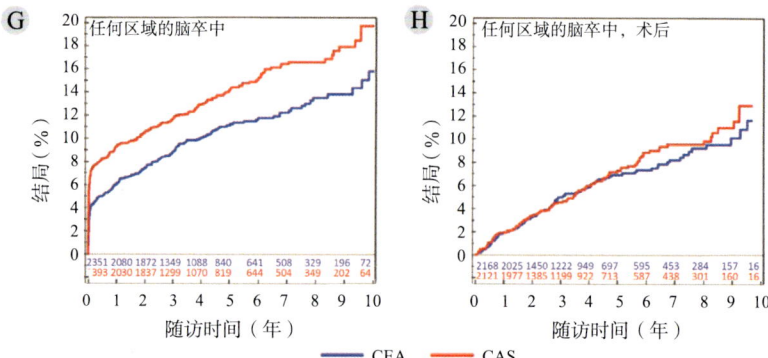

彩插29 A~H：主要结局事件发生率的 Kaplan-Meier 估计值（A和B）；次要结局严重脑卒中（C和D）、轻型脑卒中（E和F）和所有脑卒中（G和H）的发生率。对于每个结果，仅针对所有结果（包括围手术期和手术后事件；A、C、E和G）和手术后事件（即120天后）提供事件发生率估计值（B、D、F和H）（见正文第137页）

图片来源：BROTT T G，CALVET D，HOWARD G，et al.Long-term outcomes of stenting and endarterectomy for symptomatic carotid stenosis：a preplanned pooled analysis of individual patient data.Lancet Neurology，2019，18（4）：348-356.

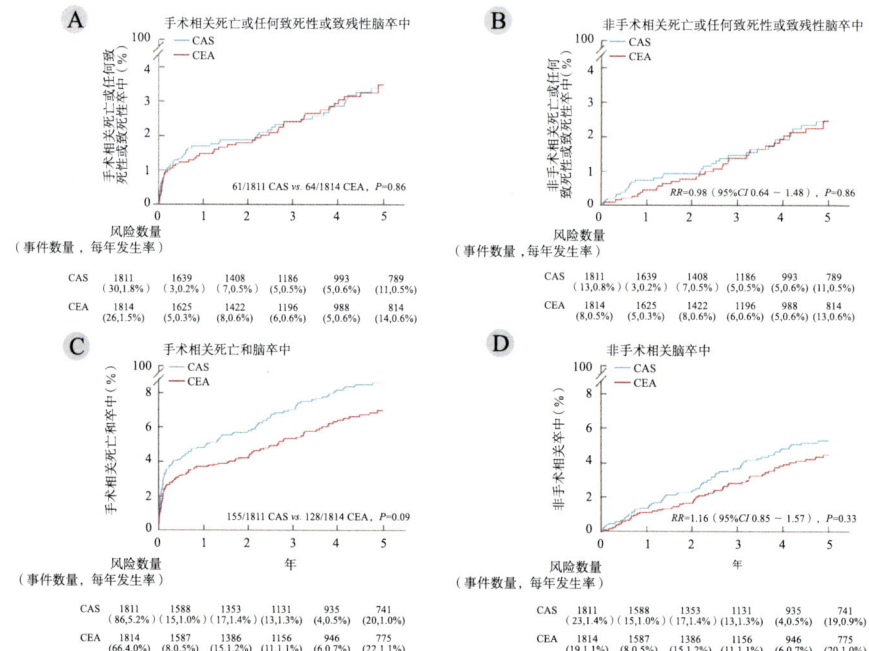

彩插30 Kaplan-Meier 估计随机分配至 CAS 组与 CEA 组的无症状性颈动脉狭窄患者的5年结局（见正文第138页）

图片来源：HALLIDAY A，BULBULIA R，BONATI L H，et al. Second asymptomatic carotid surgery trial（ACST-2）：a randomised comparison of carotid artery stenting versus carotid endarterectomy. Lancet，2021，398（10305）：1065-1073.

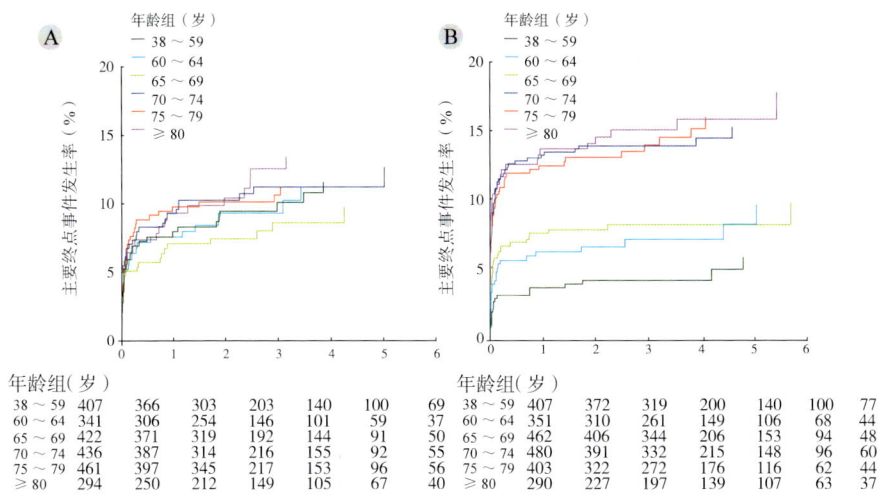

A：CEA 组；B：CAS 组。

彩插 31　不同年龄组终点事件发生率（见正文第 143 页）

图片来源：HOWARD G，ROUBIN G S，JANSEN O，et al. Carotid stenting trialists' collaboration. Association between age and risk of stroke or death from carotid endarterectomy and carotid stenting：a meta-analysis of pooled patient data from four randomised trials. Lancet. 2016，387（10025）：1305-1311.

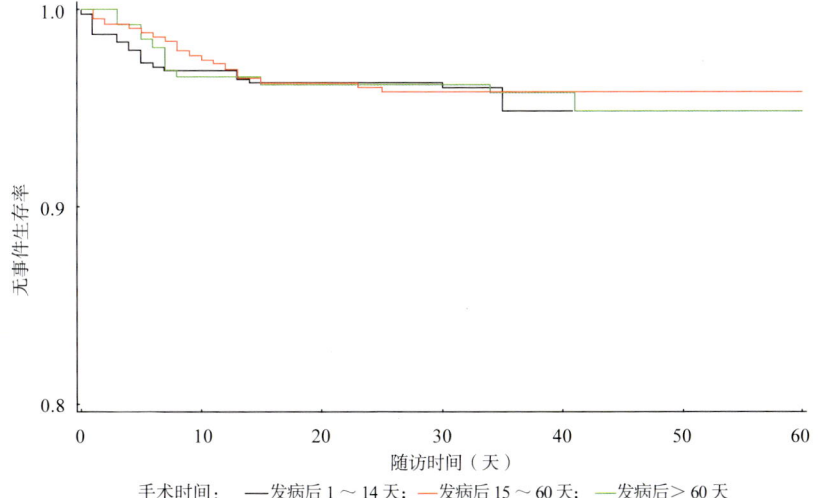

彩插 32　CREST 中不同手术时间对预后的影响（见正文第 149 页）

图片来源：MESCHIA J F，HOPKINS L N，ALTAFULLAH I，et al. Time from symptoms to carotid endarterectomy or stenting and perioperative risk. Stroke，2015，46（12）：3540-3542.

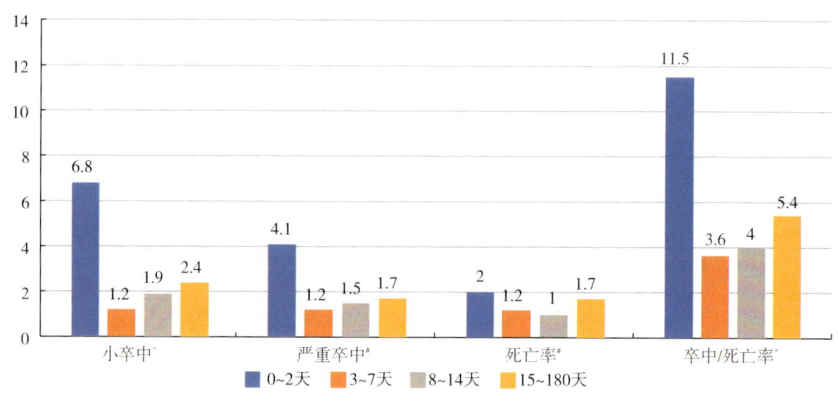

*：$P < 0.001$；#：P 值统计学无显著差异。

彩插33　CEA中不同手术时间脑卒中／死亡发生率（%）（见正文第149页）

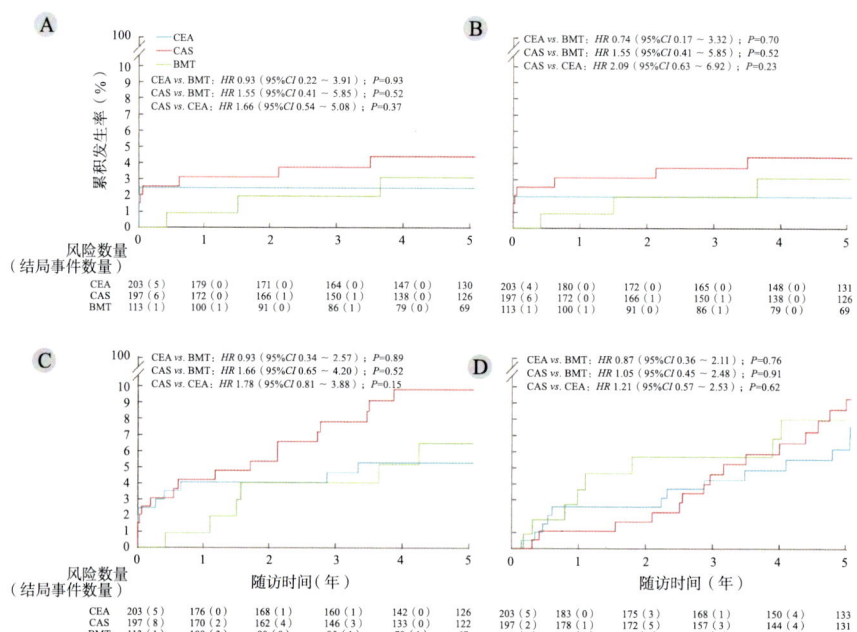

A：主要事件；B：同侧缺血性脑卒中；C：任何缺血性或出血性脑卒中；D：全因死亡。显示了5年内的累积发生率在CEA或CAS治疗的患者干预后和BMT治疗的患者随机分组后计算A～C部分的发生时间，所有组在随机分组后计算D部分的事件发生时间。

彩插34　5年内主要终点事件的累积发生率Kaplan-Meier曲线（见正文第156页）

图片来源：REIFF T, ECKSTEIN H H, MANSMANN U, et al. Carotid endarterectomy or stenting or best medical treatment alone for moderate-to-severe asymptomatic carotid artery stenosis: 5-year results of a multicentre, randomised controlled trial. Lancet Neurol, 2022, 21 (10): 877-888.

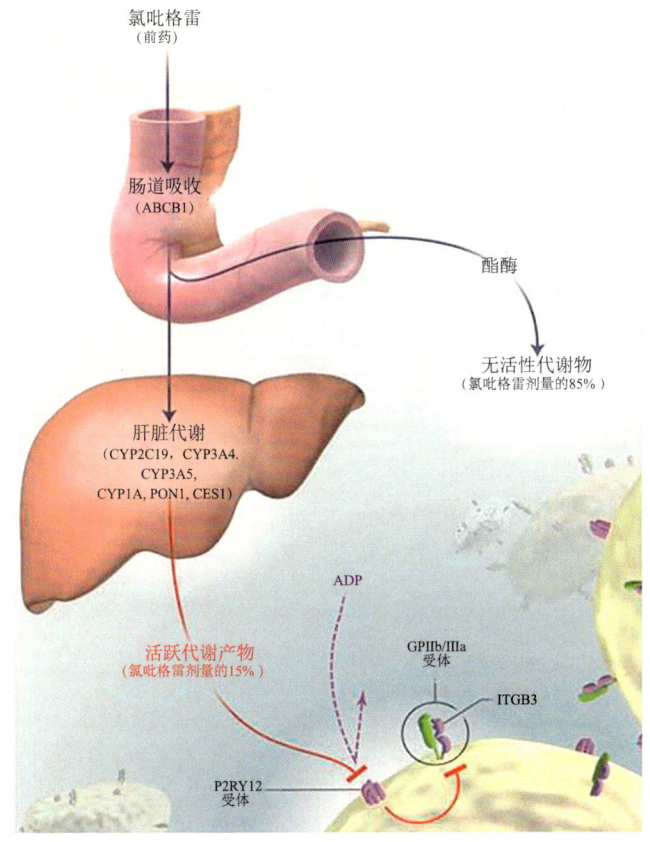

彩插35 氯吡格雷药物基因示意（见正文第161页）

图片来源：SIMON T，VERSTUYFT C，MARY-KRAUSE M，et al. Genetic determinants of response to clopidogrel and cardiovascular events. N Engl J Med，2009，360（4）：363-375.

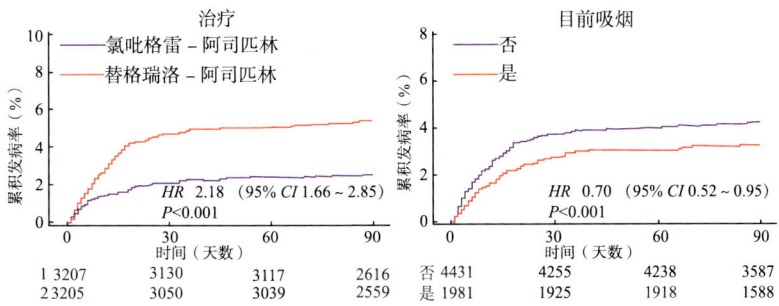

彩插36 CHANCE-2研究中治疗方式及吸烟与出血事件发生率的Kaplan-Meier曲线（见正文第176页）

图片来源：WANG A X，MENG X，TIAN X，et al. Bleeding risk of dual antiplatelet therapy after minor stroke or transient ischemic attack. Ann Neurol，2022，91（3）：380-388.

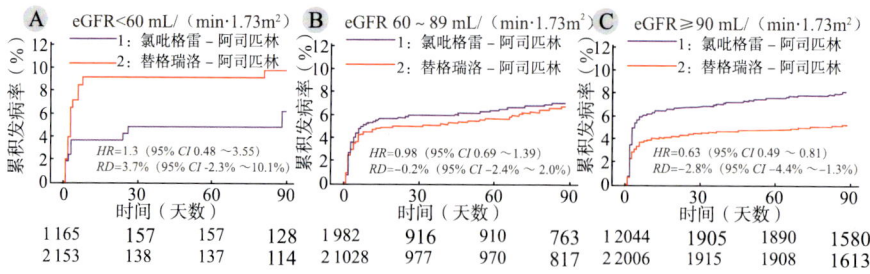

彩插37　不同肾功能状态人群中双抗治疗脑卒中复发风险（见正文第177页）

图片来源：WANG A X, XIE X W, TIAN X, et al. Ticagrelor-aspirin versus clopidogrel-aspirin among CYP2C19 loss-of-function carriers with minor stroke or transient ischemic attack in relation to renal function: a post hoc analysis of the CHANCE-2 trial. Ann Intern Med, 2022, 175（11）: 1534-1542.

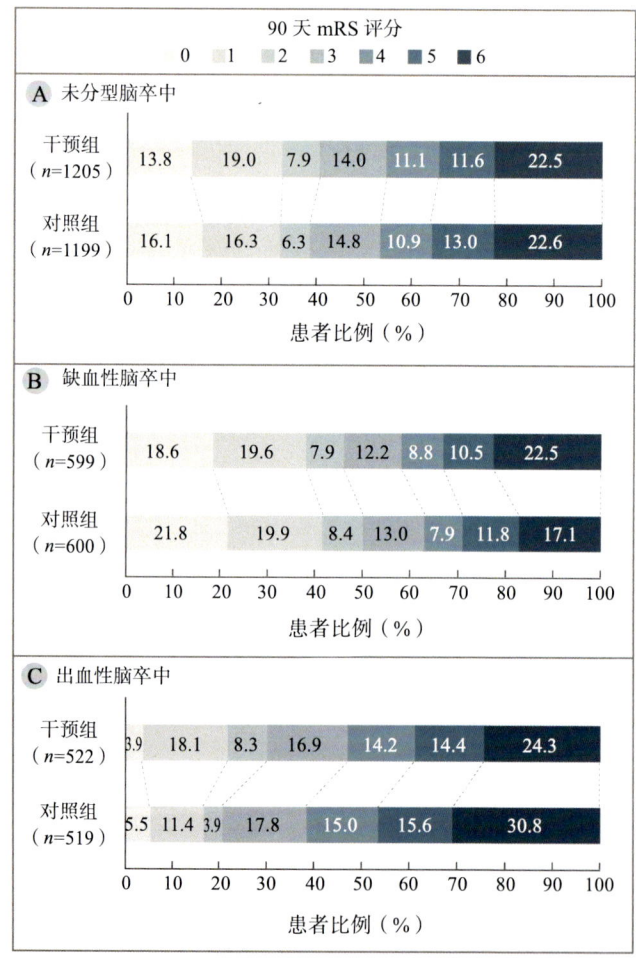

彩插38　90天功能结局（基于mRS评分）（见正文第206页）

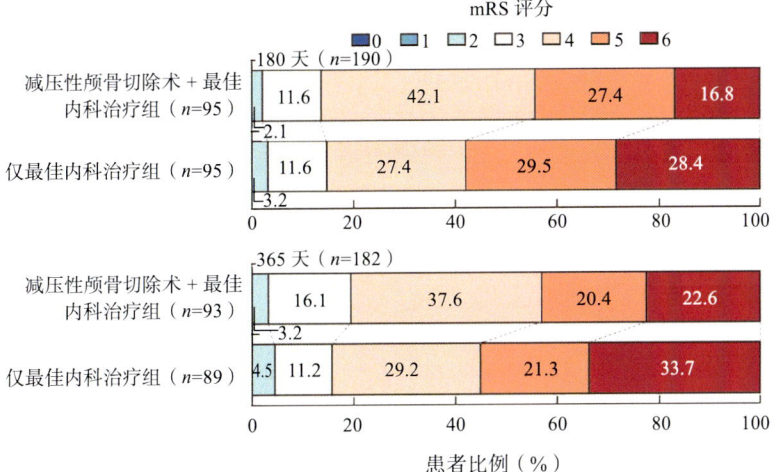

彩插39　mRS评分在第180天和第365天的变化（见正文第209页）

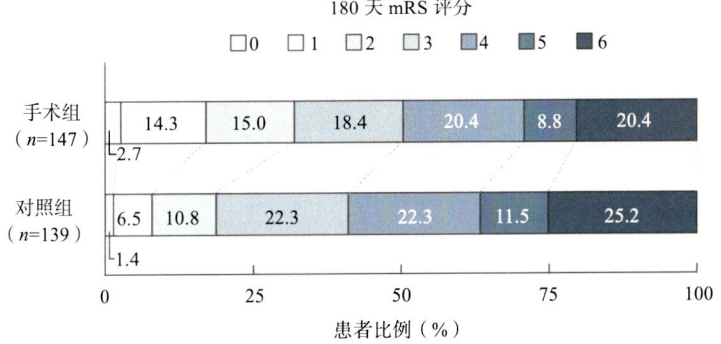

彩插40　手术效果和mRS评分分布图（见正文第211页）